Gründung des
Roten Kreuzes
durch Henri Dunant

Joseph Lister heilt einen verunfallten kleinen
Jungen: Die Entdeckung der Antisepsis

1863 1864 1865 1866 1867 1868 1869 1870 1871 1872 1873 1874 1875 1876 1877 1878 1879

RONALD D. GERSTE

DIE HEILUNG DER WELT

❦

Das Goldene Zeitalter der Medizin
1840 – 1914

❦

Klett-Cotta

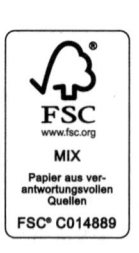

Klett-Cotta
www.klett-cotta.de
© 2021 by J. G. Cotta'sche Buchhandlung
Nachfolger GmbH, gegr. 1659, Stuttgart
Alle Rechte vorbehalten
Printed in Germany
Cover: Rothfos & Gabler, Hamburg
unter Verwendung eines Fotos von © Bridgeman, akg-images
Gesetzt von C.H.Beck.Media.Solutions, Nördlingen
Gedruckt und gebunden von Friedrich Pustet GmbH & Co. KG, Regensburg
ISBN 978-3-608-98409-5

Bibliografische Information der Deutschen Nationalbibliothek
Die Deutsche Nationalbibliothek verzeichnet diese Publikation in der
Deutschen Nationalbibliografie; detaillierte bibliografische
Daten sind im Internet über http://dnb.d-nb.de abrufbar.

INHALT

	Prolog	7
1.	Menschenbilder	13
2.	Stille in Boston	25
3.	Todbringende Hände	39
4.	Die *Great Exhibition*	63
5.	Chloroform	71
6.	Die Frau mit der Lampe	89
7.	Räder aus Stahl	111
	Schicksale: Phineas Gage	126
8.	Karte des Todes	129
9.	Bücher	151
10.	Rotes Kreuz	167
11.	Wunden der Nation	179
	Schicksale: James Madison DeWolf	200
12.	Antisepsis	207
	Schicksale: Joseph Merrick (Der Elefantenmann)	220
13.	Augenlicht	225
14.	Erbfeinde	239
15.	Wissenschaftsnation	253
16.	Kokain	265
17.	Schwester Carolines Handschuhe	273
	Schicksale: James Garfield	280
18.	Tollwut und Cholera	283
	Schicksale: Elizabeth Stride	291

19. Strahlenbilder	295
Schicksale: Kaiserin Elisabeth	306
20. Jahrhundertwende	309
Schicksale: Adele Bloch-Bauer (Die Frau in Gold)	328
21. Jüdische Pioniere	331
22. Menetekel	345
23. Unheilbar	353
Epilog: Pandemie	371
Anmerkungen	379
Bildnachweis	393
Namen- und Sachregister	394

PROLOG

HÄNDE WASCHEN, LEBEN RETTEN

Auf den ersten Blick sah es im Supermarkt aus wie immer. Die Obstabteilung zeigte eine üppige Vielfalt, die Fleisch- und Wursttheke war exzellent sortiert, und auf Freunde kleiner, süßer Sünden warteten mehrere Regalmeter von Pralinen und Schokoladen, von Vollmilch bis zu Tafeln mit knapp 90 Prozent Kakaoanteil und exotischen Beigaben wie Chilischoten oder Meersalz. Nur zwei Eigentümlichkeiten im Sortiment mochten dem aufmerksamen Kunden beim Bummel durch die Konsumwelt auffallen. Es gab kein Klopapier. Und es klaffte eine weitere Lücke: dort, wo bei den Produkten zu Sauberkeit und Hygiene normalerweise die Fläschchen unterschiedlicher Größe zu finden waren, die weltweit als *Hand Sanitisers* gelten; die deutsche Sprache hat dafür den etwas umständlichen Begriff Händedesinfektionsmittel.

Der Supermarkt lag in der Einkaufszone von Stuttgart oder Berlin, in einem Einkaufszentrum am Rande von Düsseldorf oder über der Elbe in Magdeburg, er war in Wien oder in Luzern. Und auch in anderen Ländern bot sich ein ähnliches Bild, als zunächst wenige, dann immer mehr und schließlich alle Menschen mit Gesichtsmaske zum Einkaufen gingen, mit misstrauischen Blicken andere Kunden musterten und dann das Geschäft meist schnellstmöglich wieder verließen.

Es war ein Frühjahr im ersten Viertel des 21. Jahrhunderts.

Auf den ersten Blick sah der Eingang zur Klinik aus wie immer. Die Ärzte und Medizinstudenten kamen mit dem gerade von Letzteren bekannten, überwiegend fröhlichen Geräuschpegel aus einem Komplex des großen, vom seligen Kaiser Joseph II. konzipierten Krankenhauses, der geradezu der Kontrapunkt zu der Abteilung bildete, die zu betreten die Gruppe im Begriff war. Sie kamen vom Tod und gingen zu neuem Leben. Hinter ihnen lagen die morgendlichen Sektionen, das Studium des menschlichen Körpers und der Ursachen des Ablebens – die Pathologie des Allgemeinen Krankenhauses Wien war die größte und berühmteste in der zeitgenössischen Medizin. Und sie betraten die Erste Geburtshilfliche Klinik, eine von zwei Abteilungen, deren Flure vom Schreien neugeborener Babys widerhallten.

Das Gelächter, die angeregte Konversation der jungen Mediziner verstummte, als sie – meist erst auf den zweiten Blick – bemerkten, was in dem Eingangsbereich an diesem Tag so anders war. Ein Waschgefäß stand dort auf einem Tisch, daneben ein Behältnis mit einer streng riechenden Flüssigkeit. Und eine Tafel, auf der unmissverständliche Worte geschrieben standen. Von heute an, so las man mit Erstaunen, teilweise auch mit Entrüstung, können die Herren Collegae den Kreißsaal und die Wöchnerinnenstation nur betreten, nachdem man sich die Hände ausgiebig mit einer Chlorkalklösung gewaschen habe. Ohne Ausnahme. Die Studiosi empfanden es mehrheitlich als Zumutung – doch sie gehorchten. Manche Revolutionen fangen unscheinbar an; dies war eine: Ein Kind zur Welt zu bringen musste nicht länger ein Todesurteil für die Mutter bedeuten.

Es war ein Frühjahr um die Mitte des 19. Jahrhunderts.

Vieles, was uns selbstverständlich erscheint, hat irgendwo, irgendwann einen Anfang gehabt. Wer bei Google Suchbegriffe wie »Geschichte des Händewaschens« oder »History of Handwashing« eingibt, wird Ergebnisse erhalten, in denen fast immer und oft schon im ersten Satz der Name des Ignaz Philipp Semmelweis auftaucht.

PROLOG

Manche dieser Beiträge erwecken gar den Eindruck, dass man vor dem Wirken dieses ungarischstämmigen Arztes in Wien, vor 1847, sich nicht oder kaum die Hände gewaschen hat. Sicherlich war die Neigung zu dieser uns heute grundlegend erscheinenden Körperhygiene über die Epochen von der Vorstellungswelt der Menschen und natürlich ihrer sozialen Stellung abhängig gewesen. Grob verallgemeinernd gesprochen verbinden wir mit unserem Bild von der griechischen, vor allem aber der römischen Antike mit ihren Bäderanlagen und Aquädukten – auch wenn diese vor modernen Hygienikern allein aufgrund der Wasserqualität wenig Gnade finden würden – eher einen Sinn der Menschen für körperliche Sauberkeit als mit manchen von Badezimmern und Toiletten freien Schlössern des europäischen Adels der Frühen Neuzeit. Wie dem auch sei – das Händewaschen aus einem medizinischen Motiv, zur Prävention, in diesem Fall als einem Mittel gegen eine himmelschreiend hohe Müttersterblichkeit, geht in der Tat ganz überwiegend auf Ignaz Philipp Semmelweis zurück. Die auf ihn verweisenden Beiträge, auf die Google schnellstmöglich stößt, meist in Zeitungen, Zeitschriften und anderen Medien online publiziert, sind fast alle im gleichen Jahr erschienen. Im Jahr 2020.

Das Leben, wie wir es kennen und unter normalen Umständen für selbstverständlich halten, beruht auf Erfahrungen und Fortschritten derer, die vor uns kamen – Fortschritte, die oft hart und unter Opfern erkämpft werden mussten, wie es uns die Vita von Semmelweis zeigt. Bewusst werden wir uns der Linien, die das »moderne« Dasein mit der Vergangenheit verbinden, oft erst, wenn die Normalität bedroht ist, in Zeiten von Krisen und Ungewissheit. Auf die Frage nach den Wurzeln dieser uns vertrauten, aber letztlich doch fragilen Moderne wird ein jeder gemäß seiner eigenen Weltsicht eine individuelle Antwort geben. Man mag auf die Erfindung der Buchdruckerkunst um die Mitte des 15. Jahrhunderts verweisen, ohne welche die Vermehrung und Verbreitung von Wissen kaum denkbar wäre. Es können gesellschaftliche Fortschritte als Morgenröte der Gegenwart gelten, wie die Abschaffung der Sklaverei, die Einführung des Frauenwahlrechts oder die Etablierung der Demokratie als Staats- und Regierungsform. Technik- und Digitalfreaks werden möglicherweise auf eine erst rund 40 Jahre zurückliegende Wegscheide verweisen, als das Wort Computer nicht mehr allein in Zusammenhang mit Institutionen wie NASA und CIA verwendet wurde, sondern das Präfix *Home* bekam, als die ersten Ataris und Macintoshs in bürgerliche Wohn- und Arbeitszimmer Einzug hielten.

Nichts indes – weder die technische Ausrüstung oder das schönste Auto in der Garage noch die weitesten Reiseaktivitäten und selbst nicht die gesellschaftlichen und politischen Bedingungen der eigenen Existenz – bestimmt so unmittelbar unser Leben, unsere Befindlichkeit wie der körperliche und auch der mentale Zustand. Gesundheit oder das Fehlen derselben, Krankheit, sind die elementarsten Faktoren, die das eigene Leben definieren, lenken und irgendwann – unausweichlich – beenden. Das Vorliegen einer Krankheit oder allein die Erwartung, dass eine solche uns treffen könnte, letztlich gar die Angst vor einem viele oder gar alle Menschen heimsuchenden pathologischen Geschehen sind in der Lage, alles scheinbar Vertraute, Sichere zu erschüttern und das Leben Einzelner oder Vieler in eine ganz andere Richtung zu lenken.

Wenn es um den Beginn der Moderne aus der Sicht unserer Körperlichkeit, unserer Gesundheit geht, fällt der Verweis auf eine Epoche unvergleichbaren Fortschritts leicht. Es ist die zweite Hälfte des 19. Jahrhunderts, in der Entdeckungen und Erfindungen wie nie zuvor gemacht wurden, in der allmählich die weißen Flecken auf der Landkarte der medizinischen Möglichkeiten kleiner wurden. Dieses Buch soll in diese Zeit entführen, den Leser an den wichtigsten Ereignissen teilnehmen lassen, die unser heutiges Leben erst ermöglichen, und einige der Wegbereiter, der Pioniere dieser faszinierenden Ära lebendig werden lassen, ohne dass es einen Anspruch auf Vollständigkeit oder auf eine globale Perspektive er-

PROLOG

heben könnte; die Schauplätze unserer Handlung sind Europa und Nordamerika.

Es ist gleichwohl keine Medizingeschichte. Es soll eher ein Zeitgemälde einer auf so vielen Gebieten fortschrittsgläubigen Epoche sein, betrachtet aus primär medizinischer Sicht. Die Durchbrüche der Ärzte in ihrer Goldenen Zeit sind eingebettet in eine beispiellose Innovationsfreudigkeit dieser Jahre, für die unter anderem das Aufkommen von lebensechten Bildern (Daguerreotypien und Fotografien) steht, die gegen Ende des Jahrhunderts auch noch sich zu bewegen lernten, in denen sich der Siegeszug der Eisenbahn vollzieht und Echtzeitkommunikation dank auf dem Meeresboden verlegter Kabel möglich wird. Die Ärzte und Forscher setzen zu ihren Pioniertaten vor dem Hintergrund einer sich rasch wandelnden Demografie mit dem rasanten Wachstum von Städten und einer massiven Industrialisierung an – und sie tun dies in einem sich wandelnden politischen Umfeld. Immer stärker bestimmen in dieser Epoche Ideologien und Parteibildungen die Debatten, neue Nationalstaaten wie Deutschland und Italien entstehen. Nach wie vor ist Großbritannien die Weltmacht Nummer eins, doch auf diese Rolle bereiten sich zunehmend die Vereinigten Staaten nach einem blutigen, auch aus medizinischer Sichtweise epochalen Bürgerkrieg vor. Und so werden uns nicht nur Semmelweis und Robert Koch und Louis Pasteur und Sigmund Freud begegnen, sondern auch Baumeister und Eisenbahnpioniere und einige der Herrscher, welche die Epoche prägten – eine davon, wir werden sie als Handelnde und als Patientin sehen, gab gar dem Zeitalter seinen Namen.

Stichwort Zeitalter: Als zweite Hälfte des 19. Jahrhunderts würde man gemeinhin die Jahre von 1850 bis 1900 bezeichnen. Die auf dem Titel dieses Buches zu findenden Jahreszahlen ziehen die Grenzen etwas großzügiger. Das liegt nicht nur daran, dass Historiker gern vom »langen 19. Jahrhundert« sprechen; sie meinen damit die Zeit bis 1914 und lassen es oft mit der Französischen Revolution ab 1789, manchmal aber auch mit Napoleons endgültiger Niederlage

1815 und dem Wiener Kongress beginnen (womit es ein versetztes, aber kein längeres Jahrhundert wäre). Es hat vielmehr damit zu tun, dass schon kurz vor der Jahrhundertmitte zahlreiche Weichen für die Zukunft gestellt wurden, unter anderem durch die Revolutionen der Jahre 1848/49. Vor allem aber damit, dass zwei der großartigsten medizinischen Entwicklungen – abermals muss unterstrichen werden: ohne die unser Leben heute nicht denkbar wäre – in den 1840er Jahren stattfanden.

Diese Saga mit dem Jahr 1914 zu beenden, ist auch notwendig, um deutlich zu machen, dass der Buchtitel eine Erwartung einer sich manchmal an sich selbst berauschenden Zeit wiedergibt und keine Realität. Die Welt kann nicht geheilt werden. Sie kann allenfalls verbessert, lebenswerter gemacht werden, und dafür stehen viele der Handelnden in diesem Buch. Das Jahr 1914 markiert das Scheitern vieler Hoffnungen, das grausame Erwachen aus dem Traum, dass es immer nur aufwärts gehen werde. Es waren keine Ärzte, welche die Katastrophe auslösten. Doch dass auch diese stets eines Scheiterns ihrer Bestrebungen gewärtig sein müssen, soll der Epilog symbolisieren. Er erzählt von einer Pandemie, die nicht in den Griff zu bekommen war.

Die Ärzte, die Wissenschaftler, die Erfinder der Epoche, der wir uns nähern wollen, waren meist – es gab Ausnahmen – von einem fast unerschütterlichen Zukunftsglauben erfüllt, von der Vorstellung eines stetig besseren Morgen. Ein bedeutender Chirurg, Ferdinand Sauerbruch, der in der zweiten Hälfte des 19. Jahrhunderts, also mitten in unserer Saga, geboren wurde, schrieb später rückblickend auf seine Jugendjahre: »1875 kam ich in Barmen zur Welt. Der Zeit, in der ich geboren wurde und in der ich aufwuchs, wäre die Lebensangst der heutigen völlig unverständlich gewesen.« Er sei herangewachsen »inmitten einer Zeit des Wohlstandes und einer zuversichtlich vorwärtsblickenden Lebensauffassung«.[1]

Sie liegt wirklich lange zurück.

1.

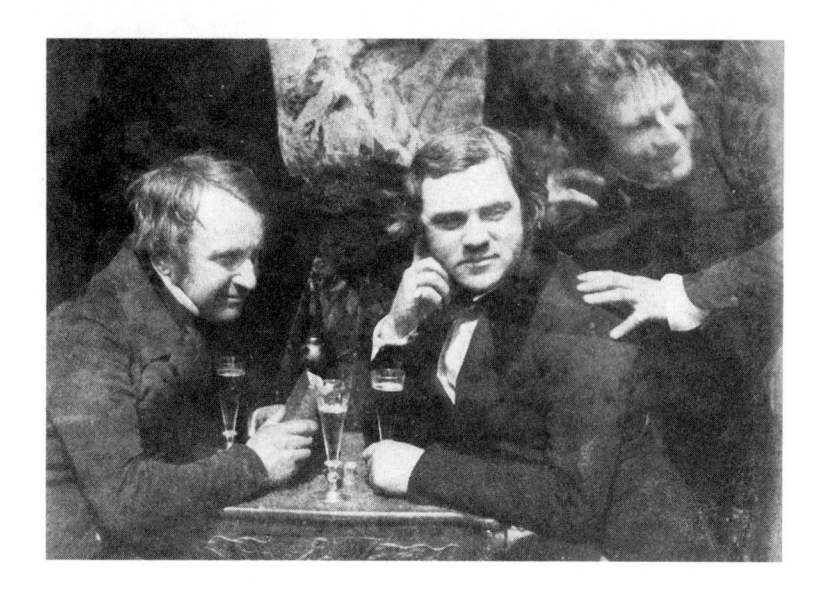

MENSCHENBILDER

Amerikaner lieben es, die Ersten zu sein (oder die Größten), und Robert Cornelius war keine Ausnahme. Sein selbstgewisser Gesichtsausdruck im Moment seines Triumphes hat sich über Generationen bewahrt; die Zuversicht eines Angehörigen der noch jungen Nation jenseits des Atlantiks wirkt auch heute noch auf den Betrachter frisch und authentisch. Als es getan war, schrieb Robert Cornelius auf die Rückseite seines Werkes mit Stolz die Worte: »The first light picture ever taken. 1839.«[1]

Er irrte sich, was er aber nicht wissen konnte angesichts der Kommunikationsmöglichkeiten der Epoche, in der Nachrichten von der Alten in die Neue Welt mit der Geschwindigkeit (und in der

»Mailbox«) eines Segel-, immer öfter aber auch eines Dampfschiffes transportiert wurden. Robert Cornelius erfuhr daher mit Verzögerung, dass das erste »Lichtbild« kurz zuvor in Europa entstanden war, in Frankreich. Doch Cornelius, ein Tüftler und Erfinder aus Philadelphia, war dennoch ein Pionier und erwarb deshalb das in seiner Heimat so wertgeschätzte Prädikat *First*. Denn in den (wahrscheinlich) ersten Oktobertagen des Jahres 1839 schuf Cornelius das erste Selbstporträt in der Geschichte der Fotografie – das erste Selfie in heutigem Sprachgebrauch.

Was an diesem Foto auch mehr als 180 Jahre später fasziniert, ist die Lebendigkeit von Cornelius' Physiognomie, sein wahrscheinlich beabsichtigt zerzaustes Haar, sein scharfer Blick leicht am Betrachter vorbei. Es wirkt fast gespenstisch: Ungeachtet der Flecken und Schäden auf der Silberplatte beschleicht den modernen Betrachter der Eindruck, Cornelius könnte sich im nächsten Moment bewegen, zu uns sprechen. Viele später im 19. Jahrhundert entstandenen Fotos zeigen Menschen, die – oft durch ihren abweisenden Gesichtsausdruck oder durch die aus heutiger Sicht wenig attraktiven Frisuren in einem Zeitalter vor Erfindung des Shampoos – unnatürlich wirken, fest in einer anderen, vergangenen Welt verankert sind. Cornelius indes ist auf seinem großen Werk einer von uns – nur vielleicht etwas forscher, etwas selbstgewisser.

Die Erfindung der Fotografie zeigt geradezu exemplarisch auf, wie schnell Neues, Faszinierendes sich zu Beginn jener Epoche, die eine Blütezeit für Innovationen, gerade auch medizinischer Natur, wurde, sich ausbreitete, begeistert aufgegriffen wurde – und dass manchmal verschiedene Individuen, oft Tausende von Kilometern getrennt, gleichzeitig kurz vor einem Durchbruch standen oder die-

◂ *Scheinbar unendlich fern und doch so vertraut wirkend: Die 1840er Jahre waren eine Dekade enormen Fortschrittes und vielfach auch der Lebensfreude – wie auf diesem scheinbar zeitlosen Bild der Fotografiepioniere Hill und Adamson mit dem Titel ›Edinburgh Ale‹.*

sen auch erzielen konnten. Über Jahrhunderte war das Ansinnen, das Bildnis eines Menschen zu erschaffen, auf Angehörige bestimmter sozialer Schichten begrenzt. Ein Porträt oder die Darstellung einer Gruppe von Menschen erforderte die Anwesenheit und die Fähigkeiten eines Malers sowie die Mittel, diesen zu bezahlen. Manchmal tat es indes auch ein Zeichenstift in der Hand eines begabten Freundes oder Familienmitgliedes. Einige solcher Zeichnungen sind berühmt – weil Objekt und manchmal auch Zeichner berühmt waren oder es später wurden wie im Fall der von Franz Theodor Kugler zehn Jahre vor Erfindung der Fotografie angefertigten Zeichnung des noch jungen Heinrich Heine.

Mussten ein Landesherr oder vielleicht seine Konkubine noch tagelang Modell sitzen (oder vielleicht auch stehen oder liegen), wenn sie sich von einem Hofmaler porträtieren lassen wollten, so bedurfte es für das Objekt der von Robert Cornelius angewandten Methode nur noch eines Zeitaufwandes von 15 oder 20 Sekunden. Dies und die weitgehend problemlose Verfügbarkeit der Platten und der notwendigen Chemikalien (ein gewisses Budget vorausgesetzt) führte in kürzester Zeit zu einer Demokratisierung des Porträts. Und zu einer Allgegenwart von Bildnissen von Menschen ab etwa 1840: Berühmten und Unbekannten, Jungen und Alten, aber auch Gesunden wie Kranken. Der Mann, der Robert Cornelius um einige Wochen oder gar Monate geschlagen hatte beim Bestreben, das erste *light picture* zu schaffen, war Louis-Jacques-Mandé Daguerre, der sein wahrscheinlich bereits im Jahr 1838 entstandenes Foto am 19. August des folgenden Jahres in Paris vorstellte; dieser Tag wird in Werken zur Fotografiegeschichte meist als die Geburtsstunde der Technik und auch der Fotografie als Kunstform bezeichnet. Daguerre war indirekt auch an einem Ur-Prototyp beteiligt gewesen, der primär Joseph Nicéphore Niépce zugeschrieben wird. Er entstand 1826 oder 1827 und war aus Niépces Arbeitszimmer in Saint-Loup-de-Varennes aufgenommen. Die mit lichtempfindlichem Asphalt beschichtete Platte bedurfte einer Belichtungszeit von acht Stunden. Dieser Umstand und das Resultat, eine recht undeutliche Anordnung von Gebäuden, sprachen gegen eine weite Verbreitung der von Niépce als Heliographie bezeichneten Methode – ein Begriff, der angesichts der benötigten hohen und langzeitigen Intensität von Sonnenlicht durchaus angemessen war.

Daguerres Methode, die auf der Lichtexposition von Silberplatten (bald aus Kostengründen durch silberbeschichtete Platten aus anderen Materialien wie Kupfer ersetzt) beruhte, war praktikabler. Zunächst jedenfalls, bis einige Jahre später andere Verfahren wie die Kollodium-Nassplatte und das erste Positiv-Negativ-Verfahren des Briten Henry Fox Talbot aufkamen. Als Daguerreotypie war die Methode indes bis weit nach der Jahrhundertmitte vor allem in Amerika populär. Daguerres heute weltberühmte Aufnahme, die Ansicht des Boulevard du Temple in Paris, zeigt die beiden ersten fotografisch dokumentierten Menschen. Ihre Namen sind nicht überliefert; es sind ein Schuhputzer und sein Kunde im linken Vordergrund. Ihnen muss Daguerre eingeschärft haben, sich über die gesamte Belichtungszeit nicht zu bewegen, bevor er wieder in sein Zimmer im dritten Stock stürmte, an dessen Fenster er seine Kamera aufgestellt hatte. Die anderen zu diesem Zeitpunkt sicherlich auf dem Boulevard anwesenden Flaneure wurden aufgrund dieser recht langen Zeitspanne nicht erfasst; sie hinterließen nicht einmal einen Schatten auf diesem einzigartigen historischen Dokument.

Vielsagend ist der schnelle Gang der Ereignisse: Im August 1839 berichtet Daguerre einer breiteren Öffentlichkeit über die Innovation, einige Wochen später fertigt Cornelius sein Selbstporträt an – und bereits wenige Monate darauf eröffnet am Broadway in New York das erste kommerzielle Fotostudio, das angesichts des Zustroms von Kunden umgehend ein Erfolg wird. Robert Cornelius steigt ebenfalls in das Geschäft ein und eröffnet Studios in Philadelphia und Washington. Die Begeisterung der Zeitgenossen für diese neue Technologie spiegelt ein sich zunehmend zumindest im Bürgertum ausbreitendes Lebensgefühl wider: eine fast grenzenlose Offenheit für technischen und wissenschaftlichen Fortschritt, sei es für die durch die Eisenbahn möglich gewordene individuelle Mobilität, sei es für die in der Fotografie Ausdruck findende Freude am eigenen Bildnis oder dem der Familie, sei es am medizinischen Fortschritt, den dieses dynamische Jahrzehnt, die 1840er Jahre, in so ungewöhnlich nachhaltigem Maße erleben wird.[2]

Fast könnte man es einen Fingerzeig nennen: Die beiden Inhaber des *Daguerreian Parlor* in Manhattan sind bis zu dessen Eröffnung am 4. März 1840 in einer Branche tätig gewesen, die wir heute als Medizintechnik bezeichnen würden. Alexander Wolcott und John Johnson fertigten bis dahin Geräte für Dentisten an. Und die Medizin ihrerseits machte sich die Fotografie umgehend zunutze. Der französische Arzt Alfred François Donné war einer der führenden Mikroskopiker der Epoche und hatte sich unter anderem durch die Erforschung der Absonderungen aus dem Urogenitaltrakt von Syphilis- und Gonorrhoe-Patienten einen Namen in der Fachwelt gemacht. Das war freilich eine Thematik, über die in einer breiten Öffentlichkeit nicht oder nur hinter vorgehaltener Hand gesprochen wurde. Im Zuge dieser Subspezialisierung entdeckte Donné 1836 das Protozoon *Trichomonas vaginalis* (das immerhin noch im Jahr 2016 von einer deutschen Fachgesellschaft zum »Einzeller des Jahres« gewählt wurde), den Erreger der Trichomoniasis, einer sexuell übertragbaren Erkrankung. Donné war so begeistert von den Welten, die das Mikroskop – das um 1840 bei weitem noch nicht so leistungsfähig war wie die später von Robert Koch und Louis Pasteur benutzten Modelle – offenbarte, dass er aus eigener Tasche 20 Mikroskope kaufte, sie in einem Hörsaal der Universität in Paris aufstellte und damit relativ große Gruppen von Studenten unterrichten konnte.

Die Dokumentation dessen, was Donné und seine Studenten unter dem Mikroskop sahen, war indes oft unbefriedigend; die Befunde – ob menschliches Gewebe, ob Einzeller oder die Trichomonaden – konnten allenfalls per Zeichnung festgehalten und so für den Unterricht oder zur Publikation von Erkenntnissen genutzt werden. Dementsprechend war Donné elektrisiert, als er von Daguerres Erfindung, bekannt gegeben nur einige Straßenzüge entfernt in Paris, hörte. Donné war ebenso wie Daguerre und wie praktisch alle an der Fotografie interessierten Zeitgenossen davon überzeugt, dass es endlich eine »objektive« Bildgebung gab, eine Methode, die Dinge zeigte, wie sie sind, neutral und unbestechlich. Man würde bald mit einer gewissen Enttäuschung lernen, dass Bilder verändert werden können, dass die Fotografie lange vor Photoshop ein Medium war, das sich prächtig zur Manipulation eignet. Manchmal aus ästhetischen Gründen, manchmal zu politischen und Geschäftsinteressen dienenden Zwecken. In erstere Kategorie gehört die in den 1850er Jahren entstandene und von Queen Victorias Gatten, Prinz Albert, sehr geschätzte Komposition *Fading Away* des britischen Fotografen Henry Peach Robinson, die das Sterben einer blassen jungen Frau – das Antlitz und auch der Titel deuten auf die »Schwindsucht«, die Tuberkulose – im Kreise der Familie zeigt. Es entsprach voll dem Zeitgeschmack mit seiner Betonung der Werte des (groß-)bürgerlichen Familienlebens einerseits und einem Todeskult andererseits. Allerdings setzte Robinson die Szene und die Figurengruppe aus nicht weniger als fünf Negativen zusammen.

Donné indes war an der authentischen Wiedergabe der mikroskopischen Befunde interessiert und sicherte sich kompetente Unterstützung. Er begann mit einem jungen Mann namens Léon Foucault zusammenzuarbeiten. Dieser hatte ein Medizinstudium begonnen, dies indes abgebrochen, da er sich nicht zur Arbeit an einer menschlichen Leiche und damit der üblichen Lernmethode im Fach Anatomie überwinden konnte. Er würde seinen Weg in der Wissenschaft dennoch und ohne universitären Abschluss gehen und einer der berühmtesten Physiker des 19. Jahrhunderts werden. Sein Experiment im Pantheon von Paris 1851 mit einem Pendel, das als Foucaultsches Pendel in die Geschichte einging und mit dem er die Erdrotation nachwies, war eine der Glanzstunden der Wissenschaft. Donné und Foucault arbeiteten an einer Methode, die Lichtstärke und damit die Bildqualität des Mikroskops zu verbessern, und setzten dabei auch die Kraft der – ansonsten noch nicht wirklich zur Beleuchtung genutzten – Elektrizität in einem *Photo-électrique*-Mikroskop ein. Mit Daguerres Technik und dank hoher Lichtintensität konnten sie Bilder mit einer für damalige Verhältnisse sehr kurzen Belichtungszeit zwischen 4 und 20 Sekunden anfertigen. Donné mikrofotografierte alle denkbaren Körperflüssigkeiten von Blut über Speichel bis hin zu schambesetzteren Ausscheidungen, dazu Zellen oder Zellbestandteile aus unterschiedlichen menschlichen und tierischen Organen. Auch die elementaren Ingredienzen der menschlichen Fortpflanzung wurden bilddokumentiert, die Eizellen der Frau ebenso wie Spermien. Und selbstverständlich fotografierte Donné seine Entdeckung, die Trichomonaden. Die Bildsammlung erschien schließlich 1844 in einem Atlas unter dem Titel *Cours de Microscopie* – der Vorläufer von Generationen derartiger Lehrbücher, die jeder Medizinstudent in seinem Grundstudium verinnerlichen muss.[3]

Von der Fotografie einzelner Gewebe des menschlichen Körpers bis zur Dokumentation eines, wie die Mediziner sagen, makroskopischen Befundes, der Fixierung des Erscheinungsbildes eines kranken Menschen zur Betrachtung durch Ärzte und Studenten – und im Laufe der Jahre immer häufiger durch eine an Bizarrem und Gruseligem interessierte Laienöffentlichkeit – war es nur ein kleiner Schritt. In Edinburgh gründeten David Octavius Hill und Robert Adamson 1843 ein Fotostudio, das im Verlauf von nur wenigen Jahren eine wahre Schatzkiste von Fotografien produzierte, die zurecht als früher Ausdruck einer neuen Kunstform gelten (und heute in den National Galleries of Scotland zu sehen sind). Hill war ein bereits etablierter Maler mit einem wachen Sinn für lohnende Motive und, so es sich um Personen handelte, deren geschicktes Arrangement. Die beiden schufen Landschaftsaufnahmen und Stadtansichten; jene von Edinburgh gewähren einen Blick in eine ferne Epoche, mit weitgehend freien Straßen, auf denen nur vereinzelt eine Kutsche zu sehen ist. Vor allem aber brachten sie die Porträtdarstellung, gerade vier oder fünf Jahre nach Erfindung der Fotografie, auf ein später nur von wenigen erreichtes Niveau. Neben teilweise experimentellen Einzelporträts wie einer rätselhaften, der Kamera den Rücken zukehrenden Frau – eine höchst ungewöhnliche Komposition, da wohl jeder andere Fotograf weltweit auf Gesichter fokussierte – und einer halb im Schatten liegenden *Nude Study* eines jungen Mannes sind es vor allem die mit Akribie geplanten Gruppenporträts, welche die Menschen aus einer fernen, längst untergegangenen Welt so lebendig erscheinen lassen: So lacht uns Hill zusammen mit zwei Freunden in *Edinburgh Ale* bei gefüllten Biergläsern fast schelmisch an, als wolle er unterstreichen, dass auch in den 1840er Jahren der Slogan »*Life is good!*« gelten konnte. In einem anderen Werk von Hill und Adamson mit dem langen Titel *Miss Ellen Milne, Miss Mary Watson, Miss Watson, Miss Agnes Milne and Sarah Wilson* sind fünf junge Frauen vor der Kamera gruppiert. Die direkten Blicke, die sie dem Betrachter zuwerfen, ernst aber keineswegs abweisend, wollen wenig zu späteren Klischees dieser Epoche von ritualisierter, keuscher Sittsamkeit passen.[4]

Ganz anders war die persönliche Situation einer Frau, die Hills und Adamsons waches Gespür für ein den Rahmen des Normalen, Konventionellen sprengendes Motiv sofort angesprochen haben dürfte. Wahrscheinlich hat es die beiden einiges an Überredungskunst gekostet, die Dame dazu zu bringen, sich für die Kamera in Position zu stellen. Denn sie war schwer und angesichts der Möglichkeiten der zeitgenössischen Medizin unheilbar krank. Das Bildnis *Woman with a goiter* zeigt eine Frau mittleren Alters mit dem unübersehbaren Symptom einer schweren Schilddrüsenerkrankung, einem mehr als kindskopfgroßen Kropf. Es ist das erste bekannte Foto eines an einer spezifischen Krankheit leidenden Menschen.

Trotz des den damaligen wie den heutigen Betrachter schockierenden Befundes dürfte die Frau mit dem Kropfleiden den jungen Fotografen Robert Adamson noch überlebt haben. Als von schwächlicher Gesundheit beschrieben – oft ein Hinweis auf eine Tuberkulose –, starb Hills Partner 1847 im Alter von nur 26 Jahren.

Die Zuversicht, das bürgerliche Selbstbewusstsein, das zahlreiche der von Fotografen wie Hill und Adamson porträtierten Personen ausstrahlen, wie zum Beispiel der junge Chirurg James Young Simpson, speiste sich aus der Überzeugung, in einer Zeit fast unbegrenzten Fortschrittes zu leben, der oft mit atemberaubender Geschwindigkeit daherkam. Diesen Zukunftsglauben verkörperte zwar vor allem die Eisenbahn, er wurde aber auch noch von einer anderen Erfindung genährt, die neue Dimensionen im Verständnis von Zeit und Kommunikation eröffnete. Die Übermittlung von Zeichen und letztlich von Informationen über größere Distanzen erlebte ihren Durchbruch. Nachdem 1809 der Anatom Samuel Thomas von Soemmering mit einem elektrischen Telegrafen experimentiert hatte, gelang in den 1830er Jahren mehreren Erfindern die Übertragung elektrischer Zeichen. Der berühmte Mathematiker Carl Friedrich Gauß konnte 1833 zusammen mit dem Physiker Wilhelm Eduard Weber eine solche Verbindung zwischen der Sternwarte in Göttingen und dem Zentrum der Universitätsstadt einrichten. Wirklich anwenderfreundlich wurde die Telegrafie durch die Innovationen des Amerikaners Samuel Morse, der nicht nur einen Schreibtelegrafen entwickelte, sondern auch eine Abfolge elektrisch über Leitungen übertragener Zeichen einführte, die in ihrer Reihung für jeweils einen bestimmten Buchstaben standen: das sogenannte Morse-Alphabet. Als Geburtsstunde dieser sich bald über die ganze Welt ausbreitenden Nachrichtentechnologie gilt die Übertragung eines kurzen Bibelzitats – *What hath God wrought?* – über eine rund 60 Kilometer lange Telegrafenleitung von Washington nach Baltimore am 24. Mai 1844.

Die Leitungen des Telegrafen durchzogen schnell die Länder Europas und verliefen häufig direkt neben den frisch verlegten Eisenbahnschienen, im Miteinander des Personen- und Güterverkehrs und des Datenflusses. Es war eine Revolution in der zwischenmenschlichen und schnell auch zwischenstaatlichen Verständigung. Informationen, im spezifischeren Sinn Nachrichten, konnten jetzt in Echtzeit und über größere Distanzen verschickt werden; sie ließen den Brief, die herkömmliche Depesche hinter sich. Eine Mitteilung des österreichischen Staatskanzlers Metternich in Wien an seinen preußischen Amtskollegen in Berlin, direkt oder in diplomatischer Manier über die österreichische Botschaft, konnte Letzteren binnen Minuten erreichen, nachdem der Bewahrer der postnapoleonischen Restauration auf dem europäischen Kontinent diese in der Hofburg aufgegeben hatte. Die Schnelligkeit der Informationsübermittlung kam indes vor allem der Allgemeinheit, oder – vorsichtiger ausgedrückt – ihrer gebildeten und politisch interessierten Schicht zugute. Es war ein »Lesezeitalter«, in dem nicht nur Buchhändler gediehen und Bibliotheken wohlbesucht waren, sondern vor allem in Kaffeehäusern und vergleichbaren Lokalitäten sich Einzelne oder ganze Lesegesellschaften über Gazetten und Journale beugten. Wer zum Beispiel im klassischen Kaffeehaus Leipzigs, dem Arabischen Coffe Baum, eine Tageszeitung aufschlug, fand bislang Neuigkeiten aus Paris, Wien oder London (oder auch aus Dresden) mit einer Datierung, die mehrere Wochen zurücklag. Mit der Ausbreitung des Telegrafen kam ein neuer Begriff auf: Aktualität. In den Zeitungsredaktionen, die mancherorts mehrere Ausgaben pro Tag herausgaben, konnten nun Nachrichten ins Blatt gesetzt werden, die erst am gleichen Tag aus einer fernen Stadt, einer weit entlegenen Region eingegangen waren; die geschilderten Ereignisse mochten sich erst Stunden vor der Drucklegung zugetragen haben. Das Publikum war nun zeitnah bei Ereignissen jenseits, oft weit jenseits des Horizonts dabei.

In diesem neuen Informationszeitalter, in einer Epoche, in der sich nach mehr als 30 Jahren konservativer Restauration und Repression, nach oft von der Obrigkeit forcierter biedermeierlicher Zurückgezogenheit ins Private enormer sozialer und politischer Sprengstoff angesammelt hatte, konnten die über den Telegrafen eintreffenden und dann mit zeitlicher Verzögerung im normalen Postverkehr präzisierten und mit Hintergrundinformationen gestützten Neuigkeiten aus Paris wie der sprichwörtliche Funke im Pulverfass wirken. Dort war es im Februar 1848 abermals zu einer Revolution gekommen. In einer weit weniger gewalttätigen Erhebung, als es die große Französische Revolution gewesen war, hatten die Franzosen dennoch einen König aus dem Land gejagt (seinen Kopf konnte Louis Philippe im Gegensatz zu seinem Vorfahren Ludwig XVI. behalten). Bald war das Revolutionsfeuer in vielen europäischen Haupt- und Residenzstädten entfacht.

Bis zur Verlegung eines Unterseekabels, das Europa mit Nordamerika verband, dauerte es noch bis ins nächste Jahrzehnt. Deshalb kam die Kunde von einer Revolution, die viel nachhaltiger und segensreicher war als alle Aufstände des Schicksalsjahres 1848 und die den Beginn der Moderne für die Medizin bedeutete, ein gutes Jahr zuvor noch mit der Geschwindigkeit eines Dampfschiffes nach Europa. Sie kam aus der Neuen Welt und überall, in Europa und allen anderen Kontinenten, hatten die Menschen und ihre Ärzte seit Urzeiten auf eine solche Nachricht gewartet.

2.

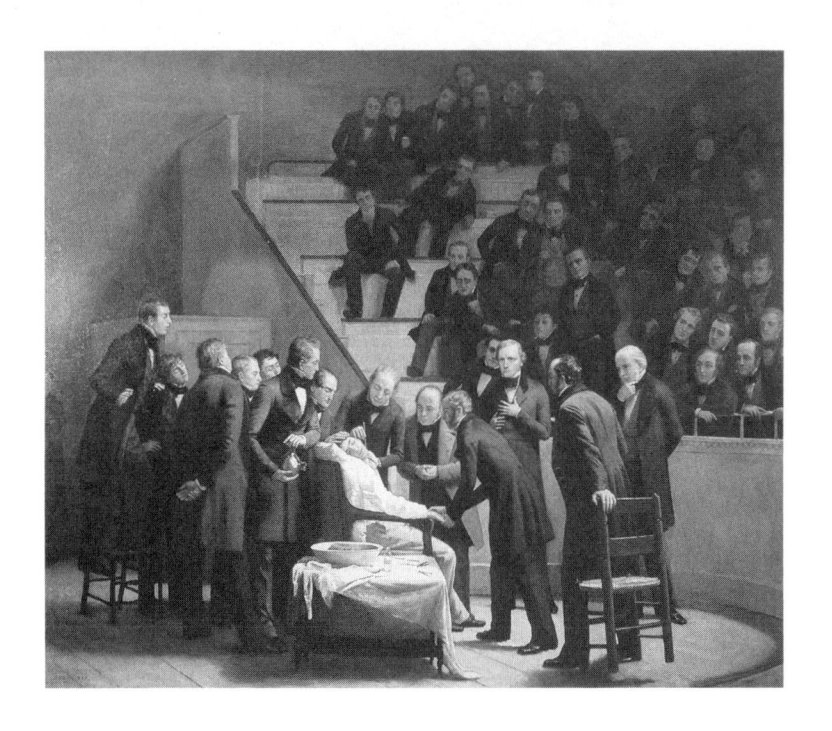

STILLE IN BOSTON

Keiner der Zuschauer, die an diesem Morgen in großer Zahl die Reihen des Hörsaales füllten, erwartete ernsthaft, Zeuge eines historischen Augenblicks zu werden und der Uraufführung einer der segensreichsten Erfindungen beizuwohnen. Die Herren – es waren ausschließlich Männer, denn für Frauen gab es nach herrschendem Verständnis keinen Platz in der Welt der Medizin – trugen lange Gehröcke über ihren von Westen bedeckten weißen Hemden mit den modernen steifen Kragen, hatten Spazierstöcke zum

Zeichen ihrer Würde in der Hand und auf den Köpfen hohe Zylinderhüte, die sie nach Betreten des Auditoriums abnahmen, auch um dem Hintermann nicht die Sicht auf das Spektakel zu versperren. Die Ärzte Bostons und die Medizinstudenten der nahe gelegenen Harvard University hatten sich an diesem Freitagmorgen wieder einmal eingefunden, um der großen Persönlichkeit der amerikanischen Chirurgie, dem 68-jährigen John Collins Warren, bei einer seiner für die Fachwelt öffentlichen Operationen zum Zwecke der Fortbildung, vielleicht auch des voyeuristischen Grusels, beizuwohnen. Wenn der als Hörsaal dienende Operationsraum des Massachusetts General Hospital an diesem Tag bis auf die letzte Sitzreihe gefüllt war, so lag dies auch daran, dass man ein besonderes Amüsement erwartete, hatte doch das Gerücht die Runde gemacht, es werde möglicherweise operiert, ohne dass der Patient Schmerzen verspüre. Doch die Hoffnungen, einem der unzähligen Wundermittel und Wunderliches verheißenden Gaukler, an denen die Medizin so überreich war, bei seiner Blamage zuzuschauen, sollten in der nächsten Stunde aufs Angenehmste, aufs Sensationellste enttäuscht werden.

In den Briefen, Erinnerungen und Tagebüchern, die viele der Beobachter hinterließen, spiegeln sich stattdessen Fassungslosigkeit und Bewegung wider angesichts des Schauspiels, das ihrer nun harrte, und Dankbarkeit, es miterlebt zu haben. Denn dort, wo seit Menschengedenken Agonie und Pein, Qual und Verzweiflung geherrscht hatten, traten plötzlich Stille und Hoffnung ein. Es war Freitag, der 16. Oktober 1846. Im Verhältnis des Menschen zu seinen körperlichen Leiden würde nach dem Tag von Boston nichts mehr so sein, wie es einst war.

◀ *Es war eine Sternstunde der Menschheit: Am 16. Oktober 1846 wurde in Boston unter Äthernarkose operiert und der alte Traum vom Sieg über den Schmerz wahr. Das Gemälde von Robert Cutler Hinckley entstand 1882, als die Anästhesie längst Routine war und der Chirurgie dadurch ungeahnte Möglichkeiten eröffnet wurden.*

Gegen zehn Uhr betrat Warren den Hörsaal. Selbstsicher bis zur Blasiertheit, kalt bis zum Zynismus, kündigte der berühmte Chirurg mit emotionsloser Stimme an, dass in der Tat ein Gentleman an ihn herangetreten sei »mit dem erstaunlichen Anspruch, einen zur Operation anstehenden Patienten schmerzfrei zu machen«. Schmerzfrei – welch eine Vermessenheit! Wie manch einer der Zuschauer so ließ auch Henry J. Bigelow, ein begabter, junger Bostoner Arzt, der die Ereignisse dieses Vormittags ausführlich beschrieben hat, die Gedanken zurückschweifen durch die Geschichte der Heilkunst der letzten 3000, 4000 Jahre. Bigelow, Spross einer Medizinerfamilie, war sich bewusst, dass sich eigentlich nicht viel verändert hatte, seit die ersten Heilkundigen (wenn sie denn diese Bezeichnung verdienten) im Zweistromland, in Afrika oder im präkolumbianischen Amerika ein Skalpell angesetzt hatten. Jeder operative Eingriff bedeutete unvorstellbare Schmerzen für die Unglücklichen, die sich ihm unterziehen mussten.

Die Mediziner hatten seit der Antike nach Abhilfe gesucht, Kräuterextrakte und alkoholgetränkte Schlafschwämme ebenso probiert wie Opium und die von dem deutschen Arzt Franz Anton Mesmer entwickelte Methode der »Magnetisierung«, die einen hypnoseähnlichen Zustand erzeugte, eine Art von Suggestion – alles war vergebens gewesen. Sobald der Chirurg den ersten Schnitt führte, der Dentist die Zange ansetzte, hallten Lazarette und Hospitäler wider von den Schreien der Gequälten. Der Schmerz schien der schicksalhafte Begleiter der operativen Medizin zu sein.

Bigelow wusste, dass der Schmerz nicht nur eine unvorstellbare Qual für den Patienten war, er stellte andererseits auch die Medizin vor sehr enge Grenzen. Nur einige wenige Krankheiten konnten überhaupt operiert werden, an Eingriffe im Brust- oder Bauchraum konnte bei schreienden, sich auf dem Tisch trotz der starken Arme der »Krankenwärter« windenden Menschen gar nicht gedacht werden. Selbst in einem großen Krankenhaus wie dem Massachusetts General Hospital fanden oft nicht mehr als zwei Operationen pro

Woche statt; operiert wurde nur, wenn es unvermeidbar erschien. Dabei war Schnelligkeit das oberste Gebot für jeden Chirurgen. Der Eingriff musste beendet sein, bevor der Kranke am Schock seiner Qualen sterben konnte. So waren die bedeutendsten Operateure der Epoche auch die schnellsten. Jean-Dominique Larrey, Napoleons Leibchirurg, vermochte einen Arm im Schultergelenk in zwei Minuten zu amputieren. Und der berühmteste europäische Chirurg in diesem Jahre 1846, Sir Robert Liston in London, operierte mit einer unvorstellbaren, virtuosen Rapidität, so flink, dass er einmal bei einer hohen Oberschenkelamputation versehentlich einen Hoden des Patienten und zwei Finger des Assistenten mitentfernte.

Was die Spannung an diesem Morgen noch erhöhte: Viele der Ärzte und Medizinstudenten im Auditorium erinnerten sich daran, dass vor gut einem Jahr schon einmal ein junger Kollege, der Zahnarzt Horace Wells aus Hartford im benachbarten Bundesstaat Connecticut, von Warren die Erlaubnis bekommen hatte, ein Mittel zur Verhinderung des Operationsschmerzes, hier an gleicher Stelle, in diesem Hörsaal, vorzuführen. Damals hatte der Patient ein von Wells bereitgestelltes Gas eingeatmet, schien nach wenigen Atemzügen ohnmächtig zu werden, hatte jedoch – wie Millionen Kranke vor ihm – aufgeschrien, als Warren den Hautschnitt machte. Wells wurde mit Pfiffen und Rufen wie »*Swindle, swindle!*« aus dem Hörsaal getrieben.

Auch diesmal schien das große Versprechen hohl zu sein, als Warren auf seine Uhr sah und mit den von allgemeinem Gelächter begleiteten Worten »Da Dr. Morton nicht eingetroffen ist, nehme ich an, er ist anderweitig beschäftigt«, andeutete, dass man es abermals mit einem Prahler zu tun gehabt habe. Bigelow war sich da nicht so sicher. Er kannte den 27-jährigen Zahnarzt William Thomas Green Morton als einen gewissenhaften Vertreter seiner Zunft, und er wusste, dass wenige Tage zuvor in dessen Bostoner Praxis Erstaunliches geschehen war.

Morton, am 9. August 1819 auf einer Farm in einer ländlichen Region des Staates Massachusetts in bescheidene Verhältnisse hineingeboren, hatte nur eine rudimentäre Schulausbildung; früh musste er arbeiten, um für sich und seine Familie zum Lebensunterhalt beizutragen. Er wechselte häufig die Jobs und war in einige Geschäfte verwickelt, die anrüchig, vielleicht gar kriminell waren – in der amerikanischen Gesellschaft, vor allem jener dieser Jahre, in der *making money* ein hoher Wert ist, sank und sinkt die Verdammnis reziprok zu den erwirtschafteten Beträgen. Schließlich wandte er sich der Zahnmedizin zu. Seine Biografen sind sich nicht einig, ob er das Fach wirklich am Baltimore College of Dental Surgery studiert hat oder es, wie damals meist üblich, als Gehilfe eines Dentisten erlernt hat. In Mortons Fall war sein Lehrer niemand anderes als Horace Wells. Morton schließlich eröffnete eine eigene Praxis in Farmington, unweit von Connecticuts Hauptstadt Hartford. Bei seiner Ankunft in dem kleinen Ort fiel ihm umgehend die 15-jährige Tochter der führenden Familie Farmingtons auf, Elizabeth Whitman. Es war die sprichwörtliche Liebe auf den ersten Blick. Elizabeth, die er im Mai 1844 heiratete, wurde in Mortons stürmischem Leben seine wichtigste Stütze und Vertraute, die an ihn glaubte, als sich alle gegen ihn verschworen zu haben schienen. Morton war ein begabter und geschickter Dentist, und bald konnte er in Boston, der Metropole Neuenglands, eine Praxis eröffnen. Hier arbeitete er weiter an einem Gedanken, der ihn schon lange umtrieb.

Am Abend des 30. September, gut zwei Wochen vor jenem Vormittag im Massachusetts General Hospital, hatte zu später Stunde ein Patient an Mortons Tür geklopft. Eben H. Frost, ein Musiker, litt unter fürchterlichen Zahnschmerzen, hatte gleichzeitig aber panische Angst vor der Qual der Extraktion. Morton hatte, wie gesagt, eine Zeitlang mit dem unglücklich gescheiterten Horace Wells zusammengearbeitet und war fasziniert von der Idee, die Inhalation eines betäubenden Gases könne einen Rausch- oder gar Schlafzustand erzeugen, der für äußere Reize unempfindlich mache – und besonders für Schmerzen. Wells hatte mit Stickoxydul, auch Lachgas genannt, gearbeitet; Mortons Experimente konzentrierten sich hingegen zunehmend auf den Schwefeläther, dessen Dämpfe offensichtlich die Sinne verwirren konnten. So ließ er den von Zahnschmerzen geplagten abendlichen Gast Ätherdämpfe einatmen und entfernte mit schnellem Griff den kranken Zahn. Als Frost, aus seiner Bewusstlosigkeit erwachend, ihn fragte, wann es denn losgehe, deutete Morton auf den am Boden liegenden Zahn. Der Dentist stand nun kurz vor einer Entdeckung, die der ganzen Menschheit zugutekommen konnte – was man wohl nur von den wenigsten Erfindungen behaupten kann. Er schrieb Warren an und erhielt von diesem die Erlaubnis, seine »Zubereitung« an diesem Freitagmorgen vorzustellen.

Es war nun zwanzig Minuten nach zehn, jener vollen Stunde, zu der man eigentlich den Eingriff angesetzt hatte. Warren wollte sich gerade dem Patienten zuwenden, einem jungen Mann namens Gilbert Abbott, der unter einem gutartigen Tumor unterhalb des Kiefers litt, als die Hörsaaltür aufflog und Morton atemlos hereinstürzte. Er hatte bis zur letzten Minute zusammen mit einem Instrumentenmacher an dem Flüssigkeitsbehälter gearbeitet, den er unter dem Arm trug und der an ein Retortengefäß erinnerte.

Morton mag bemerkt haben, dass einigen Zuschauern der Spott ins Gesicht geschrieben stand. Doch er wirkte gefasst, ging auf Abbott zu und erklärte ihm mit ruhiger Stimme, was er vorhatte. Abbott fasste Vertrauen zu Morton und war vermutlich für jeden Versuch dankbar, die bei der Exzision zu erwartenden Schmerzen zumindest zu lindern. Morton ließ ihn aus dem großen Glaskolben, in dem sich eine undefinierbare Flüssigkeit befand, einatmen. Nach einer Reihe von Atemzügen rollten Abbotts Augen nach oben, und sein Kopf sank leicht auf dem Operationsstuhl zurück, den Zuschauern die kleine Erhebung an seinem Hals deutlich zeigend. Morton wandte sich an Warren und bemühte sich um eine feste Stimme: »Ihr Patient ist bereit, Doktor!«

Warren beugte sich über Abbott und machte mit einem jener

Messer, die damals nicht gereinigt, geschweige denn sterilisiert, sondern nur abgeputzt wurden, den Hautschnitt. Für einen Moment hielt Warren inne, denn der Initialschrei, den er bei den unzähligen Operationen seiner langen Chirurgenlaufbahn stets vernommen hatte, blieb aus. Abbott regte sich nicht. Plötzlich wurde es still im Hörsaal. Warren unterband die leicht spritzenden Gefäße und exstirpierte den Tumor ohne Mühe. Mit schnellen, geschickten Bewegungen verschloss der Routinier die Wunde. Die ganze Operation nahm kaum mehr als fünf Minuten in Anspruch.

Abbott zeigte immer noch keine Regung. Warren richtete sich auf und drehte sich langsam zum Publikum, das kaum zu atmen wagte. Sie alle bemerkten die Veränderung im Gesicht des Chirurgen. Da war kein Hochmut, kein Sarkasmus mehr, nur grenzenlose Verwunderung, wenn nicht gar Rührung. Der sonst so eiskalt wirkende Arzt hatte Mühe, seiner Emotionen Herr zu werden, als er mit bebender Stimme jenen Satz sprach, der zum bedeutungsvollsten in der Medizingeschichte wurde: »*Gentlemen, this is no humbug!*«

Nein, es war kein Humbug. Es war eine Revolution, ein Segen, ein Wunder, das der Heilkunde neue Möglichkeiten eröffnete und Eingriffe ermöglichte, an die sich bislang noch kein Operateur herangewagt hatte – wie die heute simpel wirkende Entfernung eines vereiterten Blinddarms, die damals einem Todesurteil gleichkam. Als Gilbert Abbott aus seinem schlafähnlichen Zustand erwachte und es kaum begreifen konnte, dass bereits alles überstanden sei, war jedem der anwesenden Ärzte und Studenten klar, dass von diesem Hörsaal aus schlagartig eine neue Epoche ausginge und ein jeder von ihnen behaupten konnte, dabei gewesen zu sein.

Letzte Zweifel wurden wenige Tage später beseitigt, als Morton seine Methode bei jenem Eingriff anwandte, der für die Ärzte den Höhepunkt zeitgenössischer Chirurgie, für den Kranken das Schlimmste an Qual und Verstümmelung darstellte: die Amputation eines Beines. Auch diesmal blieb es, als die Säge die extrem sensible Knochenhaut berührte, still.

An jenem 16. Oktober 1846 war die Sorge um den Patienten bei Morton größer als die Erleichterung über die gelungene Demonstration. Seine Frau Elizabeth notierte, wie ihr Mann erst am Nachmittag wieder heimkam, nachdem er offenbar Abbott beobachtet hatte und Folgen der Narkose bei ihm befürchtete: »Es wurde zwei Uhr, es wurde drei Uhr. Und es war schon fast vier, als Dr. Morton heimkam. Sein freundliches Gesicht war so angespannt, dass ich befürchtete, er sei gescheitert. Er nahm mich in den Arm, dass ich fast davor war, ohnmächtig zu werden, und sagte sanft: ›Well, meine Liebe, ich hatte Erfolg.‹«[1]

Drei Wochen nach der Premiere der Methode informierte Henry J. Bigelow die Fachwelt Neuenglands mit einem Vortrag vor der Boston Society of Medical Improvement über das kaum Glaubhafte. Von der Neuen Welt breitete sich die Kunde in Briefen und wissenschaftlichen Kurzberichten über den Erdball aus. Eines der ersten die Transatlantikroute befahrenden Dampfschiffe, die zu dem sich etablierenden Unternehmen des Reeders Samuel Cunard gehörende *Acadia*, verließ den Hafen von Boston am 3. Dezember 1846, stoppte kurz und planmäßig im zu Großbritanniens nordamerikanischem Besitz (ab 1867 das Land Kanada) gehörenden Halifax und erreichte nach stürmischer Überquerung des Ozeans am 16. Dezember Liverpool. In der Postkiste befanden sich Briefe von Bostoner Augenzeugen an britische Kollegen, darunter ein längeres Schreiben Henry Bigelows an den in London lebenden amerikanischen Botaniker Francis Boott. Die Kunde von der ersten schmerzlosen Operation reiste indes auch als Gesprächsstoff auf dem Dampfer mit; der Schiffschirurg hatte so viel über den Äther und seine Wirkung erfahren, dass er umgehend nach Ankunft in Liverpool einem ärztlichen Kollegen berichtete. Und auch eine Liverpooler Zeitung druckte am 18. Dezember einen ersten Bericht ab.

Bigelows Brief elektrisierte natürlich auch Boott, der wiederum mit Robert Liston gut bekannt war. Ihm vermittelte er Bigelows enthusiastischen Bericht. Londons Starchirurg war alles andere als ein Zögerer und beschloss, umgehend die neue Methode auszuprobieren – Schwefeläther war eine wohlbekannte und verfügbare Substanz. Bereits am 21. Dezember 1846 wandte Robert Liston in London im Operationssaal erstmals die Äthernarkose an. Er entfernte das bei einem Unfall zertrümmerte und schließlich – bei den damaligen Hygieneverhältnissen in den Kliniken nicht verwunderlich – von einer Wundinfektion zerfressene Bein eines Butlers namens Frederick Churchill in einer rekordverdächtigen Zeit von 25 Sekunden – der nicht uneitle Chirurg hatte meist einen Assistenten an seiner Seite, der die Zeit maß. Auch Frederick Churchill wurde erst durch den Anblick des blutenden Stumpfes davon überzeugt, dass die gefürchtete Operation bereits überstanden war, ein Anblick, dessentwegen der Patient zum zweiten Mal binnen weniger Minuten das Bewusstsein verlor. Listons Beurteilung der neuen Erfindung war, wie immer bei diesem Poltergeist, frank und frei: »*This yankee dodge, gentlemen, beats mesmerism hollow!*«

Der »Yankee-Trick«, für den der Bostoner Arzt und Schriftsteller Oliver Wendell Holmes den Begriff *Anesthesia* empfahl, schlug auch in der deutschen Medizin ein wie eine Bombe. Am 24. Januar 1847 führte der Erlanger Chirurg Johann Ferdinand Heyfelder die erste Äthernarkose in Deutschland durch: »Michael Gegner, 26 Jahre alt, Schumachergeselle, blass, abgemagert und nicht kräftig, seit längerer Zeit an einem umfangreichen, kalten Abszess auf der linken Hinterbacke leidend, begann am 24. Januar Vormittags dritthalb Stunden nach eingenommenem Frühstück, das in einer Suppe bestand, die Ätherinhalationen mit Hilfe eines Apparates, der aus einer Schweinsblase und einer Glasröhre zusammengesetzt war, durch den Mund bei verschlossenen Nasenöffnungen …«[2] Diese Operation gelang so ermutigend, dass Heyfelder bereits im März auf einhundert Narkosen zurückblicken konnte. Die neue Methode erleichterte das Chirurgenhandwerk ungemein, so dass sich Heyfelder zu dem nicht allzu pietätvollen Lob hinreißen ließ, das Operieren gehe nun so gut »wie an einer Leiche«. Die Äthernarkose wurde überall schnell Allgemeingut im Repertoire der Chirurgen und Dentisten, ihre wundertätige Wirkung füllte die Spalten jeder Zeitung, in den Städten wie in der teilweise noch vorindustriellen Provinz.

Doch bald wurde deutlich, dass auch dieser epochale Fortschritt seinen Preis hatte und ein Betäubungsmittel stets auch eine Gefahr darstellt oder, wie es der Kommentator einer medizinischen Fachzeitschrift Jahre später süffisant formulierte: »Man sah dem geschenkten Gaul ins Maul und fand, dass er neben den guten auch schlimme Eigenschaften habe.«[3] Im Februar 1847 gab es erstmals einen Todesfall durch Äthernarkose, weitere folgten und wurden in den Fachzeitschriften ausführlich geschildert. Angesichts der völligen Unkenntnis der zeitgenössischen Ärzte von den pharmakologischen Wirkungen von Äther und anderen Narkotika, bei dem noch rudimentären Wissen um die Physiologie von Herz und Kreislauf unter dem Einfluss eines inhalierten Gases, vor allem aber in Anbetracht der groben, auf reinen Schätzungen beruhenden Dosierung – das Narkotikum wurde oft »nach Gefühl« auf ein Taschentuch geträufelt, mit dem man das Gesicht des Patienten bedeckte – nimmt es Wunder, dass es nicht zu wesentlich mehr tödlichen Narkosezwischenfällen kam.

So begeistert die Bostoner Erfindung auch von der Welt aufgenommen wurde, ihres Protagonisten harrte der wohl hässlichste und tragischste Prioritätenstreit in der Geschichte der modernen Wissenschaft. Aus der im Ansatz angelegten amerikanischen Erfolgsstory wurde eine Saga von Hass und Unglück. William Thomas Green Morton hatte gehofft, der Menschheit zu dienen und sich selbst zu nützen. Der Gedanke, mit seiner Entdeckung möglichst viel Geld zu verdienen, war damals für einen echten »Yankee« ebenso wie für eine auf Expansion angelegte amerikanische Gesellschaft nichts Verwerfliches. Zunächst wollte Morton die Identität der wunderwirkenden Substanz geheim halten und hatte, da der charakteristische Duft des Äthers wohl den meisten Zuhörern im

Auditorium des Massachusetts General Hospital bekannt vorgekommen wäre, aromatische Öle, gewonnen aus Orangen, zur Verschleierung beigegeben. Seine Bemühungen um eine Patentierung scheiterten, nicht zuletzt, da er alles andere als ein kalter Abzocker war. Denn als ihm die Ärzte des Hospitals drohten, auf weitere Narkosen zu verzichten, wenn er ihnen nicht die Substanz verriete, gab er nach – er wollte nicht dafür verantwortlich sein, wenn abermals sinnlose Quälerei triumphierte.

Doch selbst die Ehre, der Entdecker der Narkose zu sein, wurde ihm streitig gemacht. Mit der Urgewalt eines bösen, alptraumhaften Geistes tauchte ein ehemaliger Lehrer Mortons auf: der Arzt und Chemiker Charles Jackson. In einem frühen Stadium seiner Experimente hatte Morton mit Jackson unter anderem auch über den Äther und dessen betäubende Eigenschaften diskutiert. Dies berechtigte Jackson nach eigener Einschätzung, sich als Erfinder der Narkose zu fühlen und Morton um immer größere Geldbeträge zu erpressen. Was der bald physisch wie psychisch unter endlosen Streitereien, Petitionen und Gegenveröffentlichungen leidende Morton nicht wissen konnte: Jackson war ein am Rande der Geisteskrankheit stehender chronisch-besessener Plagiator. Jahre zuvor hatte Jackson auf einer Atlantiküberfahrt den Erfinder Samuel Morse kennengelernt, der ihm launig von seiner elektrischen Telegraphie erzählte. Kaum an Land gegangen, behauptete Jackson, er habe das »Morsen« erfunden, eine Anmaßung, die Morse in einen Jahre währenden Rechtsstreit trieb. Jackson verfügte über hervorragende Kontakte zur wissenschaftlichen Welt in Europa und setzte sofort nach Mortons erfolgreicher Demonstration Depeschen an die französische Akademie der Wissenschaften in Marsch, in denen er sich selbst als Vater der Narkose und Wohltäter der Menschheit feierte. Die Spuren dieser schizoiden Dreistigkeit blieben: Noch immer wird Jackson in manchen Enzyklopädien zu den Wegbereitern der Narkose gezählt.

Diese Ehre hätte weit mehr der unglückliche Horace Wells verdient, der nun auch an Morton und an die Öffentlichkeit herantrat und auf seine frühen Erfahrungen verwies, denen lediglich der Erfolg bei dem großen Auftritt unter Warrens Augen versagt geblieben war. Eine späte Rechtfertigung und bittersüße Ironie der Geschichte: Das von Wells benutzte Lachgas hat in der modernen Anästhesie längst wieder einen festen Platz eingenommen, während Äther und Chloroform schon seit langem obsolet sind. Auch Wells wurde von dem Prioritätenstreit seelisch aufgefressen – »*My brain is on fire!*«, schrie er sich von der Seele – und machte im Januar 1848 noch einmal Schlagzeilen: In New York wurde er verhaftet, nachdem er mehrere Prostituierte mit Säure bespritzt hatte. In seiner Zelle atmete er Chloroform ein und öffnete sich dann, während seine Sinne durch eine Erfindung schwanden, deren Ruhm ihm nicht vergönnt war, die Pulsadern.

Als ob Jackson und Wells für den gepeinigten Morton nicht genug der Mitbewerber waren, tauchte nun noch ein vierter Entdecker auf. Aus dem weltabgeschiedenen Örtchen Jefferson im Staat Georgia, tief im Süden, im sklavenhaltenden *Antebellum South*, meldete sich der Landarzt William Crawford Long. Heute besteht kein Zweifel daran, dass er bereits am 30. März 1842, viereinhalb Jahre vor dem Tag von Boston, in seiner Praxis eine Operation unter Äthernarkose durchgeführt und dies noch in mehreren Fällen wiederholt hat. Allein, er behielt dies für sich, ganz so, als könne er keinen Vorteil für die auf die Schmerzfreiheit wartende Menschheit erkennen. Die Mentalität künftiger Medizinergenerationen, die jede Forschungsarbeit auf immer subspezialisierteren Kongressen vorstellen, war Long ebenso fremd wie die grundlegende Weisheit der modernen Wissenschaft: *Publish or perish*; wer nicht publiziert, wird keine Karriere machen. Im Falle Longs, der nichts anderes sein wollte als ein Landarzt, war sein Fehler, die Fachwelt nicht über seine Ergebnisse mit dem Äther zu unterrichten, nicht zum Schaden für ihn, sondern für die vielen Patienten, die zwischen 1842 und 1846 noch ohne jedwede Betäubung operiert werden mussten.

William Thomas Green Morton war kein Heiliger, sondern ein Mensch mit Schwächen, die er vielleicht weniger gut kaschieren konnte als andere Pioniere in der Goldenen Zeit der Medizin. Doch er allein war es, der die erste Narkose öffentlich vornahm, ins Bewusstsein der Zeit einbrachte und wie nur wenige andere die Grundlage für unser modernes und scheinbar so sicheres Leben schuf. Dass seine Pioniertat ihm selbst kein Glück brachte, ist ein Schicksal, das Morton mit einem anderen Wegbereiter teilte, der im Herzen der Alten Welt, in Wien, die zweite bislang unbesiegte Geißel der Medizin neben dem Schmerz zu bekämpfen suchte: die Infektion.

3.

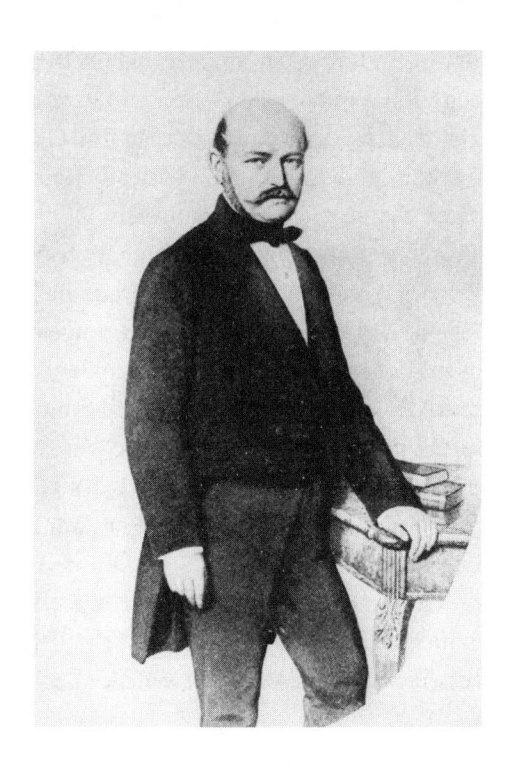

TODBRINGENDE HÄNDE

Der Tod, dieser Tod machte auch vor den Toren der Reichen und Mächtigen nicht halt. Kaiser Josef II., der Sohn Maria Theresias und schon zu Lebzeiten mit dem Begriff »Reform« eng verbunden, hatte seinen Untertanen ein Krankenhaus bauen lassen, wie es die Welt noch nicht gesehen hatte. Das Allgemeine Krankenhaus in Wien war ein Produkt des rationalen Denkens und Planens im Zeitalter der Aufklärung, von strenger Geometrie, einem System von Innenhöfen und Hunderten von Krankenbetten. Die besten Ärzte der Epoche sollte es anziehen, wie den Geburtshelfer Lucas Johann Böer. Doch auch dessen Kunst kam an ihre Grenzen, als der kranke, an Tuberkulose im Endstadium leidende Kaiser ihn zu seiner angeheirateten Nichte rufen ließ, Prinzessin Elisabeth, der Frau des Thronfolgers der Habsburgermonarchie und Neffen Josefs, Prinz Franz. Zwar entband Böer die junge Frau, die als letzte und platonische Liebe des Kaisers geschildert wird, von einem zunächst gesunden kleinen Mädchen. Nur zwei Tage nach der Entbindung jedoch erkrankte die 22-jährige Elisabeth schwer, bekam hohes Fieber und starb. Josef II., ihr kaiserlicher Onkel und Verehrer, legte sich nur zwei Tage später in jenem kalten Winter des Jahres 1790 zur ewigen Ruhe. Die Todesursache der jungen Frau war das Kindbettfieber, auch Puerperalfieber genannt. Böer konnte nur wie jeder Arzt hilflos mit den Schultern zucken. Das Kindbettfieber schien eine schicksalhafte Geißel der Menschheit zu sein, bekannt seit der Antike würde es die Mütter dieser Welt zweifellos begleiten bis zum Jüngsten Tag.

Ein halbes Jahrhundert später konnten die wohlsituierten Wiener Familien, von der kaiserlichen über jene der zahlreichen Hofräte in einem für seine ausgeprägte Bürokratie bekannten Staatswesen bis hin zu denen der in dieser Zeit des Booms prosperierenden Kaufleute und Industriellen, diesen Tod zumindest in Grenzen von sich fernhalten. Die Oberschicht brachte ihre Kinder daheim zur Welt, im eigenen Herrenhaus oder der eigenen Villa, und mit etwas Glück konnte den Gebärenden das Schicksal der weithin vergessenen Prinzessin Elisabeth erspart bleiben. Nur etwa einmal auf einhundert solcher Hausgeburten in der Aristokratie und im Großbür-

◄ *Pioniere müssen neue Ideen oft gegen erbitterten Widerstand durchsetzen. Kaum eine Lebensgeschichte eines Neuerers ist so verdienstvoll für Frauen überall auf der Welt und gleichzeitig so voller Tragik wie die des Ignaz Philipp Semmelweis.*

gertum musste man das Hinscheiden einer jungen Mutter und nicht selten auch ihres Neugeborenen beweinen.

Die überwiegende Mehrzahl der Wiener Bevölkerung allerdings waren keine »Hochherrschaften«, sondern Kleinbürger und Proletarier. Ihre Frauen brachten die Kinder im Allgemeinen Krankenhaus zur Welt. Doch das einst vom seligen Kaiser Josef eingeweihte Hospital war, sobald es ums Gebären ging, kein Sinnbild medizinischer und sozialer Moderne. Es lag wie ein dunkler Schatten über den schwangeren Wienerinnen. Je näher ein Geburtstermin zu rücken schien, desto besorgtere Blicke galten dem Kalender. Es war stadtbekannt, dass die beiden geburtshilflichen Kliniken des Allgemeinen Krankenhauses im täglichen Wechsel für Neuaufnahmen zuständig waren, für Frauen, bei denen die Wehen einsetzten und die nun in den großen Krankenzimmern ein Bett zugewiesen bekamen, in denen andere Frauen, vor allem die ganz armen und die unverheirateten werdenden Mütter oft gar die letzten zwei Monate ihrer Schwangerschaft verbrachten – eine fürsorgliche Maßnahme des Staates, mit der man Niederkünfte im Schatten von Scham und gesellschaftlicher Verachtung und die oft folgende Tötung des Neugeborenen durch die verzweifelte Mutter zu verhindern suchte. Noch etwas anderes wusste ganz Wien: In der Ersten Geburtshilflichen Klinik grassierte das Kindbettfieber in erschreckendem Ausmaß, eine Einlieferung dort wurde von vielen Schwangeren als eine Art Todesurteil angesehen. So versuchten immer wieder Frauen, die Aufnahme in der Ersten Klinik zu vermeiden, wenn diese am entscheidenden Tag für Gebärende verantwortlich war, und unter allen Umständen es unter Wehen irgendwie bis zur Nachmittagsstunde zu schaffen, in der die Bereitschaft wechselte. Dann war die Zweite Geburtshilfliche Klinik zuständig – zwar kam es auch hier zu Todesfällen durch Kindbettfieber, doch das war bekanntermaßen weit seltener der Fall als in der Ersten Klinik; die Sterblichkeitsrate der Mütter lag in der Zweiten Geburtshilflichen Klinik meist nur leicht über jener der Hausgeburten.

Die klassischen Erklärungsversuche der Ärzteschaft versagten hier besonders eklatant. Gemeinhin machte man Miasmen, krankheitsauslösende Stoffe in der Luft oder im Boden, oft auch sogenannte konstitutionelle Schwächen der Patientinnen für solche epidemieartigen schweren fiebrigen Erkrankungen verantwortlich. Dies alles griff im Falle der beiden Gebärkliniken überhaupt nicht. Die Patientinnen lagen im gleichen Gebäude, atmeten die gleiche Luft, bekamen das gleiche Essen. Es war ein schwacher Trost für die Wiener Klinikleitung, zu erfahren, dass die österreichische Hauptstadt nicht allein stand. Im Zuge der Europa erfassenden Industrialisierung wuchsen die Städte, nahm die Bevölkerung zu – vor allem jenes demografische Segment, das man die unteren Schichten (oder in Wien: das gemeine Volk) nannte. So bauten der Staat oder die Kirchen spezielle Gebärkliniken, in Berlin und Paris und New York. Die Niederkunft, seit Jahrhunderten im privaten Rahmen des eigenen Heims, der eigenen Bauernkate abgehalten, wurde zu einem quasi-öffentlichen, von den Autoritäten begleiteten und dokumentierten Ereignis.

Es lag sicher nicht an der intellektuellen und wissenschaftlichen Qualität der am Allgemeinen Krankenhaus in Wien tätigen Mediziner. Viele von ihnen waren in Fachkreisen hochangesehen, einige waren gar weltberühmt. Gerade um die Mitte des 19. Jahrhunderts erblühte in der Donaumetropole die ärztliche Kunst, das Forschen am menschlichen Körper und seinen Krankheiten, erneut. Erneut, da es zu Zeiten der Kaiserin Maria Theresia Mitte des 18. Jahrhunderts um deren Hofarzt, den Niederländer Gerard Van Swieten, eine weithin gerühmte »Wiener Medizinische Schule« gegeben hatte. Für die Koryphäen, die sich ab den 1840er Jahren hier versammelten und zu denen später unter anderem der große Chirurg Theodor Billroth gehören sollte, wurde bald der Begriff der »Zweiten Wiener Medizinischen Schule« geprägt.

Der Wegbereiter dieses Aufschwungs war ein Mann, der das bis dahin wenig reputierliche Fach der Pathologie, präziser gesagt: der

Pathologischen Anatomie, zu einer Grundlage des medizinischen Wissens und Verständnisses machte: Carl von Rokitansky. Seit 1830 arbeitete Rokitansky an der Pathologisch-Anatomischen Anstalt der Universität Wien, vier Jahre darauf wurde er Professor und Leiter des Pathologisch-Anatomischen Museums. Seine Sektionen, von denen er in den 45 Jahren seiner Tätigkeit mehr als 30 000 durchführte, waren das wichtigste Forum zum Erwerb von Wissen für die Medizinstudenten, übertroffen allenfalls von seinen Vorlesungen, in denen der Gelehrte eine anschauliche Sprache pflegte, um krankhafte Befunde zu beschreiben. So verglich er den Schleim in einer entzündeten Gallenblase mit »Anchovispaste«, die Blut- und Sekretfüllung einer Zyste mit »Himbeermarmelade« und die Konkremente in einem krebskranken Magen mit »Kaffeesatz«.[1] Dem mit den Jahren ansteigenden Ruf Rokitanskys wurden die Räumlichkeiten, in denen er den wichtigsten Aspekt seines Berufs ausübte, nicht gerecht. Seine Sektionen fanden in einer Baracke im »Leichenhof« des Allgemeinen Krankenhauses statt. Das beeinträchtigte seinen Eifer für die Pathologie als Wissenschaft nicht, und für seine Studenten waren die meist vier bis sechs Sektionen an einem Vormittag ein Höhepunkt in ihrem Lernprozess. Die hohe Müttersterblichkeit in der Ersten Geburtshilflichen Klinik und deren räumliche Nähe – es waren nur wenige Schritte vom Sektionsraum bis zur Gebärklinik – sorgten dafür, dass frisch entbundene, am Kindbettfieber gestorbene Frauen regelmäßig auf Rokitanskys Tischen landeten – manchmal auch ihre schnell verstorbenen Babys. Das Entsetzliche, aber auch Geheimnisvolle des von eitrigen Abszessen durchsetzten Körpers der Frauen beeindruckte einen Studenten aus dem ungarischen Teil der Habsburgermonarchie so sehr, dass er beschloss, sich auf die Geburtshilfe zu spezialisieren. Sein Name war Ignaz Philipp Semmelweis.

Der junge Mann war am 1. Juli 1818 in Buda, einer der beiden Hälften der ungarischen Hauptstadt Budapest, in eine wohlhabende, großbürgerliche Kaufmannsfamilie geboren worden. Sein Geburtshaus kann man durchaus im Stil der Zeit als Palais bezeichnen, es ist heute Sitz des seinen Namen tragenden medizinhistorischen Museums. Ignaz wuchs in einer wahrhaft multikulturellen Gesellschaft heran, das Reich der Habsburger war Heimstatt von gut einem Dutzend Nationalitäten und von (mindestens) elf verbreiteten Sprachen. Des jungen Mannes Gebrauch der deutschen Sprache war vom donauschwäbischen Dialekt seiner Familie geprägt; es war ein Merkmal, das ihn in seinen Jahren in Wien zum Fremden stempelte – nicht schlimm, solange man unauffällig bleibt; Grund für Diskriminierung und Spott, wenn man sich mit den Vorgesetzten und den Autoritäten anlegt. Außerdem sprach er Ungarisch fließend und lernte in der Schule bereits in jungen Jahren Latein. Bildung spielte für seine Familie eine wichtige Rolle. Wie seine Brüder besuchte Semmelweis ein katholisches Gymnasium, nach dessen Abschluss er zunächst in Pest, auf der anderen Seite der Donau, Philosophie studierte. 1837 zog er nach Wien, um dort an der Universität Jura zu studieren; er wollte dem Rat seines Vaters folgen und Militäranwalt werden.

Das Jus indes erwies sich als viel zu trocken für den jungen Mann. Er suchte nach etwas Lebensnäherem und war fasziniert, als ihn Freunde zu einer anatomischen Demonstration eines Kollegen Rokitanskys an der Leiche mitnahmen. Er wechselte zur Humanmedizin. Die ersten zwei Jahre des Medizinstudiums absolvierte er in der Heimat, bevor er 1841 nach Wien zurückkehrte, um dort das Studium fortzusetzen. Von Kommilitonen wurde er als umgänglicher und freundlicher junger Mann beschrieben, ein immenser Kontrast zu dem bitteren und aggressiven Arzt späterer Jahre. Auch bei der Wiener Damenwelt war er beliebt. So kann es nicht ganz ausgeschlossen werden, dass die Symptome einer Manifestation der Syphilis im Zentralnervensystem, die einige Biografen bei ihm aufgrund seiner späteren psychiatrischen Symptome diagnostiziert haben, auf die Jugendzeit in Wien – als Alternative zu einer Ansteckung bei einer Sektion – zurückgehen mögen. Wien war (und ist) eine sehr lebensfrohe Stadt, und der legendäre Reformkaiser Josef II. soll einst auf den Vorschlag, offizielle Bordelle zuzulassen, leicht resignierend geantwortet haben, da bräuchte er ja nur ein großes Dach über ganz Wien anbringen zu lassen.

Semmelweis war ungeachtet aller Ablenkungen in einer vergnügungssüchtigen Stadt wie Wien ein zielstrebiger Student und erwarb 1844 seinen Doktorgrad sowie den Titel eines Magisters der Geburtshilfe. Dass er sich auf dieses Fach spezialisieren würde, stand für Semmelweis inzwischen außer Frage. So bewarb er sich um eine Assistentenstelle beim Direktor der Geburtshilflichen Klinik. Dies war ein Mann, der sich aus einfachen Verhältnissen bis in die Spitze der Wiener Gesellschaft hochgearbeitet und hochantichambriert hatte: Professor Johann Klein. In jeder Biografie Semmelweis', in jeder Verfilmung seiner Lebensgeschichte übernimmt Klein die Schurkenrolle. Es gibt wenig Gründe, hier davon abzuweichen. Klein, zum Zeitpunkt von Semmelweis' Examen 56 Jahre alt, hatte die Position von Böer 1822 übernommen, sich mit Geschick und Charme bei den Führungspersönlichkeiten der Monarchie und des Staates angedient und sich höchste Achtung erworben, als er 1830 bei der Geburt des künftigen Kaisers Franz Josef durchaus erfolgreich agierte – es war jener Monarch, der als junger Mann 1848 auf den Thron kam und nach mehr als einem Menschenalter auf diesem vor seinem Tod 1916 noch den Weg der k. u. k. Monarchie in ihren Untergang miterleben sollte.

Da der Posten des einzigen Assistenten in Kleins Klinik besetzt war, musste Semmelweis die Stelle eines Aspiranten annehmen. Diese war unbezahlt, doch war dies für den durch seine Familie finanziell abgesicherten jungen Arzt weniger wichtig als die Gelegenheit, in seinem Wunschmetier arbeiten zu können. Er trat ein in eine Welt, die ihn beeindruckt haben musste. Die Gebärklinik war groß, ihre beiden Abteilungen hatten zusammen acht Stationen mit je rund 20 Krankenbetten. Bemerkenswert war die Anordnung der Fenster: Sie waren rund zwei Meter über dem Fußboden angebracht und ließen sich nur schwer öffnen – was auch nicht erwünscht war, da man so Suizide von Schwangeren und jungen Müttern verhindern wollte. Eine vergleichbare Vorsichtsmaßnahme fand sich bei den Toiletten: Diese waren offen, um einen Infantizid, eine Tötung des Neugeborenen durch die Mutter, zu verhindern. Die Belüftung – wenn dies unter den geschilderten baulichen Gegebenheiten überhaupt das passende Wort ist – der Krankensäle geschah ausschließlich durch die offenen Korridore.

Klein hatte neben der Gebärklinik eine große Privatpraxis und verfügte ungeachtet des aus heutiger Sicht sehr knapp bemessenen Stellenplans mit nur zwei bezahlten Mitarbeitern über ein großes Gefolge von Medizinstudenten, die ihm und Aspiranten wie Semmelweis zu helfen und dabei zu lernen suchten. Der Vorzug der zwei Aspirantenjahre für Semmelweis war, dass er recht eigenständig arbeiten und forschen konnte. Rokitansky, der den jungen Kollegen mochte, erlaubte ihm Sektionen von an Kindbettfieber verstorbenen Frauen vorzunehmen. In seinen insgesamt fünf Jahren in Wien dürfte Semmelweis mehrere Hundert solcher Sektionen vorgenommen haben. Von diesen ging es oft in den Wöchnerinnensaal. Später, als ihm die Ursache des Kindbettfiebers und der Übertragungsweg zunehmend bewusst wurden, peinigten ihn Gewissensbisse, dass er seinen Patientinnen unbewusst Infektion und Tod gebracht hatte. Zu dieser Zeit nahm Semmelweis an einem sich über mehr als ein Jahr erstreckenden Kurs über Logik und Statistik des angesehenen Klinikers Professors Josef Skoda teil, der einer der Pioniere der naturwissenschaftlichen Methodik in der Medizin war. Dieser Unterricht hatte nachhaltigen Einfluss auf Semmelweis, wie ein moderner Biograf hervorhebt: »Hier lernte Semmelweis die verschiedenen Methoden einer validen und einer invaliden Argumentation und wie man Statistiken einsetzt, um spezielle klinische Fragen zu beantworten. Er erlangte ein Verständnis der gleichen logischen Ansätze, vor allem von *per exclusionem* [durch Ausschluss], die Skoda bei der Perfektionierung seiner diagnostischen

Techniken geleitet hatten. Indem er seinem Mentor nachstrebte, verließ sich Semmelweis immer mehr auf dieses neue wissenschaftliche Denken, auf die Methode der Diagnose durch Ausschluss – das Trennen des Weizens von der Spreu – als er die verschiedenen Theorien über das Puerperalfieber untersuchte.«[2]

Es war vielleicht die schönste Zeit in seinem Leben. Er wohnte mit seinem Freund und ungarischen Landsmann, dem Chirurgen Lajos Markusovsky, unweit des Krankenhauses, und beide hatten ungeachtet der intensiven Arbeit genügend jugendliche Energie, um das Wiener Nacht- und Freizeitleben zu genießen: die Tanzsäle und die Konzerthallen, in denen gerade Johann Strauß der Jüngere reüssierte, die Weinlokale und die Geselligkeit, auch und gerade mit dem anderen Geschlecht. »Er war unglaublich beliebt bei den Damen«, so erinnerte sich Markusovsky später an seinen Freund Semmelweis, »viel mehr als ich. Und die Damen waren sehr beliebt bei ihm. Kurzum, er war ein wunderbarer Kamerad, du konntest Dir keinen besseren wünschen.«[3]

Mit diesem ausgeprägten sozialen Leben war es vorbei, als Semmelweis im Juli 1846 die Stelle eines Assistenten bei Johann Klein bekam. Er hatte sie mit einer Unterbrechung bis März 1849 inne. Die Arbeitsbelastung war enorm: morgendliche Sektionen, Unterricht mit Studenten, Visiten mit Professor Klein an dessen Privatbetten, seine eigenen Forschungen, primär das Anlegen von Statistiken, vor allem aber der Kern der Tätigkeit: die Geburtshilfe im wörtlichsten Sinne. Ungeachtet des zweifelhaften Rufs war die Klinik meist voll belegt; einmal leitete Semmelweis nicht weniger als 34 Geburten binnen 24 Stunden. Mehr als dies indes setzte Semmelweis das oft tägliche Sterben an diesem Ort neuen Lebens zu. Das Kindbettfieber wurde seine Passion, seine Lebensaufgabe, sein Dämon.

Es setzte meist binnen der ersten 24 Stunden nach der Niederkunft ein. Die Frauen entwickelten ein Fieber, bekamen Schmerzen im Unterleib und wenn Semmelweis sie untersuchte, war die Bauchdecke hart. Die geringste Berührung wurde für die fiebernden, allmählich ins Delir geratenden Patientinnen zur Pein, manche empfanden bereits den Kontakt mit der Bettdecke als schmerzhaft. Das Fieber steigerte sich, die Frauen wurden immer weniger ansprechbar, verfielen in ein Koma – dann war es vorbei. Bei der Sektion zeigte sich stets ein ähnliches Bild: stark entzündete Unterleibsorgane, Eiteransammlungen und Abszesse – im Uterus und in der Bauchhöhle, oft auch in anatomisch ferneren Körperteilen wie dem Brustraum oder dem Gehirn. Manchmal schien es, als sei Eiter allgegenwärtig im Körper der Verstorbenen; ein Eiter, der oft einen Geruch verströmte, der selbst einem durch viele Sektionen unempfindlich gewordenen Arzt ekelerregend erscheinen konnte.

Semmelweis zermarterte sich das Gehirn über den Auslöser dieser Tragödien. Die gängigen Erklärungsversuche, dass es sich um atmosphärische, tellurische (Erdströme) und kosmische Einflüsse und Ströme handeln müsse, verwarf er rundum; sie erschienen ihm geradezu lächerlich. Wenn es solche geheimnisvollen Ströme gab, dann war ihnen ganz Wien ausgesetzt und natürlich die Gebäude des Allgemeinen Krankenhauses in gleichem Maße. Wie konnten dann Hausgeburten in der Stadt mit einer weit niedrigeren Sterblichkeitsrate junger Mütter einhergehen? Und warum starben in der Ersten Geburtshilflichen Klinik viel mehr, in manchen Monaten um das Fünffache mehr Frauen als in der Zweiten Klinik, die doch nur wenige Schritte und Korridore entfernt lag?

Während er vor sich hin grübelte, wurde er immer wieder durch ein sich langsam näherndes Geräusch an die Tragödien erinnert, deren er genauso wenig wie der an der Thematik nicht sonderlich interessiert scheinende Klein und alle anderen Ärzte Herr werden konnte: »Die Priester pflegten im Ornate unter Glockengeläute eines vorausgehenden Kirchendieners, wie der katholische Ritus es mit sich bringt, sich zu den Kranken zu begeben, um sie mit den heiligen Sterbesakramenten zu versehen. Man trachtete zwar, dass dies durch 24 Stunden nur einmal geschehe, aber 24 Stunden sind für das Kindbettfieber eine sehr lange Zeit, und manche, die während der Anwesenheit des Priesters noch ziemlich wohl war, und deshalb mit den heiligen Sterbesakramenten nicht versehen wurde, war nach Verlauf von einigen Stunden schon so übel, dass der Priester neuerdings geholt werden musste. Man kann sich denken, welchen Eindruck das öfters im Tage hörbare verhängnisvolle Glöckchen des Priesters auf die anwesenden Wöchnerinnen hervorbrachte. Mir selbst war es unheimlich zu Mute, wenn ich das Glöckchen an meiner Türe vorübereilen hörte; ein Seufzer entwand sich meiner Brust für das Opfer, welches schon wieder einer unbekannten Ursache fällt. Dieses Glöckchen war eine peinliche Mahnung, dieser unbekannten Ursache nach allen Kräften nachzuspüren.«[4]

Semmelweis durchdachte alle Möglichkeiten, schloss nicht einmal mehr aus, dass der Priester eine Rolle in der Krankheitsentstehung spielen könnte. Er bat ihn, einen anderen Weg durch die Klinik zu nehmen. Er bat ihn, auf das Glockengeläut zu verzichten – konnte dieses unheilverkündende Klingeln vielleicht gar das innere Gleichgewicht der Wöchnerinnen zerstören und sie krank machen? Der Mann Gottes ging auf Semmelweis' Wünsche ein – nichts änderte sich. Auch alle anderen Faktoren schieden aus, je länger Semmelweis forschte, experimentierte, nachdachte. Die Ernährung im Krankenhaus, die soziale Herkunft der Wöchnerinnen, die verabreichten Medikamente – in nichts unterschieden sich die beiden Kliniken. Doch, einen Unterschied gab es: In der Ersten Klinik wurden die Schwangeren bei der Niederkunft von Ärzten und Medizinstudenten betreut, in der Zweiten Klinik von Hebammen und Hebammenschülerinnen.

Zunehmend erschöpft und wegen der ungebrochen hohen Zahl der an Kindbettfieber quasi unter seinen Händen sterbenden Patientinnen kam Semmelweis eine kurze Unterbrechung in seinem Angestelltenverhältnis im Frühjahr 1847 gerade recht. Klein, zunehmend irritiert von Semmelweis, der ihm manchmal auf Visiten zu widersprechen wagte, gab dessen Assistentenstelle an seinen Vorgänger Gustav Breit, der nach Graz gegangen war, dort aber nicht Fuß fassen konnte und wieder in seine alte Position zurückstrebte, auf die er nach geltendem Verständnis ein Recht hatte. Semmelweis war sicher nicht gänzlich überrascht. Einer seiner engsten Freunde hatte einen guten Rat für ihn. Jakob Kolletschka, 15 Jahre älter als Semmelweis, gehörte zum Umfeld von Rokitansky, hatte oft mit Semmelweis zusammen an den Sektionen des berühmten Pathologen teilgenommen und war Professor für Gerichtliche Medizin. Kolletschka wusste, was Semmelweis brauchte – eine Abwechslung, für die sich der Begriff »Urlaub« noch nicht im Wortschatz der Zeit etabliert hatte. Der Fortschritt dieser dynamischen Dekade, der 1840er Jahre, hatte die Distanzen schwinden lassen, und eine unbekannte, faszinierende Welt lag plötzlich zum Greifen nah. Die neue Eisenbahn verband Wien mit Triest, Österreichs Zugang zum Mittelmeer an der oberen Adria. Und von dort war es nur noch eine kurze Reise in die Traumwelt von Venedig, dem Juwel unter den italienischen Besitzungen der Habsburgermonarchie.

Zusammen mit Lajos Markusovsky und einem weiteren Freund machte sich Semmelweis auf die Reise, die in der Tat ihren Zweck erfüllte. Die Freunde bestaunten die Kunstwerke in den Museen der Lagunenstadt, ihre einzigartige Architektur und genossen das mediterrane Lebensgefühl. Semmelweis erholte sich prächtig, und nach drei Wochen setzten sich die Freunde wieder in das Symbol des Fortschritts und fuhren mit bis vor kurzem noch für unmöglich gehaltener Geschwindigkeit von auf manchen Strecken mehr als 50 Stundenkilometern gen Wien zurück. Dort wartete eine gute Nachricht auf ihn: Kollege Breit war nur wenige Tage in seiner alten Position geblieben und einem Angebot, Professor für Geburtshilfe im württembergischen Tübingen zu werden, gefolgt. Nun stand die Stelle wieder für Semmelweis offen, mit wahrscheinlich gemischten Gefühlen bei Klein.

Am 20. März 1847 trat Semmelweis wieder seinen Dienst an und begab sich wie an so vielen Tagen zunächst in den Sektionsraum. Der Gehilfe – mancherorts in Pathologischen Instituten auch »Pfleger« genannt, obwohl die Patienten dort keinerlei Pflege mehr bedurften – muss ihn an diesem Morgen fragend angeschaut haben. Doch Semmelweis hatte es noch nicht erfahren. Sein Freund Kolletschka war nicht, wie an so vielen gemeinsam begonnenen Arbeitstagen, hier. Er war, wie ihm der Bedienstete nun erzählte, vor einer Woche gestorben. Der Schock saß tief bei Semmelweis – Kolletschka war vor drei Wochen, bevor Semmelweis sich mit seinen Freunden auf die Reise nach Venedig begeben hatte, kerngesund und dynamisch wie immer gewesen. Semmelweis erfuhr, was passiert war: Ein paar Tage nach seiner Abreise hatte ein Student bei einer Sektion Kolletschka versehentlich in den Zeigefinger geschnitten – ein in anatomischen und pathologischen Einrichtungen nicht ganz seltener Berufsunfall. Kolletschka hatte erst nichts darauf gegeben. Doch dann schwoll der verletzte Finger an, Kolletschka entwickelte Fieber und Übelkeit. Am nächsten Tag zogen sich rötliche Streifen an seinem Arm in Richtung Schulter, ein Zeichen einer sich ausbreitenden Entzündung der Blut- und Lymphgefäße. Das Fieber bei Kolletschka stieg besorgniserregend an, er begann zu phantasieren, glitt schließlich ins Koma ab. Am 13. März schloss er seine Augen für immer.

Die sterbliche Hülle Kolletschkas kam auf den Seziertisch, an dem er und Semmelweis so oft gemeinsam gearbeitet hatten. Nachdem Semmelweis die Nachricht vom Ableben des Freundes einigermaßen verarbeitet hatte, ließ er sich den Bericht von Kolletschkas Obduktion kommen. Die Lektüre, so traurig der Anlass war, wurde für Semmelweis zum Moment der Wahrheit. Milchig-weiße Exsudate, so las Semmelweis, hatten sich in Kolletschkas Bauchhöhle, in seinem Brustkorb, in seinem Herzbeutel gefunden – die Fachbegriffe waren Peritonitis, Pleuritis und Perikarditis. An jeder einzelnen dieser Erkrankungen konnte man in der vorantibiotischen Ära sterben. Kolletschkas Gefäße waren entzündlich verschlossen, und in fast allen Organen fanden sich Eiteransammlungen. Der vielleicht schlimmste Befund dürfte seine Angehörigen in seinen letzten Lebenstagen und -stunden besonders entsetzt haben. Ein Auge Kolletschkas wurde regelrecht aus seiner Höhle nach außen gedrängt – in der Augenhöhle hatte sich ein großer Abszess gebildet. Kolletschka hatte eine massive Sepsis, eine Blutvergiftung, und den infektiösen Befall aller wesentlichen Organe erlitten – dies alles als Folge eines kleinen Schnitts mit einem bei der Arbeit an der Leiche gebrauchten Sektionsmesser. Semmelweis hatte keine Probleme, sich die pathologischen Veränderungen, die vielen Abszesse bildhaft vorzustellen. Er hatte sie unzählige Male gesehen: in den Körpern von an Kindbettfieber verstorbenen Frauen.

Das Schicksal des Freundes hatte für Semmelweis Licht ins Dunkel gebracht – endlich. Es musste etwas an den Leichen sein, eine todbringende Substanz. Semmelweis konnte nicht ahnen, dass es lebende Mikroorganismen sind; erst die stärkeren Mikroskope der nächsten Forschergeneration würden die Vielfalt des Lebens unterhalb der natürlichen Schwelle des menschlichen Auges enthüllen. Für ihn waren es zersetzte Stoffe oder kadaveröse Partikel. Aber der verhängnisvolle Weg, den diese Stoffe einschlugen, wurde ihm nun in aller Deutlichkeit bewusst. Sie konnten von einer Leiche versehentlich mit einem Messer in eine Hautwunde gelangen, wie beim unglücklichen Kolletschka geschehen. Und sie fanden sich an den Händen von Männern, die an einer Leiche gearbeitet hatten; an den Händen von Ärzten und Medizinstudenten, die von der Sektion direkt in die Gebärklinik gingen und mit diesen Händen den Unterleib von Schwangeren und gerade niedergekommenen Frauen untersuchten. Es muss eine Erkenntnis von niederschmetternder Wirkung auf Semmelweis gewesen sein: Er und die anderen Mediziner, die den Frauen Hilfe und Linderung verschaffen sollten, waren die Überbringer des Todes. Eines Todes oft auch für das Neugeborene: Wenn dieses zeitgleich mit der Mutter starb, wies es bei der Obduktion typischerweise ebenfalls eine eitrige generalisierte Entzündung zahlreicher Organe auf.

Semmelweis ging zu Klein, erklärte ihm seine Beobachtung und die einzige logische Konsequenz: Die todbringenden Hände mussten vor der Untersuchung auch nur einer Wöchnerin, noch vor Betreten der Krankensäle von den zersetzten Stoffen, den todbringenden Partikeln gereinigt werden. Bei allen Spannungen zwischen dem Chef und seinen Assistenten, bei allem Desinteresse Kleins am Kindbettfieber – er stimmte Semmelweis zu und würde sich sogar selbst an die von Semmelweis nun zu formulierenden Regeln halten. Und sich die Hände waschen.

Semmelweis hatte zu diesem Zeitpunkt wahrscheinlich nicht von Robert Collins gehört. Der irische Arzt leitete das Rotunda Hospital in Dublin, das bei seinem Dienstantritt eine exorbitant hohe Müttersterblichkeit aufwies. Collins initiierte bald nach seiner Amtsübernahme 1829 radikale Maßnahmen: Er ließ das Krankenhaus räumen und leitete Chlorgas in das Gebäude, dessen Türen und Fenster für 48 Stunden versiegelt blieben. Mit Chlorkalkpaste wurden Wände und Fußböden gestrichen, sämtliche Holzelemente im Haus wurden mit Kalklösung abgewaschen. Bettzeug und andere Gegenstände wurden in einem Ofen trockener Hitze ausgesetzt. Für die nächsten knapp fünf Jahre blieb *puerperal fever* ein Fremdwort im Rotunda Hospital, und Collins konnte zufrieden Rückschau halten: »Bis zum Ende meiner Chefarzttätigkeit 1833 verloren wir nicht eine Patientin durch diese Erkrankung und das bei 10 785 Geburten.«[5]

Chlor, dem man ungeachtet, vielleicht auch wegen seines stechenden Geruchs eine reinigende und bleichende Wirkung zusprach, war in Form einer Chlorkalklösung leicht verfügbar. Diese wurde zu Semmelweis' Waffe im Kampf gegen das Müttersterben. Ab Anfang Mai 1847 stand es in Gefäßen neben einer Waschschüssel am Eingang zur Ersten Geburtshilflichen Klinik, daneben ein unübersehbares Schild mit einer Anweisung wie dieser: »Ab heute ist jeder Arzt oder Student, der vom Seziersaal kommt, verpflichtet, vor dem Betreten der Säle der Gebärklinik seine Hände in einem vor dem Eingang angebrachten Becken mit Chlorwasser ordentlich zu waschen. Diese Verfügung gilt für alle. Ohne Ausnahme. I. P. Semmelweis.«[6]

Semmelweis achtete mit Argusaugen auf die Einhaltung und scheute sich nicht, diejenigen, die diesen als lästig empfundenen Akt zu umgehen suchten oder sich nur kurz die Hände mit der gechlorten Lösung benetzten, scharf und auch lautstark zurechtzuweisen. Seiner Beliebtheit im Kollegenkreise war dies wenig zuträglich. Ohnehin erkennbar – hörbar – ein Fremder, wurde er aufgrund seines Verhaltens immer mehr zum Außenseiter. Das war ihm egal, denn die Daten und Fakten, die Statistiken, die meisterhaft anzulegen er bei Skoda gelernt hatte, sprachen eine eindeutige Sprache. Im April 1847 hatte die krankheitsbezogene Mortalität, die Sterblichkeit an Puerperalfieber, kaum glaubliche 18,27 Prozent betragen – eine von fünf in der Ersten Klinik niederkommenden Frauen bezahlte dieses Erlebnis mit ihrem Leben. Im Mai, als die Handwaschung eingeführt wurde, war ein Rückgang auf 12,24 Prozent zu verzeichnen. Dann wurde der Trend eindeutig, kam einem Wunder gleich: 2,2 Prozent im Juni, 1,2 Prozent im Juli und 1,9 Prozent im August – in Sommermonaten, in denen Menschen schwacher Konstitution (wie sie Frauen zugesprochen wurde) als besonders fieberanfällig galten. Zum ersten Mal waren weniger Frauen in der Ersten als in der Zweiten Geburtshilflichen Klinik gestorben.

Dann kam ein Rückschlag. Im Oktober verstarben in ein und demselben Krankenzimmer elf von 12 Patientinnen, der Tod schien von Bett zu Bett zu gehen. Semmelweis indes hatte diesmal sofort einen Verdacht. Im ersten Bett lag eine Frau, die eine bösartige Krebserkrankung, ein Uteruskarzinom, hatte. Dieses Karzinom, das angesichts einer im Jahr 1847 fehlenden Krebstherapie einem Todesurteil gleichkam, war chronisch infiziert. Diese Patientin wurde von den ins Zimmer kommenden Ärzten und Studenten als erste untersucht, bevor die Mediziner entlang der Bettreihe weitergingen. Semmelweis schloss daraus, dass nicht nur Leichen, sondern auch Lebende einen nicht näher definierten Stoff, eine Noxe, absondern konnten. Seine Lösung war radikal: Händewaschen mit Chlorkalklösung nach jeder gynäkologischen Untersuchung, vor jedem neuen Kontakt mit einer Patientin. Der Widerstand gegen ihn nahm ebenso zu wie Kleins Aversion gegen seinen Assistenten. Dass Semmelweis seine Thesen und die praktische Umsetzung der Prophylaxe mit dem Furor eines Eiferers, eines Kreuzzüglers betrieb, half seiner Beliebtheit ebenso wenig wie die Hautunverträglichkeit von Chlorkalklösung, die bei den Ärzten und Medizinstudenten zu chronisch geröteten, oft schmerzenden und juckenden Händen führte. Doch Semmelweis ließ nicht nach. Im März 1848 und dann erneut im August hatte er seinen ultimativen Triumph. Es waren die ersten Monate, in denen keine einzige Patientin an Kindbettfieber starb. Dieser Umstand und der Arzt, der diesen Durchbruch ermöglichte, hätten Schlagzeilen in der Wiener Presse verdient gehabt. Dort indes fand sich ab März nur noch eine Thematik. Die Revolution, die »Achtundvierzig« prägen sollte, war ausgebrochen. Und an kaum einem anderen Ort mündete sie derart in Gewalt und Repression wie in Wien.

Politischer und sozialer Konfliktstoff hatte sich in vielen Ländern Europas angesammelt. Nationalistische Strömungen wie in Polen und Italien suchten nach Unabhängigkeit von Fremdherrschaft. Weite Teile des Bürgertums strebten eine politische Mitbestimmung an, die ihnen in jenem repressiven Staatensystem verwehrt blieb, das vor mehr als 30 Jahren auf dem Wiener Kongress geschaffen worden war und dessen Repräsentant der alte, aber deswegen nicht weniger reaktionäre österreichische Staatskanzler Clemens Fürst von Metternich war. Das in den schnell wachsenden Städten entstandene Proletariat lebte vielerorts unter bedrückenden Bedingungen, mit wenig Wohnraum, noch weniger Hygiene und fragwürdiger oder mangelhafter Ernährung. Verschärft wurde die Lage durch die Missernten der Jahre 1846 und 1847, die Menschen in einigen Regionen Europas noch tiefer ins Elend stürzten. Ein bekanntes Beispiel für Ausbeutung und Verelendung sind die Weber Schlesiens, die bereits 1844 einen Aufstand wagten, der schnell niedergeschlagen wurde. Der nach Paris emigrierte Dichter Heinrich Heine widmete ihnen eines seiner bekanntesten Werke, das einer bitteren Drohung gleich kommt:

Im düstern Auge keine Träne,
Sie sitzen am Webstuhl und fletschen die Zähne:
Deutschland, wir weben dein Leichentuch,
Wir weben hinein den dreifachen Fluch –
Wir weben, wir weben!

Die Unruhen des Jahres 1848 begannen bereits mit dem Neujahrstag in Italien. In Mailand wurde ein Tabakboykott begonnen, um das Zahlen der darauf liegenden Steuer an die zunehmend verhassten Herren, den Staat und die Behörden der Habsburgermonarchie, zu vermeiden. Der Akt, den der britische Historiker Richard J. Evans in seinem grandiosen Buch über das 19. Jahrhundert zu Recht mit der Boston Tea Party, dem Fanal der amerikanischen Kolonisten im Vorfeld des Unabhängigkeitskrieges, vergleicht, führte binnen Tagen zu Unruhen in anderen Teilen Italiens.

Entscheidend waren wieder einmal die Ereignisse in Frankreich. Nachdem sich seit langem Unmut gegen das Regime des 1830 an die Macht gekommenen sogenannten Bürgerkönigs Louis Philippe angestaut hatte, der seinen Ausdruck in öffentlichen Banketten oppositioneller Kräfte überall im Land gefunden hatte, kam es in Paris am 23. und 24. Februar 1848 zu Massendemonstrationen, die schnell zum Bau von Barrikaden durch die Aufständischen und zu Zusammenstößen mit dem Militär führten. Dem Druck hielt Louis Philippe nicht länger als vier Tage stand. Dann dankte der letzte König in Frankreichs Geschichte ab und ging als »Mr. Smith« ins Exil nach

England. Einige Tage später war Frankreich eine Republik. Es sollte eine sehr kurzlebige werden, denn die Revolution brachte letztlich mit Louis Napoléon den Neffen des großen Korsen an die Macht, der zwar bei weitem nicht über den politischen Genius seines Onkels verfügte – dessen sterbliche Hülle 1840 mit viel Pomp vom fernen St. Helena nach Paris überführt worden war und seitdem in einem prächtigen marmornen Katafalk im Invalidendom ruht –, sich aber dennoch in dessen Tradition zum Kaiser erklären ließ.

Gekrönte Häupter und Minister ebenso wie politisch engagierte Bürger bzw. Untertanen dachten überall auf dem Kontinent sofort an die Große Französische Revolution, die Europa fast 60 Jahre zuvor in ein Vierteljahrhundert von Krise, Aufruhr und Kriegen gestürzt hatte. »Auch wenn sich ob dieser Ereignisse alle an 1789 erinnert fühlten«, beschreibt Richard J. Evans die Ausgangssituation, »Die Revolution von 1848 unterschied sich von ihrer Vorläuferin in vielerlei Hinsicht. Am augenfälligsten durch ihre europäischen Dimensionen. In den 1790er Jahren hatten die französischen Revolutionäre mit Waffengewalt dafür gesorgt, dass sich ihre Ideen in weiten Teilen Europas verbreiteten. 1848 war das unnötig, waren doch in vielen unterschiedlichen Ländern gleichzeitig Revolutionen ausgebrochen. Der Grund dafür lag zu einem erheblichen Teil im weitaus besseren Zustand, in dem die Verkehrswege Europas sich in der Mitte des 19. Jahrhunderts befanden. Mochte das Eisenbahnnetz auch noch in den Kinderschuhen stecken, so war es doch ausreichend gut ausgebaut, um in Verbindung mit besser befestigten Straßen und schnelleren, dampfgetriebenen Schiffen für die sehr viel raschere Verbreitung von Neuigkeiten zu sorgen als in den 1790er Jahren. Die höheren Alphabetisierungsraten und der enorme Anstieg der Zahl der städtisch-industriellen Arbeiter bildeten zusammengenommen einen fruchtbaren Boden für revolutionäre Ideen. Die Industrialisierung und die zunehmende Verbreitung kapitalistischer Institutionen verschärften die Wirtschaftskrise, die Ende der 1840er Jahre den ganzen Kontinent heimsuchte, so dass das

Elend und der Unmut nicht auf vergleichsweise isolierte Gebiete beschränkt blieben, sondern ganz Europa erfassten. In der Konsequenz kam es parallel zur französischen Revolution von 1848 andernorts zu ähnlichen Umwälzungen.«[7]

In der Tat wurde binnen weniger Tage auch Deutschland – zu dem nach damaligem Verständnis auch Österreich gehörte, zumindest mit seinem deutschsprachigen Teil – von revolutionären Ereignissen überzogen, wobei vor allem im Südwesten eine bürgerlich-liberale Bewegung am stärksten war. Die Rebellion gegen die überkommenen Verhältnisse, gegen verkrustete Machtstrukturen und soziale Ungerechtigkeit hatte quasi in der Luft gelegen, wie es Golo Mann beschrieb: »Längst war es unter nachdenklichen Menschen Mode geworden, es zu erwarten, zu erhoffen, zu befürchten. Was man erwartet, das kommt dann meistens auch, denn, bewusst oder nicht, man handelt den Erwartungen entsprechend. Wahlsiege der Liberalen in Süddeutschland zeigten, wohin der Wind wehte. Das preußische Verfassungsproblem drängte auf eine Lösung. In Österreich konnte der Staatskanzler Metternich wohl nicht ewig leben; selbst die kaisertreuesten Patrioten gestanden, dass sein ›System‹ zum erstorbenen Anachronismus geworden war. In Gesamt-Deutschland, vor allem im Westen und Süden rumorte stärker und stärker die Forderung nach einer Reorganisation des Bundes, nach einem deutschen Reich. Dazu kam die sozialistische oder kommunistische Bewegung, ungreifbar, ganz gering an Zahl, aber gern besprochen und gefürchtet ... Der Anstoß, der aus den romanischen Ländern kam, brachte die deutschen Dinge ins Rollen. Und nun rollten sie mit Leichtigkeit.«[8]

Es ging in der Tat schnell. Der März wurde zum Revolutionsmonat, mancherorts fast einem Volksfest gleichend, in einigen Städten jedoch als blutige Zusammenstöße von Bürgertum und Staatsmacht. Die bedeutendste Auseinandersetzung war wohl jene des 18. März in Berlin, wo Bürger, Arbeiter und Studenten Barrikaden errichteten und einen hohen Blutzoll leisteten, bevor der wie so oft in seiner Regierungszeit schwankende König Friedrich Wilhelm IV. nachgab und die Soldaten abzog. Am nächsten Tag musste er sich vor den vor seinem Schloss aufgebahrten Gefallenen verbeugen, am 21. März ritt er mit einer schwarz-rot-goldenen Schärpe durch Berlin, was die Massen besänftigte und Hoffnung auf eine führende Rolle Preußens bei einer Einigung Deutschlands unter liberalen Vorzeichen weckte. Allein seine Gattin strahlte an diesem Tag wenig Optimismus aus und raunte dem König zu, einzig eine Guillotine fehle jetzt noch. An diese von einem Arzt entwickelte Maschine mochte auch der bayrische König Ludwig I. gedacht haben, der alles andere als ein Tyrann war und der München mit seiner Bautätigkeit nachhaltig und höchst vorteilhaft bis auf den heutigen Tag prägt. Indes verübelte ihm die Bevölkerung seine Beziehung zu der vermeintlich spanischen Tänzerin Lola Montez, die in Wirklichkeit irisch war und Elisabeth Rosanna Gilbert hieß. Der König schickte sie am 11. März fort, wenige Tage später dankte er nach anhaltenden Unruhen ab.

Am 18. Mai bereits trat das erste gesamtdeutsche Parlament in der Paulskirche zu Frankfurt am Main zusammen. Das Zentrum des Strebens nach Veränderung verlagerte sich von der Straße in den Tagungssaal, von kampfbereiten Bürgern, Arbeitern und Studenten zu mehr oder weniger redegewandten und paragrafenbeflissenen Honoratioren. Im Sommer bereits schlug das Pendel in zahlreichen Ländern zurück, die Reaktion hatte Oberwasser.

Auch in Österreich sah es zunächst nach einer Zeitenwende aus. Das Vielvölkerreich wurde in fast all seinen Provinzen von Aufständen erschüttert, in seinen italienischen Territorien ebenso wie in Böhmen und in Ungarn. In Wien stürmten die Aufständischen am 13. März das Ständehaus; noch am Abend dieses Tages nahm Metternich seinen Abschied und floh außer Landes; auch ihm gewährte das England der Queen Victoria Asyl. Der Sieg über den verhassten Reaktionär schien das deutlichste Symbol für die Unaufhaltsamkeit der revolutionären Bewegung zu sein.

In Wien übernahmen das liberale Bürgertum und die Studentenschaft das Ruder, es wurden Reformen angestoßen, Pressefreiheit eingeführt und eine neue Verfassung entworfen. »Eine vergleichbare Dynamik wie in Wien hatte es 1848 in Deutschland nirgendwo sonst gegeben«, beschreibt ein moderner Historiker die Situation: »Hier herrschte nun das Volk oder – je nach politischem Blickwinkel – der ›Pöbel‹. Das Parlament, der Reichstag, war geblieben, und selbst als ein Teil der Abgeordneten schließlich die Stadt verließ, versammelten sich die linken Abgeordneten weiter als Rumpfparlament. Aus seiner Mitte wurde als Regierungsersatz der Sicherheitsausschuss gebildet. Außerdem amtierte noch der Gemeinderat der Stadt ... Diese Institutionen verkörperten die Rechtstradition und spendeten dem revolutionären Wien Legitimität. Daneben aber herrschten die ›Gremien‹ der Revolution, der Studentenausschuss und die demokratischen Vereine.«[9] Die Universität wurde vorübergehend geschlossen; zu der Nationalgarde, die auf den Straßen patrouillierte, gehörte auch eine nur für etwa zwei Monate existierende Akademische Legion. Deren Abzeichen trug auch Ignaz Philipp Semmelweis, auch wenn ihm seine immense Arbeitsbelastung in diesen Monaten, in denen seine Prophylaxe ihren Durchbruch erzielte und er führende Kliniker wie Rokitansky und Skoda von ihr überzeugen konnte, eine Teilnahme am Dienst in der Legion zweifellos unmöglich machte. Dieses wenn auch zurückhaltende Bekenntnis zur Revolution dürfte sein Verhältnis zu Johann Klein, einem Vertreter oder zumindest einem Trittbrettfahrer des Establishments, weiter zerrüttet haben.

Der Kaiser verließ wie seine weitgehend entmachtete Regierung Wien am 17. Mai und siedelte ins ruhigere Innsbruck über. Die Kräfte der Beharrung verfügten indes immer noch über die stärkste Waffe: die Armee. Unter Leitung von Feldmarschall Johann Wenzel Radetzky (nach dem ein berühmter Marsch benannt ist) wurde der Aufstand in den italienischen Besitzungen niedergeschlagen, unter dem Kommando von Feldmarschall Alfred Fürst zu Windisch-

Graetz jener in Böhmen. Darauf marschierte Windisch-Graetz, dessen Stimmung gegenüber Revolutionären nicht besser geworden war, nachdem bei den Kämpfen in Prag eine verirrte Kugel seine Frau getötet hatte, in Richtung Wien. Dort ahnte die Wiener Bevölkerung, was ihr bei einem Sieg der Reaktion blühte. Wer immer Waffen tragen konnte und zu den Idealen der Revolution stand, reihte sich ein in die Reihen der Verteidiger, die an allen wichtigen Zugängen zur Stadt Schanzen und Sperranlagen errichtete. Ein Gewehr nahm auch ein Besucher aus Frankfurt in die Hand: Es war Robert Blum, ein linksliberaler Abgeordneter der Paulskirche. Er war gar frohgemut – und hatte den Sinn für die Wirklichkeit im Enthusiasmus für die Sache verloren: »Verstärkung brauchen wir nicht, wir sind uns selbst genug.«[10]

Freilich mussten Realisten erkennen, dass dieses Heer von gutwilligen Amateuren kaum eine Chance gegen die professionelle und straff geführte Armee eines zu allem entschlossenen Reaktionärs wie Windisch-Graetz hatte. Fast eine Woche dauerten die Kämpfe, die rund 2000 Tote forderten. Dann waren Windisch-Graetz und sein Schwager, der neue Ministerpräsident Felix zu Schwarzenberg, die Herren von Wien. Gegen die führenden Köpfe der Revolution wurden standrechtliche Todesurteile verhängt. Seine Lage und den Hass der Sieger verkannte Robert Blum. Als Barrikadenkämpfer festgenommen, erwartete er, dass die neuen Machthaber seine Immunität als Abgeordneter der Paulskirche respektieren würden. Am Abend des 8. November erwachte er aus diesem Traum, als man ihn vor ein Standgericht stellte. Am nächsten Morgen wurde er vor Sonnenaufgang zur Richtstätte geführt und erschossen. Blum wurde umgehend zum Märtyrer der 1848er-Revolution. Und der 9. November war zum ersten, bei weitem aber nicht zum letzten Mal ein deutscher Schicksalstag.

Das Hallen der Salve, die Blum tötete, schien der Abgesang auf die Revolution von 1848 in Wien zu sein. Hier wie anderenorts, vor allem in Deutschland, schwang das Pendel zwar zurück, kehrten einige der alten Autoritäten zurück, wenn auch nicht alle wie in Österreich, wo der allgemein als unintelligent bis schwachsinnig geltende (und mit einer fast monströsen »Habsburgerlippe« geschlagene) Kaiser Ferdinand I. zugunsten seines 18-jährigen Neffen Franz Josef abtrat. Doch der Traum von Mitbestimmung und Demokratie ließ sich nicht wegfüsilieren. Er blieb lebendig – in Österreich und in Baden (wo eine bewaffnete Rebellion noch bis 1849 die überkommene Ordnung bedrohte), in Bayern und in Preußen. Die Stunde würde kommen, unter anderen Umständen und dank neuer Kräfte. Auch Semmelweis hatte eine Revolution eingeleitet, die zunächst an den Kräften der Beharrung gescheitert schien. Verbittert und vom Dauerstreit mit Klein und dessen Verbündeten zermürbt, kehrte er 1850 in seine Heimatstadt Budapest zurück. Ähnlich wie die Vision von der Volkssouveränität lebendig blieb, so war auch Semmelweis' Lehre nicht mehr totzuschweigen, konnten die Erfolge der Händedesinfektion nicht ewig negiert werden. Wie die 48er-Revolutionäre hatte Ignaz Philipp Semmelweis mutig einen Weg beschritten, von dem erst im Laufe der Zeit immer mehr Menschen erkennen sollten, dass es der einzig richtige war.

4.

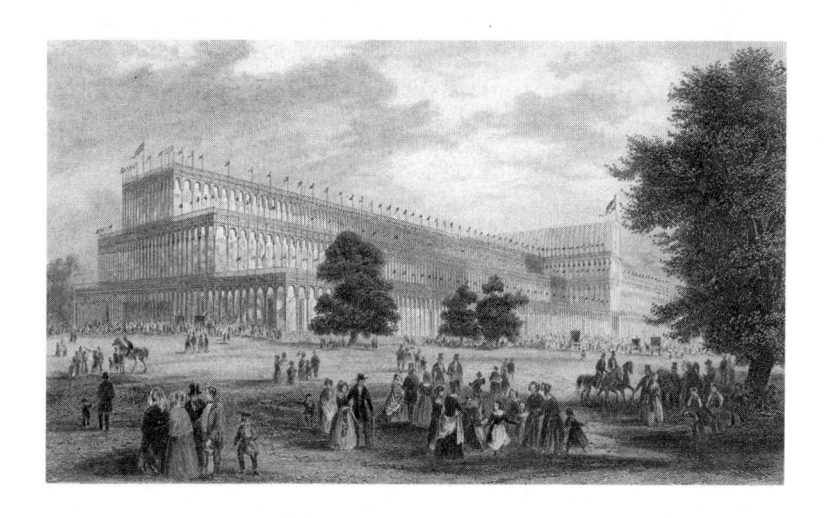

DIE *GREAT EXHIBITION*

Queen Victoria war außer sich vor Begeisterung: »Es ist eine solche Zeit des Frohsinns, des Stolzes, der Zufriedenheit und tiefster Dankbarkeit; es ist der Triumph des Friedens und des guten Willens gegenüber jedermann – von Kultur, von Handel, von meinem geliebten Ehemann und ein Triumph für mein Land.«[1] Dieses Hochgefühl, das sich unter dem Datum des 18. Juli 1851 im Tagebuch der englischen Königin findet, dürfte sie mit der überwältigenden Mehrheit jener anderen 6 063 986 Menschen geteilt haben, die das gleiche Erlebnis wie Victoria gehabt hatten – die wenigsten indes wohl 41-mal, wie man bei der Queen gezählt zu glauben hatte. Niemals zuvor in der Geschichte waren so viele Menschen über den kurzen Zeitraum von etwas mehr als fünf Monaten an einem Ort gewesen; Menschen unterschiedlichster Herkunft und unterschiedlicher Nationalität (auch wenn die allermeisten Briten und damit Untertanen der Queen waren). Diese Zahl übertraf jedes in der Geschichte zum Zwecke der Kriegführung zusammengestellte Heer um ein Mehrfaches, die Grande Armée Napoleons beispielsweise um mehr als das Zehnfache.

Der Zweck dieses gewaltigen Stromes hätte indes nicht friedlicheren Sinnes sein können. Sie alle inklusive der Queen – die nur eine kurze Fahrt von wenigen Minuten mit der Kutsche für die Anreise auf sich nehmen musste – hatten an der ersten Massenveranstaltung der Moderne teilgenommen, hatten einen Zeitgeist voller Fortschrittsglaube und Optimismus am Schauplatz förmlich mit jedem Atemzug eingesogen. Sie kamen nach London, in den Hyde Park, um die Vielfältigkeit der Welt zu bestaunen und in der Gewissheit heimzukehren, in einem großartigen Zeitalter zu leben – unzweifelhaft dem besten, das es je gab. All diese Menschen sahen das Staunen der Welt, die Great Exhibition von 1851.

Der revolutionäre Sturm des Jahres 1848, der auf dem europäischen Kontinent Regime hatte wanken und verschiedentlich gar stürzen lassen, war in Großbritannien als ein kräftiger Windstoß wahrgenommen worden, der keine nachhaltigen gesellschaftlichen und politischen Erschütterungen auslöste. Die im Vergleich zum in Paris, in Wien und in anderen Städten sich entladenden Konfliktpotenzial beinahe milden oppositionellen Kundgebungen wie jene der Chartisten strebten nach sozialen und gesellschaftlichen Verbesserungen, ohne das politische System oder gar die Monarchie in Frage zu stellen. Die große Kundgebung dieser Bewegung am 10. April 1848 war eine im wesentlichen friedliche Bürgerrechtsdemonstration. Barrikaden und Straßenkämpfe erlebten die Lon-

◂ *Auch wenn es danach immer wieder Weltausstellungen gab – die erste von ihnen, im Crystal Palace von London 1851 abgehalten, ist unvergessen als Schauplatz eines friedlichen Wettbewerbs und des Zusammenkommens von Menschen aus unterschiedlichen Nationen zu einem Zweck: den Fortschritt einer beispiellosen Epoche zu bestaunen.*

DIE GREAT EXHIBITION 65

doner, Liverpooler und Edinburgher nur in den Spalten ihrer Gazetten, wenn diese aus Frankreich, Italien, Preußen, Österreich und anderen in Aufruhr begriffenen Ländern berichteten. Für die politische Klasse des Vereinigten Königreichs, die in beiden Häusern des Parlaments tonangebende Aristokratie, war dieser Kontrast zu Festlandseuropa wieder einmal der Beweis, wie gesegnet die Briten doch mit ihrem als freiheitlich empfundenen oder zumindest so bezeichneten System waren. Abermals hatte man Anlass, sich als fortschrittlicher, »aufgeklärter« zu empfinden als der Rest Europas. Nein, als der Rest der Welt. Zu diesem Selbstwertgefühl als einer Bastion der Freiheit, die sich wiederholt in der Geschichte gegen Tyrannen vom Festland wie Philipp II. von Spanien und Napoleon hatte verteidigen können (einem noch übleren Despoten sollte Großbritannien 1940/41 standhalten), gehörte auch das recht großzügige Gewähren von Asyl. Auf der Insel fanden nicht nur gestürzte Herrscher wie der Franzose Louis Philippe Zuflucht, sondern auch Agitatoren vom entgegengesetzten Ende des politischen Spektrums, dem linken, wie Karl Marx, der seit Juni 1849 in London lebte.

Fortschritt zivilisatorischer, technischer, wissenschaftlicher und politischer Natur war ein Leitmotiv für den Mann an der Seite der Queen, Prinz Albert von Sachsen-Coburg-Gotha. Als Ausländer hatte er über Jahre nach seiner Heirat mit der jungen Königin im Februar 1840 keinen leichten Stand in der britischen Oberschicht, seine weitgehende Machtlosigkeit an der Seite einer zumindest nominell mächtigen Frau war ein weiterer Quell von Frustration. Albert und der Regierungsangestellte und Erfinder Henry Cole entwickelten das Konzept einer wirklich internationalen Wirtschafts-, Technik- und Kulturausstellung, die bisherige *exhibitions* sowohl von der Größenordnung als auch der Internationalität in den Schatten stellen sollte. Cole und Albert leisteten zähe Überzeugungsarbeit bei Regierungsmitgliedern, Parlamentsabgeordneten und Industriellen. Im Januar 1850 wurde eine Royal Commission gegründet, die das Projekt realisieren sollte. Die Tatsache, dass die Weltausstellung im Mai 1851, nur 16 Monate später, pünktlich und ohne Belastung des britischen Steuerzahlers ihre Tore öffnete, legt Zeugnis davon ab, dass die Kommission gute Arbeit leistete.

Nicht nur die Tausende von Exponaten stellten eine neue Größenordnung dar, auch das Bauwerk, das die Große Ausstellung beherbergen sollte, war revolutionär. Der Baumeister Joseph Paxton, der gleichzeitig Gärtner des Herzogs von Devonshire war, hatte in Ausübung dieser beiden Berufe seinem Dienstherrn ein gläsernes Gewächshaus gebaut. Dieses Konzept erweiterte Paxton zur Begeisterung der meisten Mitglieder der Kommission, ganz besonders aber zum Entzücken von Prinz Albert, ins Futuristisch-Gigantische. Aus 293 655 Glasplatten, 330 Stützen und 2300 schmiedeeisernen Streben errichtete er ein Gebäude, das in London von weitem sichtbar war und bei dem Betrachter Gefühle zwischen ungläubigem Staunen und schierem Entsetzen angesichts seiner Dimensionen und der sich vielfach an seiner Oberfläche spiegelnden Lichtreflexe auslöste. Es war der Crystal Palace, ein mehr als 600 Meter langer und rund 150 Meter in die Tiefe gehender Glaspalast. Er hatte eine Grundfläche von rund 84 000 Quadratmetern. Einige der im Hyde Park stehenden Bäume hatte man gefällt, andere blieben stehen und waren ein authentisches Stück Natur innerhalb des Bauwerks.

Das noch nie Dagewesene, sowohl die Ausstellung an sich als auch der Kristallpalast in seinen gigantischen Ausmaßen, motivierte die Bedenkenträger. Wie viele Menschen würden umkommen, wenn alle diese Glasplatten brächen, wenn vielleicht ein Sturm über London hinwegfegen und den Palast zertrümmern würde? Wenn Tausende gleichzeitig durch die Ausstellungshallen wandelten, mussten sie sich nicht den Sauerstoff zum Atmen wegnehmen und dem Erstickungstod anheimfallen? Oder drohte vielen an Sommertagen ein Hitzekollaps, wenn die Sonne auf das gläserne Dach fiel und ihre Strahlen ungehindert den Palast nicht nur, wie gewünscht, mit Licht durchfluteten, sondern auch mit Wärme? Dies zumindest war eine legitime Sorge, denn an einigen Sommertagen des Jahres 1851 war es recht warm und die Neigung der viktorianischen Gesellschaft, stets mehrere Lagen von Kleidung zu tragen, dürfte einige Besucher ins Schwitzen gebracht haben. Dem wirkten freilich mehrere *refreshment areas* entgegen, in welchen ein Mr. Schweppe nach Erwerb einer Lizenz von 5000 Pfund das Monopol hatte, die Besucher mit seinen gekühlten und sprudelnden Getränken zu erfrischen. Deren und anderer Nahrungsmittel Entsorgung stellte sich indes als ein Problem heraus: Im Nachhinein wussten die Ausstellungsplaner, dass man mehr Toilettenhäuschen im Hyde Park hätte aufstellen müssen. Indes war auch hier ein Durchbruch in die Moderne erzielt worden: Die von einem Hersteller namens George Hennings erbauten Einrichtungen verhalfen einem in Großbritannien seit etwa den 1820er Jahren sich etablierenden Fortschritt endgültig zum Durchbruch. Es waren Wassertoiletten, die in diskreter Entfernung vom Glaspalast in die Parklandschaft gestellt waren. Die Zahl der Besucher, die diese Innovation zu ihrer Erleichterung aufsuchten, wurde von den emsigen Statistikern des Komitees im Gesamtverlauf der Ausstellung auf 827 000 veranschlagt. Allerdings verfügte die Weltstadt noch nicht über ein funktionierendes Abwassersystem, was nur wenige Jahre nach der Great Exhibition zu einem neuerlichen Ausbruch der Cholera beitragen sollte.

Sorge wurde auch wegen eines zentralen und in dieser Größenordnung ebenfalls neuartigen Aspekts der Weltausstellung geäußert. Noch niemals waren so viele Ausländer gleichzeitig in London gewesen. Würden diese Fremden nicht Seuchen wie eben diese Cholera und Pest einschleppen? Oder, fast ebenso schlimm, zog ein solches Großereignis nicht Taschendiebe, Raubmörder und Halsabschneider aus allen Teilen Europas an? Doch die anderen Länder sandten nicht ihre Kriminellen nach London, sondern ihre Erzeugnisse und Kulturgüter. Vor allem Frankreich engagierte sich enorm und lieferte frühzeitig vielfältige Exponate – keine Selbstverständlichkeit angesichts der Tatsache, dass in vielen Köpfen beidseits des

Kanals die jeweils andere Seite immer noch als Erbfeind galt. Auch die Staaten des Deutschen Bundes waren stark vertreten; lediglich Russlands Exponate kamen sehr spät an, da die Ostsee länger Eis trug als erwartet und die Schiffe lange in ihren Häfen wie St. Petersburg und Reval festhielten. Alles in allem wurden fast 100 000 Exponate nach London geliefert, und ab Ende April strömten Besucher aus allen Teilen der Britischen Inseln, aus dem Empire und aus zahlreichen Ländern in der Metropole zusammen. Das erwartete Chaos blieb aus – die Planungen der Royal Commission waren tadellos, und die Eisenbahn bewährte sich zum ersten Mal als Massentransportmittel.

Der 1. Mai 1851 war der Tag der Einweihung. Tausende säumten die Straßen, als Queen Victoria zur Eröffnung fuhr, nicht weniger als 20 000 Besucher stürmten bereits an diesem Tag den Crystal Palace. Die Straßen waren hoffnungslos verstopft, rund 3000 Kutschen suchten sich dem Hyde Park zu nähern. Die *Times* stellte am nächsten Tag das Epochale, fast biblisch Monumentale an dem Ereignis heraus. Es sei »der erste Morgen seit der Schöpfung der Welt gewesen, an dem Menschen aus allen Teilen der Welt zusammenkamen und eine gemeinsame Handlung vornahmen«.[2] Es lag – und dies in einem Zeitalter des erwachenden Nationalismus – ein Hauch von Völkerverständigung, von Solidarität über Grenzen, Sprachbarrieren und auch Rassenschranken in der Luft.

Die Königin mit Gatte Albert und zweien ihrer Kinder an ihrer Seite bestaunte wie die mehr als sechs Millionen, die nach ihr kommen würden, neue und riesenhafte Lokomotiven (eine von ihnen hatte Räder mit einem Durchmesser von mehr als zwei Metern), von Dampf, aber auch von Elektrizität angetriebene Maschinen, ausgestopfte Tiger und Löwen, nachgestellte Szenen aus dem Leben der nordamerikanischen Indianer, ein fast fünf Meter hohes Teleskop, das brillante Blicke in die von Astronomen immer besser erforschte Unendlichkeit ermöglichte – und chirurgische Instrumente, die immer noch für Laien erschreckend wirkten, wenn auch die Fläschchen mit Chloroform daneben die Gemüter etwas beruhigten. Man kann davon ausgehen, dass Victorias Augen beim Anblick des Koh-i-Noor, des größten Diamanten der Welt, besonders leuchteten – er gehört noch heute zu den im Tower verwahrten britischen Kronjuwelen. Sie war von alldem überwältigt: »Das große Ereignis hat stattgefunden. Ein vollständiger und wunderschöner Triumph. Ich habe den Hyde Park so niemals erlebt – Menschen, soweit das Auge reicht. Der Anblick der riesigen Halle unter den eisernen Bögen, die sich wiegenden Palmen, das Blumenmeer, die Monumente, Myriaden von Menschen auf den Galerien und den Sitzen um uns, das Schmettern der Trompeten, als wir eintraten, dies alles gab uns einen Eindruck, den ich niemals vergessen werde und der uns tief bewegte.«[3]

Fast alle Besucher empfanden es ähnlich. Der Dichter Alfred Tennyson reimte: *All of beauty, all of use / That one fair planet can produce*; ein anderer Besucher empfand angesichts der unüberschaubaren Reichtümer und Attraktionen einen »Zustand mentaler Hilflosigkeit«.[4] Die Great Exhibition war vom ersten Tag an ein Erfolg, wie ihn wohl selbst die Optimisten unter den Planern nicht erwartet hätten. Und dies, obwohl das Vergnügen des Besuchs nicht gerade billig war: Das *season ticket* entsprach einem heutigen Kaufpreis von fast 400 Euro, die Tagestickets überstiegen immer noch die Möglichkeiten von Menschen aus der Arbeiterklasse. Immerhin: Mit Verlauf des Sommers und Beginn der Parlamentsferien gab es an bestimmten Wochentagen Eintrittskarten für nur einen Shilling.

Kein Problem, das Eintrittsticket auch für einen der hochpreisigeren Tage zu erwerben, hatte ein 32-jähriger, gut gekleideter Mann mit einem imposanten Backenbart. Roger Fenton stammte aus Rochdale in der Grafschaft Lancashire. Der Ort, gut 15 Kilometer nördlich der boomenden Industriemetropole Manchester gelegen, erlebte selbst ein durch die Industrialisierung verursachtes stetiges Wachstum. Rochdale war eine Hochburg der Textilindustrie, einem Pfeiler der britischen Exportwirtschaft. In dieser Branche war Fentons Großvater ein Unternehmensgründer gewesen und hatte den

Grundstein für die Prosperität der Familie gelegt, Rogers Vater war Banker und seit 1832 Unterhausabgeordneter. Roger Fenton hatte somit keinen großen Druck, Geld für seinen Lebensunterhalt zu verdienen und konnte seinen Interessen nachgehen. Er begann ein Jurastudium in London, erlag aber bald seiner Begeisterung und auch seinem Talent für die Malerei. Er ging mit seiner jungen Ehefrau nach Paris, lernte bei dem berühmten französischen Maler Paul Delaroche und fertigte im Louvre Kopien von dortigen Exponaten an. Ob Fenton in dieser Zeit auch an der Pariser Akademie der schönen Künste studierte, ist nicht bekannt. Nach London zurückgekehrt, setzte er seine Studien der Maltechnik bei dem Künstler Charles Lucy fort. Bald arbeitete Fenton eigenständig, fertigte unter anderem Porträts von hochgestellten Persönlichkeiten an und hatte ab 1849 regelmäßige Ausstellungen seiner Werke. Jetzt bestaunte Fenton die im Kristallpalast ausgestellten Kameras, die Utensilien zur Entwicklung von Fotografien und nicht zuletzt die von führenden Vertretern der neuen Kunst geschaffenen Werke. Fenton war zutiefst beeindruckt und verließ den Hyde Park mit dem festen Vorsatz, fortan mit dem neuen Medium Fotografie zu arbeiten.

Die Schließung der Großen Ausstellung am 15. Oktober 1851 empfand die Queen als ein trauriges Ereignis. Doch für die Veranstalter fiel die Rückschau auch in geopolitischer Hinsicht positiv aus. Bei aller Internationalität hatte Großbritannien mit seinem Empire dominiert. Seine Produkte waren die solidesten, fortgeschrittensten; die Philosophie des Königreichs in Handel und Wirtschaft, in Machtpolitik und internationalen Beziehungen die aufgeklärteste. Am hoffnungsvollsten mochte das harmonische Miteinander von Menschen aus unzähligen Nationen stimmen. Mittlerweile herrschte seit einem Menschenalter, seit 36 Jahren, Frieden zwischen den großen Mächten Europas. Vielleicht würde der Geist der Great Exhibition ein neues Zeitalter beseelen, in dem der Wettstreit der Nationen ausschließlich in Handel und Wirtschaft, in Kunst und Wissenschaft vonstatten gehen würde.

5.

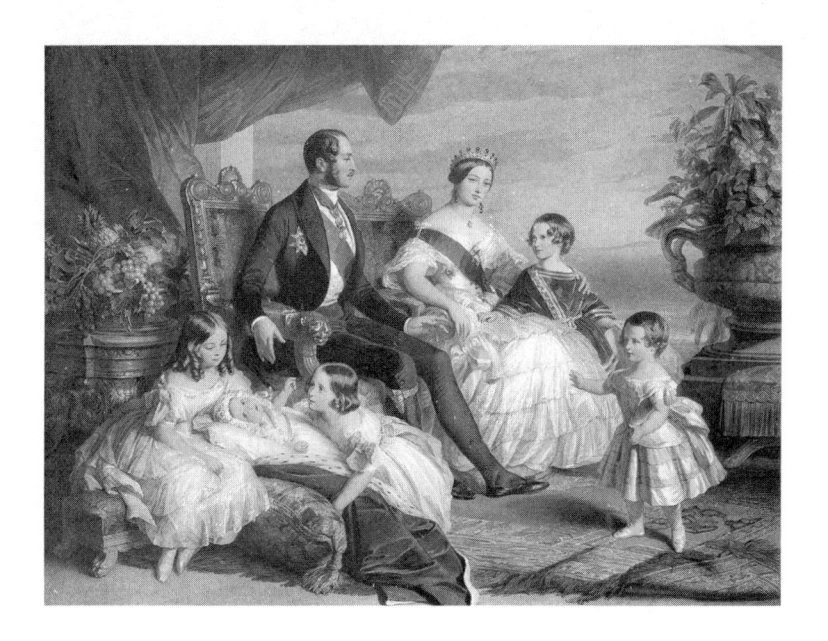

CHLOROFORM

Dass Queen Victoria bei der Eröffnung der Great Exhibition am 1. Mai 1851 bei so exzessiv guter Laune war, hatte neben dem überwältigenden Erlebnis der Exposition und dem Stolz auf deren Spiritus rector, ihren Gatten Albert, möglicherweise noch einen weiteren Grund. Sie war zu diesem Zeitpunkt nicht schwanger – ausnahmsweise, möchte man anfügen. In den elf Jahren seit ihrer Eheschließung mit *dear and beloved* Albert hatte sie sieben Kinder zur Welt gebracht. Sicher bemerkenswert angesichts der Kindersterblichkeit der Epoche: Alle erreichten das Erwachsenenalter. Das so häufige Schicksal vieler Eltern vor dem 20. Jahrhundert, kleine

Kinder zu Grabe tragen zu müssen, blieb Victoria und Albert erspart. Ungeachtet der Zahl der Bediensteten, die ihr im Buckingham Palace oder in Osborne House auf der Isle of Wight zur Verfügung standen und die ihr viele jener Unannehmlichkeiten abnehmen konnten, die für eine junge Mutter »aus dem Volk« unvermeidlich waren, hasste die Queen den Zustand der Schwangerschaft. Und auch kleinen Kindern konnte sie nichts abgewinnen.

Auch Menschen mit verhältnismäßig hohem Bildungsstand wie Albert und Victoria betrachteten die oft recht schnell hinter einander eintretenden Schwangerschaften als göttliches Wirken und sahen keine Möglichkeit, das Wachstum der Familie als etwas anderes als schicksalhaft anzusehen. Die Fruchtbarkeit zu beeinflussen oder gar Familienzuwachs zu planen war unmöglich – im 19. Jahrhundert verstand man wenig von den Gesetzmäßigkeiten der menschlichen Reproduktion. Dass es im Zyklus der Frau Tage der erhöhten Fruchtbarkeit und solche mit einer sehr geringen Empfängniswahrscheinlichkeit gibt, war unbekannt. Ebenso gab es nur wenige – und von der Kirche verdammte – Methoden der Verhütung wie das Kondom, das für die meisten entweder unerhältlich oder zu teuer war. Außerdem war es unbeliebt; es war wesentlich dicker als heutige Modelle und damit alles andere als »gefühlsecht«. Mit der 1839 von Charles Goodyear entwickelten Vulkanisierung von Kautschuk wurde ein erster Schritt auf dem Weg zu einer Massenproduktion getan, die in den letzten drei Jahrzehnten des 19. Jahrhunderts immerhin eine halbwegs sichere Methode der Verhütung anbot – wenn denn auf sie zurückgegriffen wurde. Für Victoria und Albert gab es letztlich nur eine Methode, eine Schwangerschaft zu vermeiden und diese fand das Wohlgefallen der Kirchen. Es war die Absti-

◂ *Queen Victoria, hier mit ihrem Gatten Albert und fünf ihrer Kinder, herrschte (nominell) über ein Weltreich und wurde zu einer Pionierin der Medizin, als sie dem Einsatz des Chloroforms in der Geburtshilfe zum Durchbruch verhalf.*

nenz, die nach Geburt des neunten Kindes, der Tochter Beatrice, 1857 im Könighaus einzog. Immerhin hatte medizinischer Fortschritt der Queen bei ihren beiden letzten Niederkünften den ihr so verhassten Geburtsakt beträchtlich erleichtert.

Nach der Königin – nach jeder des Vereinigten Königreichs – benannt ist eine Straße in Edinburgh, rund 530 Kilometer Luftlinie vom Buckingham Palace entfernt. In der Hausnummer 52 der dortigen Queen Street lebte James Young Simpson, der im Herbst 1847 mit seinen 36 Jahren schon auf eine beeindruckende medizinische Karriere zurückblicken konnte. Simpson hatte zunächst eine Allgemeinpraxis eröffnet und war mit 28 Jahren zum Professor der Medizin und der Geburtshilfe (*midwifery*) an der University of Edinburgh ernannt worden. Seine Spezialisierung führte zu einem wahren Innovationsrausch. Simpson, kein Mann von verkümmertem Selbstbewusstsein und mit einem wachen Gespür für Selbstvermarktung, aber auch von Engagement für seine Patientinnen, war stetig auf der Suche nach Verbesserungen der geburtshilflichen Praxis. Die gebräuchliche Zange, auf die Geburtshelfer in schwierigen Situationen und bei Verzögerungen der spontanen Geburt zurückgreifen, verbesserte er in einem Ausmaß, dass sein Modell noch heute, 170 Jahre später, in Gebrauch und als *Simpson Forceps* bekannt ist. Geradezu futuristisch und seiner Zeit weit voraus war eine andere Erfindung Simpsons. Er konzipierte ein Gerät, das er als *Air Tractor* bezeichnete. Seine Funktion bestand darin, dass eine Saugglocke auf dem Kopf des Babys angebracht und darauf ein Vakuum erzeugt wurde, mit dessen Hilfe das Kind bei verzögertem Geburtsvorgang oder bei offensichtlicher Gefahr schneller aus dem Geburtskanal herausgezogen werden sollte. Es setzte sich nicht durch, denn die damals den Instrumentenbauern möglichen Glocken und Pumpen erfüllten nicht die Anforderungen. Es dauerte bis 1954, bevor ein Gynäkologe, der schwedische Arzt Tage Malmström, den Vakuumextraktor erfolgreich in die Geburtshilfe einführte.

Simpsons weit über Schottland hinausreichende Reputation trug entscheidend dazu bei, den einst so guten Ruf Edinburghs als eine der führenden medizinischen Ausbildungsstätten Europas wiederherzustellen. Noch allzu gut war nämlich in den 1840er Jahren eine grauenerregende Episode erinnerlich, die in ganz Großbritannien und auch im Ausland für Aufsehen und Entsetzen gesorgt hatte. Der für Medizinstudenten am Edinburgh Medical College Unterricht anbietende Anatom Robert Knox hatte nicht genügend Anschauungsmaterial – also Leichen zur Sektion. Zwei Kriminelle, William Burke und William Hare, boten Abhilfe an. Zunächst fungierten sie als Leichenräuber: Sie gruben jüngst Verstorbene aus ihren frischen, oft noch von Blumen übersäten Gräbern aus. Einige Familien, in Edinburgh aber auch anderenorts im Vereinigten Königreich, sicherten sich und die ewige Ruhe ihrer Verstorbenen damit ab, dass sie schmiedeeiserne Käfige, sogenannte *Mortsafes*, auf den Gräbern anbringen ließen. Burke und Hare konnten schließlich die Nachfrage allein mit Grabräuberei nicht länger befriedigen und änderten ihre Geschäftsmethode: Sie begannen zu morden. Vermutlich 16 Menschen fielen ihnen zum Opfer, deren sterbliche Hüllen für Honorare zwischen acht Pfund und fünfzehn Pfund auf dem Seziertisch von Robert Knox landeten. Schließlich kamen die Gesetzeshüter den beiden Verbrechern auf die Spur. Hare rettete seinen Kopf, indem er als Kronzeuge gegen Burke aussagte, der am 28. Januar 1829 öffentlich gehängt wurde. Der Wissenschaft diente er von nun an unfreiwillig und ohne Bezahlung: Sein Skelett betrachteten Generationen von Studenten im Anatomieunterricht. Heute kann es im Museum der Universität von Edinburgh bestaunt werden.

Simpson stand für ein neueres, besseres Zeitalter der Wissenschaft in der schottischen Hauptstadt. Vor allem seinen Patientinnen die Schmerzen zu nehmen oder zu mildern trieb ihn um. Bald nach Eintreffen der Nachricht von der ersten Äthernarkose setzte er geradezu enthusiastisch die Substanz bei seinen Patientinnen ein, war sich aber ihrer Nachteile bewusst: insbesondere der stechende Geruch und die häufigen vom Äther verursachten Reizungen der Atemwege. Er suchte nach Alternativen und ließ dies auch die in Edinburgh tätigen Chemiker wissen. Sie sandten ihm Flaschen mit den unterschiedlichsten aromatischen Flüssigkeiten und Simpson war furchtlos genug, sie im Selbstversuch auszuprobieren. Unterstützung fand er – mehr oder weniger freiwillig – bei seinen zwei Assistenten, Dr. James Duncan und Dr. Thomas Keith. Wahrscheinlich um ihnen die Selbstversuche etwas schmackhafter zu machen, fanden diese Sitzungen üblicherweise nach einem gemeinsamen Dinner unter Regie von Jessie Simpson, seiner Frau, in der Queen Street 52 statt. Duncan hatte am Morgen des 4. November 1847 schon mal ein paar Substanzen angetestet und nach Einatmen der Dämpfe aus einer dieser Flaschen das Erlebnis gehabt, das er seiner Schwester gegenüber beschrieb als ein »langsames und angenehmes Erwachen aus einem nicht bewusst wahrgenommenen Schlaf, der – wie ein Blick auf die Uhr anzeigte – ungefähr eine Viertelstunde gedauert haben musste«.[1]

Bei der Flüssigkeit handelte es sich um Chloroform, das erstmals zu Beginn der 1830er Jahre von mehreren Chemikern, darunter dem Deutschen Justus von Liebig, unabhängig voneinander hergestellt worden war. Der ebenfalls zunächst in Edinburgh wirkende Chirurg Robert Mortimer Glover beschrieb 1842 die potenziell betäubenden Eigenschaften der Substanz, ohne diese offenbar in seiner Berufsausübung anzuwenden. Duncan jedenfalls brachte die Flasche mit Chloroform noch am gleichen Herbstabend mit zum Dinner zu den Simpsons bzw. zum wissenschaftlichen Après. Jessie Simpson, ihre Nichte und Simpsons Schwager waren ebenfalls anwesend und verfolgten als neutrale und wohl auch ein wenig besorgte Beobachter das Geschehen. Nachdem Simpson, Duncan und Keith tiefe Atemzüge genommen hatten, wurde die Konversation zwischen den drei Ärzten zunächst lebhafter, als sei man durch einen guten Champagner angeregt. Dann wurde es still. Keith sank auf den Boden, Duncan rutschte unter einen Stuhl ab und begann bald hörbar zu schnarchen. Auch Simpson war auf den Teppich im Dining Room gesunken und für kurze Zeit nicht ansprechbar. Als er wieder zu sich kam, gab er umgehend eine pharmakologische Einschätzung zum Besten: »Das ist bei weitem stärker und besser als Äther!« Nun wollte auch Jessies Nichte an der Flasche schnüffeln, tat einige Züge und geriet in einen exaltierten Zustand. »Ich bin ein Engel, ich bin ein Engel!«[2], rief die junge Frau aus, die nicht genug Chloroform für eine Narkose (zu ihrem Glück angesichts der potenziellen Gefährlichkeit), wohl aber ausreichend für eine Euphorisierung inhaliert hatte.

Simpson war ein Mann der Tat und setzte die eigene Erfahrung umgehend in eine klinische Anwendung um. Er bestellte bei einer örtlichen Chemikalienfabrik so viel Chloroform, dass diese gerüchteweise Nachtschichten einlegen musste. Innerhalb von zehn Tagen hatte er bei nicht weniger als 50 Patientinnen Chloroform verabreicht. Am 10. November bereits – nur sechs Tage nach dem erfolgreichen Selbstversuch – hielt Simpson einen Vortrag vor der Medical and Surgical Society of Edinburgh, am 15. November ging seine Schrift *On a new anaesthetic agent, more efficient than sulphuric ether* in Druck. Es war eine Zeitspanne zwischen Entdeckung und Publikation, eine Geschwindigkeit von Wissensverbreitung, wie sie kaum jemals wieder erreicht wurde und wie sie im 21. Jahrhundert angesichts der Regularien des Wissenschaftsbetriebs undenkbar erscheint. Die Schrift hatte eine Erstauflage von 4000 Exemplaren, nach wenigen Tagen musste bereits nachgedruckt werden. Eines dieser Exemplare sandte die Herzogin von Sutherland umgehend an ihre Freundin, Queen Victoria. Diese las es mit Interesse und verwahrte die Publikation für den Tag, der nach ihren Erfahrungen mit Ehe und Sexualität irgendwann kommen würde.

Chloroform wurde in Edinburgh binnen weniger Wochen ein fester, auch dem Laienpublikum bekannter Begriff. Im Weihnachtsprogramm des Theatre Royal konnten Kinder an einer Pantomime teilnehmen; eine der magischen Stationen auf der Reise in Phantasiewelten war ein Besuch in *Doctor Chloroform's Establishment*. Ein Kind war offenbar auch der erste chirurgische Patient, der unter Chloroformnarkose in Edinburgh operiert wurde; also außerhalb von Simpsons geburtshilflicher Anwendung. In einer deutschen Fachzeitschrift erschien der Bericht eines Edinburgher Korrespondenten des Journals: »Der erste Versuch wurde an einem Kind gemacht, welches an einer Nekrose des einen Vorderarmes litt. Professor Miller entfernte den abgestorbenen Radius [die Speiche], ohne dass das Kind auch nur den geringsten Schmerz empfand. Bald folgten nun mehrere Operationen nach vorgängiger höchst einfacher Einatmung des Chloroforms und alle mit höchst befriedigendem Erfolge. Es ist weit weniger Chloroform nötig als Äther, um Schmerzlosigkeit zu erzeugen; hundert bis hundertzwanzig Tropfen, manchmal selbst weniger genügen dazu. Die Wirkung desselben ist viel rascher, vollständiger und im Allgemeinen mehr andauernd. Es genügen meistens 10 bis 20 tiefe Inspirationen. Der Chirurg erspart daher viel Zeit, und überdies ist die Periode der Reizung, wie sie allen narkotischen Agentien zu eigen ist, viel kürzer, ja in praktischer Beziehung ganz Null; der Kranke ist weit ruhiger, nicht so aufgeregt und geschwätzig.«[3]

In Anbetracht der Ungenauigkeit der Dosierung und noch in Unkenntnis des Nebenwirkungsprofils von Chloroform war es nur eine Frage der Zeit, bis eine solche Narkose zu einem tragischen Ausgang führen würde. Das erste Todesopfer war wahrscheinlich die erst 15-jährige Hannah Greener, der im Februar 1848 in Newcastle upon Tyne im Norden Englands ein schwer entzündeter Zehennagel entfernt werden sollte. Das Mädchen, das als außerehelich geboren nicht gerade ein einfaches Dasein führte, bekam Chloroform einzuatmen und schien in die erwünschte Narkose zu verfallen. Als der Operateur die erste Inzision machte, zuckte sie zusammen, der Atem wurde unregelmäßig. Der nun höchst besorgte Chirurg und sein Assistent schütteten ihr kaltes Wasser ins Gesicht und versuchten ihr etwas Brandy einzuflößen. Als Hannah darauf nicht reagierte, legte man sie auf den Boden und griff zum Allheilmittel der Medizin der letzten Jahrhunderte, dem Aderlass. Man konnte indes nur noch ihren Tod feststellen. An der Obduktion nahm jener Robert Mortimer Glover teil, der sechs Jahre zuvor, damals noch in Schottland tätig, über die möglichen betäubenden Eigenschaften des Chloroforms publiziert hatte. Die Ärzte konstatierten als Todesursache eine Verstopfung der Lunge durch Einwirkung des Chloroforms. Als Simpson in Edinburgh von diesem Verdikt hörte, griff er zur Feder und klagte die Kollegen in Newcastle an: Durch das Wasser und den Brandy sei die junge Frau erstickt. Chloroform konnte für ihn nicht tödlich sein.

Auch als sich Berichte über tragische Narkoseverläufe wie bei der jungen Hannah häuften, blieb Chloroform der Favorit der Mediziner. Im Jahr 1848 wurden zum ersten Mal auf einem europäischen Kriegsschauplatz in den Lazaretten Eingriffe in Narkose vorgenommen. Während des kurzen Konflikts zwischen Preußen und Dänemark war in einem Lazarett in der Stadt Schleswig der bekannte Berliner Chirurg Bernhard Langenbeck tätig (Bernhard von Langenbeck nach dem nächsten deutsch-dänischen Krieg 1864). Nach einem Bericht seines Assistenten führte Langenbeck 61 größere Operationen durch, 15 der Patienten verstarben ihm, was mehrheitlich nicht am Chloroform, sondern an der Schwere der Wunden lag: »Mit wenigen durch die Umstände gebotenen Ausnahmen wurden sämtliche Operationen mit Anwendung des Chloroform durchgeführt. Auch schmerzhaftere Untersuchungen von Wunden wurden oftmals gemacht, während die Verwundeten unter Einflusse dieses Mittels standen. Der Verfasser kann in Anwendung desselben nur eine außerordentliche Wohltat erblicken. Man muss für die Chirurgie die subkutanen Muskel- und Sehnendurchschneidungen und das Chloroform als die zwei wichtigsten und segensreichsten Erfindungen der Neuzeit betrachten. Kann man also auf der einen Seite behaupten, dass bei nötiger Vorsicht das Chloroform nie Nachteile bringt, so leuchtet auf der anderen Seite der Vorteil eines solchen Mittels um so eher ein, wenn man erwägt, dass dadurch bei länger andauernden und schmerzhaften Operationen dem Nervensystem die tiefe Erschütterung erspart wird, die sonst Folge eines langes Schmerzes sein würde.«[4]

Die Einschätzung der Narkose als eine der großartigsten Erfindungen der Neuzeit wurde auch von Laien geteilt, manchmal gar von Literaten. Patrick Brontë, weniger durch seine eigenen Werke berühmt geworden als vielmehr in seiner Rolle als Vater talentierter Töchter mit Namen Charlotte, Anne und Emily, reagierte auf die Neuigkeit von der Erfindung der Narkose begeistert: »Jeder Freund der Menschheit sollte bei Eintreffen dieser guten Nachricht ein *all hail!* ausrufen ... eine große, nützliche und wichtige Entdeckung ist gemacht worden.«[5] Der gleichen Ansicht war auch ein Arzt aus dem Norden Englands, der sich in London auf diese neue Methode spezialisierte, nachdem er in jungen Jahren erste Erfahrungen mit einer Epidemie gemacht hatte, mit der sein Name gleichfalls verbunden sein würde.

John Snow war ein Musterbeispiel für einen fast atemberaubenden gesellschaftlichen Aufstieg, das Kind einer Arbeiterfamilie, das es bis zum Arzt der Königin – und zu einem Pionier der Epidemiologie und der Seuchenbekämpfung – brachte. Es war ein Aufstieg, wie er in den fernen USA im 19. Jahrhundert mit dem Terminus des *self-made man* zum Mythos verklärt wurde, mit Beispielen wie John D. Rockefeller und Cornelius Vanderbilt, der aber für begabte Zeitgenossen auch in einer traditionell durch Klassenschranken geprägten Gesellschaft wie in Großbritannien (oder auch in deutschen Staaten wie Preußen) möglich war. John Snow kam als das erste von neun Kindern des in einer örtlichen Kohlengrube arbeitenden William Snow und seiner Frau Frances am 15. März 1813 in der alten, einst unter dem Namen Jorvik von Wikingern bewohnten, nun aber durch die Bergwerke und die rasante Industrialisierung geprägten Stadt York zur Welt. Die Snows wohnten nahe der

All Saints' Church, in der John getauft wurde, und damit in einem der ärmeren Viertel der Stadt. Fleiß, Ehrgeiz und Freude am Lernen war den Kindern offenbar ungeachtet der sogenannten einfachen Herkunft in die Wiege gelegt: Ein Bruder Johns wurde Pfarrer, ein anderer eröffnete ein Hotel und zwei Schwestern eine Schule.

John besuchte die Grundschule und brillierte in Mathematik. Im Alter von 14 Jahren suchte er eine Lehrstelle und zwar, da die Heilkunde sein Berufstraum geworden war, bei einem Chirurgen. Diese waren seit dem Mittelalter eine Zunft; im Englischen deutet der überkommene Begriff *barber-surgeon* darauf hin, dass der Barbier oder Friseur am Anfang der Genese dieses Berufsstandes stand. Ärzte hingegen waren seit Aufkommen der ersten Universitäten im 12. und 13. Jahrhundert studierte Männer, die konservativ tätig waren und sich nicht mit Blut die Finger schmutzig machten. Diese wesentlich angeseheneren Heilkundigen lagen damit auf einer Linie mit der katholischen Kirche, für die formal der Grundsatz *Ecclesia abhorret a sanguine* galt, die Kirche schreckt vor Blut zurück. Wohlgemerkt, dieses Zurückschrecken galt nur für die Medizin, nicht für die von der Kirche über Jahrhunderte begonnenen oder unterstützten Kriege gegen Ungläubige, Ketzer und Abweichler.

Snow ging zu Mr. William Hardcastle in Newcastle upon Tyne, jener nordenglischen Stadt also, in der gut zwanzig Jahre später die junge Hannah der erste uns namentlich bekannte Todesfall unter Chloroformnarkose werden sollte. Was sich aus jener Zeit an professionellen Umgangsformen bewahrt hat: Auch heute noch wird in aller Regel ein operativ tätiger Arzt in Großbritannien »Mister« und selten »Doctor« genannt. In der relativ begrenzten Freizeit tat der schlanke junge Mann alles, um in guter Verfassung zu sein. Er lebte gesund mit seiner Neigung zu langen Wanderungen und zum Schwimmen in den nicht allzu warmen Gewässern der Region. Dass diese vielfach nicht gerade sauber waren, dürfte ihn in seinem späteren medizinischen Spürsinn beeinflusst haben. Etwas ungewöhnlich war der für einen so vitalen Burschen seltene puritanische

Lebensstil. Snow schloss sich der in jenen Jahren allmählich stärker werdenden Temperenzbewegung an, die gegen alkoholische Getränke zu Felde zog. Und auch Affären mit Frauen sind vom jungen John Snow ebenso wenig wie vom älteren, berühmt gewordenen Arzt bekannt.

Die Ausbildung geschah nicht nur in der chirurgischen Praxis von Hardcastle. Snow konnte auch an Visiten der Ärzte – akademisch ausgebildet im Gegensatz zum Handwerkerstand der Chirurgen – im Krankenhaus von Newcastle teilnehmen und sogar, höchst ungewöhnlich für einen *surgeon's apprentice*, an Vorlesungen der dortigen medizinischen Fakultät, der Newcastle School of Medicine. Die Tätigkeit bei einem Chirurgen dauerte für den Auszubildenden meist fünf bis sechs Jahre, neben dem Erlernen praktischer Fähigkeiten wurde der Erwerb von Kenntnissen in Anatomie, Physiologie, Chemie und auch Botanik erwartet. Die genaue Fachbezeichnung von Hardcastle als *surgeon-apothecary* macht deutlich, dass Snow auch Expertise in der Arzneimittellehre und damit in der konservativen Behandlung von Krankheiten erwarb. Das vielleicht prägendste Erlebnis seiner Lehrjahre war das Auftreten einer neuen Seuche in England. 1831 erreichte die erstmals in der Neuzeit Europa heimsuchende Cholera auch die britischen Inseln. Snow ging in die vom Bergbau geprägte Kleinstadt Killingworth Village, wo die Epidemie unter Bergarbeitern regelrecht wütete. Killingworth hatte berühmte Einwohner, die ganz wesentlich eine für die dort abgebaute Kohle besonders signifikante, das 19. Jahrhundert prägende Anwendung konzipierten: George Stephenson, der Pionier des Eisenbahnbaus und Konstrukteur der ersten kommerziell im Passagiertransport eingesetzten Lokomotive, und sein Sohn Robert.

Snow versuchte, den Kranken und ihren Familien so gut zu helfen, wie er konnte, war aber nicht nur von den abstoßenden Symptomen der Cholera schockiert, sondern vor allem von den menschenunwürdigen Lebens- und Arbeitsbedingungen dieser Menschen aus der untersten sozialen Schicht. Der allgegenwärtige

Dreck und Gestank, der Anblick des trüben Trinkwassers, vor allem aber der von Kot überquellenden Gruben, in denen die Männer meist gemeinschaftlich ihre Notdurft verrichteten, überstieg das Maß des Erträglichen. Von der Hilflosigkeit der Heilkunde, von seiner eigenen Hilflosigkeit dürfte er erschüttert gewesen sein. Der Friedhof der kleinen Kirche im Nachbarort Longbenton hatte bald kaum noch Platz für die Choleraopfer; die Gemeinde, in der normalerweise pro Jahr weniger als hundert Trauerfälle zu verzeichnen waren, beklagte im Jahr 1832 das Dahinscheiden von 235 Menschen.

Nach Ende seiner Lehrzeit bei Hardcastle arbeitete Snow für weitere drei Jahre bei zwei anderen Chirurgen in Nordengland. Er erkannte indes, dass sein Aufstieg zu einem respektierten Arzt nur nach fundiertem akademischem Unterricht möglich war – und nur im Zentrum des Empire: in London. Im Herbst 1836 machte er sich auf den Weg. Naturverbunden wie Snow war und mit nur bescheidenen Mitteln ausgestattet, bestieg er keine Überlandkutsche, sondern begab sich auf eine Wanderung quer durch fast ganz England. Nach einem kurzen Aufenthalt in Bath zum Besuch eines Onkels erreichte er im Oktober London und schrieb sich als Student an der von dem berühmten schottischen Anatomen John Hunter gegründeten Hunterian School of Medicine ein. Im Jahr darauf begann er seine klinische Ausbildung am Westminster Hospital. Einer der Chirurgen des Hauses hatte einige Jahre zuvor eine Duellforderung eines Kollegen erhalten, die er zwar abgelehnt hatte; für ihn war indes ein übereifriger Assistent eingesprungen. Der Schusswechsel blieb zwar ohne Folgen, deutet indes das Klima im Krankenhaus an. Snows Biografin Sandra Hempel bemerkt zum robusten Lebensstil von Snows neuen Kollegen: »Das war kaum eine Atmosphäre, die einen ernsthaften jungen Abstinenzler angesprochen haben dürfte, dessen Vorstellung von einem aufregenden Leben in einem Marathonschwimmen durch den Tyne oder einer langen Wanderung durch die Moore von Yorkshire bestand. Aber ungeachtet dieser

Eigentümlichkeiten hatte das Hospital einen exzellenten Ruf, und im Rahmen einer Ausbildung über seine Stationen zu gehen, war hochangesehen.«[6]

Im Mai 1838 wurde Snow in das Royal College of Surgeons aufgenommen und konnte sich niederlassen. Er eröffnete eine Praxis in der Frith Street 54. Es lief gut für ihn, Snow ging völlig in seinem Beruf auf. Ein Privatleben hatte er kaum; wenn er seine Zeit nicht mit seinen Patienten verbrachte, grübelte er über medizinische Probleme oder stellte Nachforschungen an. Zu seinen Interessengebieten gehörten »flüchtige Gase« und deren Einflüsse auf die Lungenfunktion; wahrscheinlich experimentierte er dabei auch mit Äther. Sein Wissenshunger war ebenso unstillbar wie sein Ehrgeiz. Er schrieb sich an der University of London ein und erhielt 1843 seinen Bachelor. Im Jahr darauf erwarb er den medizinischen Doktorgrad und war jetzt auch ganz formell ein richtiger Arzt und nicht »nur« ein Chirurg. Seine Aufnahme in das Royal College of Physicians besiegelte schließlich den ungeheuren Aufstieg des John Snow.

Auch Snow gehörte zu den Medizinern, die von der Nachricht aus Boston, welche im Dezember 1846 London erreichte, elektrisiert wurden. Von nun an kreisten all seine Gedanken um den Äther und seine bestmögliche und für die Patienten sicherste Anwendung. Kurz nach Weihnachten, am 28. Dezember, einem Montagmorgen, saß Snow zusammen mit einigen anderen Kollegen im Behandlungsraum der Praxis des befreundeten Zahnarztes James Robinson in dessen Haus in der Gower Street. Robinson benutzte ein als *inhaler* bezeichnetes Behältnis, in welches zwei äthergetränkte Schwämme eingebracht worden waren. Aus einem Mundstück atmete der Patient, »ein junger Mann, von robuster Konstitution, etwa zwanzig Jahre alt«, die Ätherdämpfe ein. Robinson notierte: »Nach etwa zwei Minuten der Inhalation wurde der Patient bewusstlos, und der Zahn wurde extrahiert. Nachdem er wieder zu sich gekommen war, wurde der Patient gefragt, was er gespürt habe. Er konnte sich an nichts erinnern; auch nicht daran, dass der Zahn entfernt worden war. Er ging nach dem Eingriff in perfektem Wohlbefinden.«[7]

Snow arbeitete darauf – vermutlich Tag und Nacht – an einem Inhalator, den er am 16. Januar 1847 vor der Westminster Medical Society vorstellte. Außerdem suchte er nach einer Methode, um den Äther sicher zu dosieren. Er erstellte eine Tabelle, *Table for Calculating the Strength of Ether Vapour*, die Ende Januar in einer Zeitschrift, der *Medical Times*, erschien. Von nun an ließ ihn die Narkose nicht mehr los. Er machte Selbstversuche, von denen es in einer modernen Arbeit zu seinem Wirken höchst anschaulich (wenn auch mit etwas Phantasie beschrieben) heißt: »… da war etwas Wunderbares – und mehr als nur etwas Ironisches – in dieser Vorstellung von Snow, dem Abstinenzler, wahrscheinlich der fähigste medizinische Kopf seiner Generation, wie er diese Forschungen betreibt. Er sitzt allein in seiner vollgestopften Wohnung, um ihn herum quaken die Frösche [als Versuchstiere], alles ist nur von Kerzenlicht illuminiert. Nach ein paar Minuten Werkeln an der neuesten Variante des Inhalators befestigt er das Mundstück an seinem Kopf und öffnet die Gaszufuhr. Nach wenigen Sekunden sinkt sein Kopf auf die Tischplatte. Einige Minuten später wacht er wieder auf, schaut mit vernebeltem Blick auf die Uhr. Er greift nach seiner Feder und beginnt, die Daten niederzuschreiben.«[8] So in etwa könnte es gewesen sein.

Er hielt Vorträge vor medizinischen Fachgesellschaften und publizierte seine Ergebnisse und Empfehlungen in einem Fachbuch, *On the Inhalation of the Vapour of Ether*, das 1847 bei John Churchill, einem Buchhändler und Verleger in Soho, erschien,[9] jenem Londoner Stadtteil, der später aus anderem Anlass als der Narkose zu einem Schicksalsort in Snows Arztleben werden sollte. In seinen Händen war Äther sicher, was immer mehr Chirurgen und Dentisten wussten, die Snow vor Eingriffen und Extraktionen zu sich baten. Er wurde im wahrsten Sinne des Wortes der erste hauptberufliche Anästhesist. Auch das neue Mittel, Chloroform, erfreute sich sofort seiner Aufmerksamkeit. Mit beiden, mit Äther und Chloroform, hat Snow schätzungsweise rund 5000 Narkosen in den 12 Jahren, die ihm nach Entdeckung der Anästhesie noch blieben, durchgeführt. Darunter waren nach dem Verständnis der Zeit auch relativ aufwendige Eingriffe, die ein Patient in der voranästhetischen Zeit nicht hätte aushalten können, wie Blasensteinentfernungen, die plastische Deckung von Gaumenspalten und die Operation der krebskranken weiblichen Brust.[10]

Wie vor ihm Simpson in Edinburgh setzte Snow die Anästhesie, vor allem mit Chloroform, auch zur Schmerzlinderung bei schwangeren Frauen während des Geburtsvorgangs in vorsichtiger Dosierung ein. Erwartungsgemäß stießen Ärzte, die aus diesem Anlass zum Chloroform griffen, auf klerikalen Widerstand, beriefen sich die Kirchen ebenso wie strenggläubige Medizinerkollegen doch auf das Bibelwort, wonach die Frau angeblich (die Übersetzung aus dem Hebräischen lässt offenbar unterschiedliche Deutungen zu) unter Schmerzen ihr Kind zur Welt zu bringen habe. Chloroform, so schrieb ein erboster Kirchenmann an James Young Simpson, sei »ein Werkzeug des Teufels, vermeintlich zum Segen der Frau angeboten. Am Ende allerdings wird es die Gesellschaft hartherzig machen und Gott der tiefernsten Schreie berauben, die in Zeiten der Bedrückung nach seiner Hilfe erschallen«.[11] Einfühlsame Männer indes, die im Gegensatz zu den meisten Klerikern bei Geburten anwesend waren und die Schmerzensschreie ihrer Frauen kaum ertragen konnten, sahen wenig Erhabenes in dem Akt. »Was für eine schlimme Sache das ist«, notierte der Naturforscher Charles Darwin nach der Geburt seines ersten Kindes, »es hat mich völlig fertig gemacht, fast mehr als Emma [Darwins Frau] selbst«.[12] Auf die Gefühle der Ehemänner zielte der Edinburgher Arzt James Moffat ab, als er mahnte, dass diese »ganz bestimmt nicht zulassen werden, dass die Qualen ihrer Frauen andauern, nur damit die Ruhe dieses oder jenes medizinischen Dogmas nicht rüde gestört werden«. Es sei eine »Barbarei, Patientinnen weiter schmerzhaftem Leiden zu überlassen«.[13] In Deutschland beschwor ein Arzt in dieser Diskussion seine aufgrund religiöser Bedenken noch mit der Anästhesie während der Geburt zurückhaltenden Kollegen: »Anstatt zu fragen, ob wir zur Anwendung berechtigt sind, werden wir im Gegenteil erwägen müssen, ob ein Kunstgenosse, sei es aus moralischen oder medizinischen Erwägungen, sich berechtigt halten darf, ein so wohltätiges Mittel unbenutzt zu lassen und nicht anzuwenden.«[14]

Frauen zögerten mit wenigen Ausnahmen nicht, von der neuerdings zur Verfügung stehenden Erleichterung des Geburtsschmerzes Gebrauch zu machen. In den USA war Fanny Longfellow, Gattin des Dichters Henry Wadsworth Longfellow, eine der ersten, die nach Ätherinhalation, vorgenommen von einem Zahnarzt der Harvard Universität, am 7. April 1847 ihre Tochter zur Welt brachte: »Nie hatte ich eine Schwangerschaft so angenehm zu ihrem Abschluss gebracht. Ich bin so stolz darauf, ein Pionier für das leidende, schwache Frauengeschlecht zu sein!« Sie drehte den religiösen Aspekt zu ihrem und der Frauen Gunsten um: Äther sei »der größte Segen unseres Zeitalters und ich bin froh in der Zeit seiner Entdeckung und in dem Land, das ihn der Welt gegeben hat, zu leben«. Der Äther sei »ein Geschenk Gottes« und »man würde sich wünschen, der Überbringer eines solchen Segens sei eine große, erhabene Gestalt wie Christus, der göttliche Sieger über spirituelles wie physisches Leiden«.[15]

Der Widerstand gegen die Anästhesie in der Geburtshilfe – oft eher ein Dämmerzustand mit reduziertem Schmerzempfinden als eine wirklich tiefe Narkose – wurde entscheidend geschwächt, als die berühmteste Ehefrau und Mutter des Zeitalters darauf zurückgriff. Queen Victoria war im Frühjahr 1853 zum achten Mal schwanger. Sie besprach die Frage einer Anästhesierung mit ihrem Gatten Albert, der grundsätzlich für jede technische und wissenschaftliche Neuerung zu begeistern war. Die Frage, wer eine Narkose während der bald zu erwartenden Niederkunft durchführen sollte, stellte sich daher nicht wirklich. John Snows Ruf als Experte, der im Vereinigten Königreich nicht seinesgleichen hatte, war fest etabliert und wurde auch im Buckingham Palace zur Kenntnis genommen. Bereits einige Wochen vor dem erwarteten Termin bat Prinz Albert Snow zu sich in den Palast und ließ sich von ihm ausführlich über Chloroform informieren und von Snows Erfahrung bei Niederkünften berichten. Hatten sich bei der Geburt des letzten Kindes des royalen Paares, Prinz Arthur im Jahr 1850, drei die Queen beratende Ärzte noch gegen eine Narkose ausgesprochen, gab es für Victoria und ihren Mann diesmal keine Zweifel mehr.

In den Morgenstunden des 7. April 1853 wurde Snow in den Buckingham Palace gerufen. Mit seiner sachlichen, unprätentiösen Art hatte Snow inzwischen den königlichen Geburtshelfer, Sir Charles Locock, und auch den Leibarzt der Königin, Sir James Clark, beide eher konservativen Gemüts, überzeugen können. Snow verabreichte Chloroform in so niedriger Dosierung, dass die Queen ansprechbar blieb, aber dennoch ein analgetischer, ein schmerzlindernder Effekt eintrat. Sein Bericht von dem Einsatz bei der hochrangigsten Patientin seiner Karriere liest sich schnörkellos und *matter of factly*, weder an diesem Tag noch später stieg ihm sein Erfolg am königlichen Lager zu Kopf. Er verzichtete darauf, einen seiner Inhalatoren einzusetzen – der Anblick hätte die Queen möglicherweise verschreckt – und träufelte das Chloroform sanft auf ein Taschentuch, welches Victorias Gesicht bedeckte. Alles verlief komplikationslos: »Das Kind wurde 13 Minuten nach ein Uhr in dem Raum geboren ... folglich wurde Chloroform über 53 Minuten gegeben. Die Plazenta wurde in wenigen Minuten entbunden und die Königin schien wohlauf und gut gestimmt. Sie äußerte sich sehr dankbar über den Effekt des Chloroforms.«[16]

Das Neugeborene war ein Prinz, der nach dem Onkel Victorias, dem belgischen König, Leopold getauft wurde. Die Queen notierte in ihrem Tagebuch: »Das liebe kleine Baby ist ein hübsches gesundes Kind.«[17] Das sollte sich als ein tragischer Irrtum herausstellen. Wie man später diagnostizieren würde, litt Prinz Leopold an der

Bluterkrankheit, der Hämophilie. Er starb nach einem Sturz und in dessen Folge an den mit den Mitteln der Zeit nicht beherrschbaren inneren Blutungen im Alter von nur 30 Jahren. Der heutige schwedische König Carl XVI. Gustaf ist Prinz Leopolds Urenkel.

Snow wurde vier Jahre später, bei der Geburt des letzten Kindes von Victoria und Albert, Prinzessin Beatrice, erneut hinzugezogen und übte seine Tätigkeit abermals mit Erfolg und ohne jedwede Komplikationen bei Mutter wie Kind aus. Für die dann fast 38-jährige Queen war es eine doppelte Erleichterung: kaum Schmerzen bei der Niederkunft und danach nie wieder schwanger.

Miss Nightingale, in the Hospital, at Scutari.

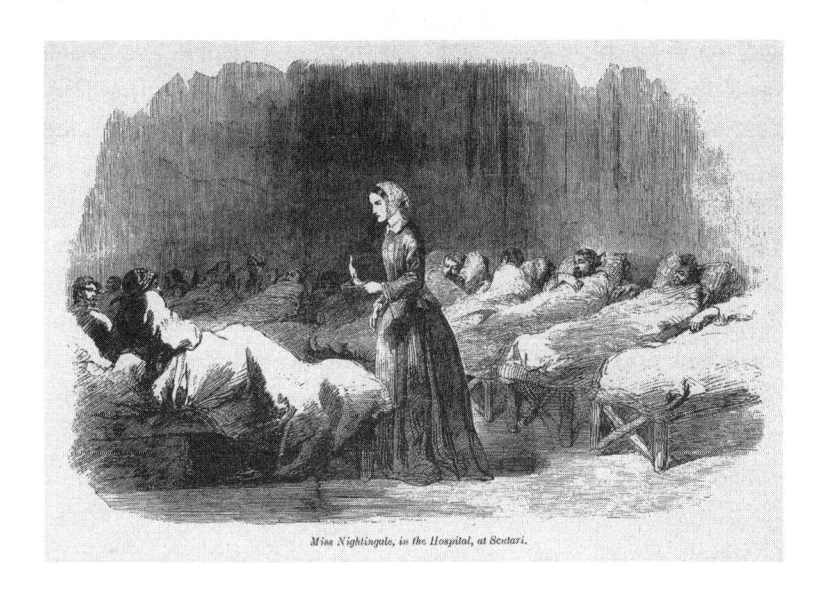

6.

DIE FRAU MIT DER LAMPE

El sueño de la razón produce monstruos. Der Schlaf der Vernunft gebiert Monster, lautet der Titel einer berühmten Radierung des spanischen Künstlers Francisco de Goya, entstanden um 1799, zur Zeit des Aufstiegs Napoleons und am Anfang einer Ära fast ununterbrochener Kriege, die erst 1815 endeten.

Kann es eine größere Ironie geben: In einer Epoche, in der sich Europa viel auf seine Rationalität zugutehielt, in der jeder Tag vom Fortschritt der Menschheit zu künden schien – für die Eliten, die Intellektuellen, die Oberschicht; weniger für die proletarischen Massen in den expandierenden Industriestädten – brach der erste Krieg zwischen den Großmächten seit vierzig Jahren über die Frage aus, wer den Schlüssel zur Grabeskirche in Jerusalem besitzen darf: die katholische Gemeinde (Schutzmacht: Frankreich), die orthodoxe Gemeinde (Schutzmacht: Russland) oder gar die Muslime, lag doch Jerusalem im Osmanischen Reich? Hinter dieser Problematik stand indes die sich verändernde machtpolitische Konstellation im Osten Europas und im Vorderen Orient. Das Osmanische Reich zeigte seit längerem Schwächen und regelrechte Auflösungserscheinungen, so dass man von der Türkei gern als dem »Kranken Mann am Bosporus« sprach. Es war ein von Dauerkrisen, Korruption und infrastrukturellem Rückstand geplagtes Imperium, welches einst das christliche Europa bedroht hatte und seine Existenz zu gefährden schien – was sich besonders dramatisch bei der berühmten Belagerung Wiens 1683 manifestiert hatte, als die Rettung der Habsburgermetropole durch einen seltenen Akt europäischer Solidarität in höchster Not gelang; eine Solidarität, die sich über Jahrhunderte als schwierig und allenfalls unter meist nur vorübergehender Überwindung nationaler Eigeninteressen zu erreichen erweisen sollte.

Der Nutznießer einer Verkleinerung, gar einer Auflösung des Osmanischen Reiches würde nach in den Kabinetten Europas einhellig vertretener Meinung das Zarenreich sein, und wahrscheinlich war keine Regierung so von der Naturgesetzlichkeit einer solchen noch hypothetischen Entwicklung überzeugt wie jene in St. Petersburg. Der Tag musste aus Sicht des Zaren (geteilt von den meisten seiner Vorgänger, eingeschlossen vor allem Katharina die Große achtzig Jahre zuvor) und seiner Minister kommen, da Russland endlich die beiden wichtigsten Hindernisse der Ausdehnung seines Machtbereiches aus dem Schwarzen Meer hinaus würde überwinden können: den Bosporus und die Dardanellen. Ein anderer und aus russischer Perspektive höchst reizvoller Gesichtspunkt war die

◂ *Florence Nightingale gilt als Wegbereiterin der modernen Krankenpflege und wurde als* Lady with the Lamp *zu einem nationalen Mythos in Großbritannien.*

Tatsache, dass noch weite Teile des Balkans unter osmanischer Hoheit standen. Würden diese slawischen und christlich-orthodoxen Völker ihre »Freiheit« (wie immer auch diese relativ zur osmanischen Herrschaft definiert war) erhalten, wäre Russland automatisch deren Schutzmacht. Es war ein solcher Automatismus, geboren aus dem vom Zarenreich propagierten Panslawismus, der im Sommer 1914 ganz wesentlich zur Kettenreaktion des Verderbens beitragen sollte.

Ein offenes Geheimnis war auch Frankreichs Ambition im Falle einer Krise von einer Größenordnung, wie man sie fast ein Menschenalter lang hatte verhindern können. Das Regime Napoleons III. war zwar auf den ersten Blick fest etabliert, wie alle Usurpatoren hatten indes dieser Kaiser und sein Hof ein permanentes Gefühl der Unsicherheit, ganz im Geiste seines Onkels, der sich einst nachdenklich in dem Sinne geäußert hatte, dass die jahrhundertealten Dynastien Europas fest verankert seien, er hingegen seine Herrschaftsmacht und seine Stärke als Aufsteiger tagtäglich erneut unter Beweis stellen müsse. Der neue, aber nicht jüngere und auch nicht strategisch begabtere Napoleon galt den meisten Höfen Europas als Parvenü, aber am höchsten loderten die Flammen der Verachtung für ihn im Winterpalast an der Newa, gefolgt von dem Herrscher und den typischerweise aus altem Adel entstammenden Ministern und Diplomaten Österreichs. Ein etwas besseres Image besaß Napoleon III. inzwischen in Großbritannien. Die zu dieser Zeit relativ schnell wechselnden Premierminister fanden deutlich mehr Gefallen an einem ruhigen, wenn auch imperialen Frankreich als an einem gärenden, revolutionären Nachbarn auf der anderen Seite des Kanals, und auch Queen Victoria hatte eine anfängliche Aversion schnell überwunden, nachdem sich der neue Kaiser bei einem Besuch in London (wo er früher längere Zeit im Exil gelebt hatte) als außerordentlich *charming* erwiesen hatte.

Freilich verfolgte Napoleon III. ein grundlegendes Ziel, das England nicht ohne weiteres ins Konzept passte. Der neue *Empereur* wollte Frankreich wieder zu einer Groß-, möglichst zu einer Weltmacht aufsteigen sehen, das der Nation und ihrem Streben nach *gloire* 1815 auf dem Wiener Kongress angelegte Korsett sprengen und die Schmach von Waterloo endgültig in die Geschichtsbücher verbannen. In England war die Erinnerung an diese historische Wendemarke immer noch sehr lebendig; vielleicht symbolisierte das Ableben des Duke of Wellington, des Helden jener Schlacht und zweifachen Premierministers in den 1820er und 1830er Jahren, im September 1852 tatsächlich auch für die unbestrittene Weltmacht, für das Vereinigte Königreich, dass eine neue Zeit angebrochen war und eben diese internationale Führungsposition gelegentlich neu verteidigt werden musste.

Der Streit um die Rechte der christlichen Minderheit im Heiligen Land und über den Zugang zu den heiligen Stätten war vor diesem Hintergrund allenfalls das sprichwörtliche Pulverfass. Die Kirchen vor Ort konnten sich einigen, die Politiker wollten es nicht, allen voran Zar Nikolaus I. und Kaiser Napoleon III. Als Russland die beiden zum Osmanischen Reich gehörenden Donaufürstentümer Moldau und Walachei im Juli 1853 besetzte und russische Truppen dann die Donau überquerten, um gegen die türkische Armee zu ziehen, brach jener Krieg aus, der nach seinem wesentlichen Schauplatz benannt ist, aber auch – und dieser Terminus sagt etwas über das fast schicksalhafte Konfliktpotenzial in der Region aus – als Neunter Türkisch-Russischer Krieg. Die Krim, die Namensgeberin des Waffengangs, war für die Menschen in Europa, vor allem in den kriegführenden »Westmächten« (dieser Begriff aus einer späteren Zeit erschient hier durchaus passend) Großbritannien und Frankreich weit genug weg, um von den dortigen Geschehnissen mit Gruseln zu lesen, gleichzeitig aber sich in der Sicherheit wiegen zu können, dass der Krieg auf jenen fernen Schauplatz begrenzt werden könne und man selbst nichts zu befürchten habe. Fast erinnert es ein wenig an das Stichwort »Vietnam« in den 1960er Jahren – ein Konflikt, der für Amerikaner unendlich weit entfernt zu sein schien und doch täglich im Wohnzimmer lebendig wurde. Der Name Krimkrieg unterschlägt freilich die Kampfhandlungen in der Ostsee und an der fernen russischen Pazifikküste – die Bewohner der finnischen Küstenregionen (auch Finnland gehörte zum Zarenreich, hatte indes begrenzte Autonomierechte), die das Geschützfeuer der alliierten Flotten zu hören bekamen, fühlten sich ebenso wenig sicher wie die von den Seestreitkräften vereinzelt beschossenen Orte an der russischen und baltischen Ostseeküste. Mit dem Schrecken davon kamen die Mönche in dem von zwei britischen Fregatten bombardierten Solowezki-Kloster im Weißen Meer, das eher wie eine Festungsanlage denn wie ein Ort des Glaubens wirkt. Seine starken Mauern trotzten den Kugeln der die Weltmeere beherrschenden Royal Navy und schützten die Bewohner vor Ungemach.

Der Krimkrieg wird von einigen Historikern ebenso, wenngleich nicht mit derselben Überzeugung wie der Amerikanische Bürgerkrieg von 1861 bis 1865 als der vermeintlich »Erste Moderne Krieg« bezeichnet. Um das Positivste an diesem aus heutiger Sicht so bizarren Waffengang herauszustellen: Anders als in den meisten Kriegen des 20. Jahrhunderts blieb die Zivilbevölkerung weitgehend unbehelligt, selbst auf dem Hauptkriegsschauplatz. Doch beeindruckend und zweifellos modern ist unter anderem die logistische Leistung vor allem der Alliierten (zu Großbritannien und Frankreich gesellte sich in einer späteren Kriegsphase noch das Königreich Sardinien-Piedmont). Basierend auf einer inzwischen fortgeschrittenen Industrialisierung, die sich auf Seiten der Seemacht Großbritannien ganz besonders als die Möglichkeit zum Bau ungeheuer Kapazitäten des Schiffstransports niederschlug, wurden immense Mengen von Material in Richtung Krim geschickt. Und von Kämpfern: Fast eine halbe Million Mann wurden auf den Kriegsschauplatz transportiert oder dienten auf den Hunderten von Kriegs- und Transportschiffen. Und nicht nur Kürassiere aus der Bretagne und dem Languedoc, nicht nur Gardisten aus dem schottischen Hochland und aus John Snows Heimatregion Yorkshire wurden in den Bäuchen der zunehmend metallenen und immer seltener hölzernen dampfbetriebenen Schiffe untergebracht, sondern auch Tausende, wahrscheinlich gar Zehntausende jener Kombattanten, die seit Menschengedenken noch nie gefragt wurden, ob sie leiden, bluten, sterben mochten für eine Religion, einen König, eine Machtideologie: Pferde.

In den Schilderungen über Mängel vor allem in den rauen Wintermonaten auf der Krim, die in den beiden westeuropäischen Ländern für Aufsehen und in einer an freie Meinungsäußerung gewöhnten Gesellschaft wie Großbritannien auch für Empörung sorgten, ging ein wenig unter, welch unglaubliche Mengen an Infrastruktur man in die ferne Region hatte expedieren müssen, auch wenn gelegentlich nicht genügend Winterstiefel oder Regenmäntel vorhanden waren. So reichte die Größenordnung der eingesetzten Geschütze auf Seiten der Alliierten schließlich an die 1000, mit allem an dazugehörigen Transportmaterialien und natürlich an Munition. Noch nie dagewesen war indes, was die Briten taten: Sie bauten eine eigene Eisenbahnlinie vom Hafen von Balaklava an die Front, so dass der Nachschub von den Schiffen im schnellstmöglichen Tempo der Epoche die Truppe erreichte. Die stolzen Bauherren nannten die 11 Kilometer lange Strecke, die binnen sieben Wochen gebaut wurde, mit nur einem leisen Hauch von Selbstironie The Great Crimean Central Railway.

Und auch diese Zahl verdient eine Erinnerung: Eintausendsechshundertachtundvierzig Pfund. Es war, wie aus den Frachtbüchern der Versorgungsschiffe hervorgeht, die Menge eines bestimmten Nachschubgutes, die in knapp zwei Jahren auf den fernen Kriegsschauplatz geliefert wurde. Diese Fracht indes unterschied sich nachdrücklich von allen anderen Kriegsmaterialien, die bis dahin je in einem Konflikt zum Einsatz gekommen waren. Denn es handelte sich nicht um Munition. Die 1648 (britische) Pfund, die in britisch besetzten Häfen wie Balaklava entladen wurden, waren Chloroform. Auf der Krim kam der Segen der Narkose in großem Umfang in den Feldlazaretten den Verwundeten zugute, mehr noch als im kurzen deutsch-dänischen Konflikt von 1848 und im Krieg der USA gegen Mexiko im Jahr zuvor, der als der erste Krieg gilt, bei dem Militärärzte Patienten unter Narkose operieren – was in vielen Fällen hieß: amputieren – konnten.

Als mangelhaft sollte sich hingegen die bei weitem nicht ausreichende medizinische Infrastruktur herausstellen. Die Neuorganisation von Krankenpflege ist aus der Perspektive dieses Buches einer der erfreulicheren Fortschritte in diesem Konflikt und brachte eine schon zu Lebzeiten verklärte Lichtgestalt hervor. Der Krimkrieg stellte indes noch eine weitere Neuerung dar, wurde hier tatsächlich zur Geburtsstätte eines unser Leben – heute vielleicht mehr denn je – bestimmenden Stücks Modernität. Zum ersten Mal spielten die Medien eine herausragende Rolle in der Wahrnehmung eines Krieges durch weite Bevölkerungsschichten, einer realistischeren Wahrnehmung, aber auch von einer durch den Überbringer der Nachrichten – den Journalisten, die Redaktionen – bestimmten Subjektivität. Dank des technischen Fortschrittes der inzwischen auch über Meeresböden verlegten Telegrafenkabel konnten die hier ihre Premiere als Berufsstand erlebenden Kriegskorrespondenten ihre Berichte beinahe in Echtzeit in ihre Heimatländer schicken oder, präziser gesagt, kabeln. Günstig für den Kriegsjournalismus war der Zugang zum europäischen Telegrafennetz fast direkt von der Front: Ein unterseeisches Kabel war in nur 18 Tagen quer durch das Schwarze Meer von Varna nach Balaklava auf der Krim verlegt worden. Der Inhalt dieser Berichte konnte von nun an Bevölkerungen deprimieren, euphorisieren oder aufwiegeln. Was die Zeitungen – das alles beherrschende Medium der Nachrichtenvermittlung – druckten, konnte in letzter Konsequenz Regierungen stürzen, was in der Tat in Großbritannien auf dem Höhepunkt des Krieges auch erstmals geschah. Berichterstattung, Kommentierung, Bewusstseinsbildung mit weitreichenden politischen wie gesellschaftlichen Konsequenzen ist eine Kettenreaktion, die seither zumindest die westlichen Demokratien massiv beeinflusst hat, von Watergate bis zu Klimawandel und Coronakrise. Die Macht der Medien – sie hat eine ihrer wichtigsten Wurzeln im Krimkrieg der Jahre 1854 bis 1856.

Zündende Schlagzeilen produzierte bereits die erste größere Schlacht des Krieges. Am 30. November 1853 griff die russische Schwarzmeerflotte die im Hafen von Sinope liegenden türkischen Seestreitkräfte an. Es war nicht nur die letzte Seeschlacht der Geschichte, die mehrheitlich zwischen Segelschiffen ausgetragen wurde, sondern auch eine sehr einseitige Angelegenheit. Nach gut einer Stunde war die türkische Flotte vernichtet, nur eines ihrer Schiffe konnte entkommen. Die Russen hatten 37 Tote zu verzeichnen, die Türken knapp 3000. Als die Nachricht vom Sieg der Russen nach Westeuropa gelangte, tauchten in dicken Lettern Begriffe wie »Massaker« und »Hinterhalt« auf. Die *Times*, noch eines der weniger zu Aufregungen neigenden Blätter, bezog eindeutig Position und sprach (ohne wirkliche Belege) vom »heroischen Mut der Türken«. Andere sandten klare Aufforderungen zum Handeln scheinbar an die Leser, tatsächlich indes direkt an die Regierung. Der *Morning Advertiser* beispielsweise wurde geradezu poetisch: »Hat der britische Busen aufgehört, als Antwort auf die Forderungen der Menschlichkeit zu beben? Hat der Gerechtigkeitssinn aufgehört, auf seinem Thron im englischen Herzen zu sitzen? Hat die nationale Ehre – welche das Höchste für jeden Engländer überall auf der Welt zu sein pflegte – ihren Platz im Bewusstsein der Menschen dieses Reiches eingebüßt? Das ist unmöglich.«[1]

Dieser Stimmung konnten sich die britische und die französische Regierung umso weniger verschließen, als es nur eine Frage der Zeit schien, bis die Türkei auf dem südosteuropäischen Kriegsschauplatz immer weiter zurückgedrängt und die Russen schließlich vor Konstantinopel stehen würden. Am 28. März 1854 erklärten Großbritannien und Frankreich dem Zarenreich den Krieg. Die Alliierten schickten zunächst Truppen und Material zur Unterstützung der nunmehr mit ihnen verbündeten Türken nach Varna an die Schwarzmeerküste (im heutigen Bulgarien) und zum Schutz der strategisch so wichtigen Dardanellen nach Gallipoli – jenen Ort, an dem die Briten im Ersten Weltkrieg eine schwere Niederlage einstecken würden, was die Karriere des politisch für die Royal Navy Verantwortlichen zu beenden schien: Winston Churchill. Im Jahr 1854 indes gab es wenig Widerstand. Die Überlegenheit der Briten zur See war so erdrückend, dass das Schwarze Meer zu einem Mare Nostrum Britanniens wurde. Die britische Marine konnte praktisch vom Gegner unbehindert Küstenziele wie die Hafenstadt Odessa angreifen, deren Munitionslager von Raketen, die von britischen Schiffen abgeschossen wurden, zerstört wurde.

Angesichts dieser maritimen Suprematie konnten die Alliierten fast problemlos auf der Krim landen und ihren immensen Nachschub ohne größere Störungen dorthin bringen. Die russische Schwarzmeerflotte, ohnehin kein gleichwertiger Gegner, hatte sich in den Hafen von Sewastopol geflüchtet. Diese Festung stand mit Beginn der Kampfhandlungen auf der Krim im Zentrum aller Planungen und Operationen. Die Eroberung Sewastopols wurde schnell zum Kriegsziel der Alliierten – eine Eroberung, von der man (zu Recht, wie sich erweisen sollte) erwartete, dass sie die siegreiche Beendigung des Krimkrieges bedeuten würde.

Bis dahin war es indes ein langer und für alle Beteiligten schmerzhafter Weg. Zunächst schien es nach Plan zu laufen für die Alliierten. Am 20. September 1854 siegten sie, wenn auch unter beträchtlichen Verlusten, in der Schlacht am Fluss Alma. Die Russen zogen sich hinter die Befestigungen von Sewastopol zurück, um das die Briten und Franzosen einen Belagerungsring bildeten. Am 25. Oktober kam es zur vielleicht berühmtesten Episode des Krieges, als in der Schlacht um Balaklava eine britische Kavalleriebrigade aus einem Gemisch von mangelnder Aufklärung, militärischer Inkompetenz und vor allem kommunikativen Missverständnissen heraus zum Angriff auf eine russische Geschützstellung ansetzte. Deren gab es auf den Hängen über einem Tal allerdings mehrere, so dass die Leichte Brigade in ein erbarmungsloses Feuer von mehreren Seiten hinein- und schließlich wieder zurückgaloppierte. Es war ein sinnloser Opfergang, der in Großbritannien bald zum nationalen Mythos wurde. Der die Attacke aus der Ferne beobachtende Befehlshaber der französischen Streitkräfte, General Pierre Bosquet, kommentierte zwischen Begeisterung und Entsetzen schwankend: *C'est magnifique, mais ce n'est pas la guerre, c'est de la folie* – das ist großartig, aber das ist kein Krieg, das ist Wahnsinn. Die Zahl der gefallenen Briten kann nur geschätzt werden, wahrscheinlich wurden rund 160 Kavalleristen getötet und etwa 120 verwundet. Als die Nachricht von der Attacke England erreichte, war das Entsetzen in der Öffentlichkeit groß; die *Times* konstatierte, dass »grässliche Fehler« gemacht worden seien. Der Dichter Lord Alfred Tennyson verfasste ein Gedicht, *The Charge of the Light Brigade*, das ein großer Erfolg wurde und danach in jeder britischen Schule Generationen von Kindern beigebracht wurde. Eine deutsche Übersetzung verfasste Theodor Fontane unter dem Titel *Balaklawa*:

»… Der Tod mäht rascher von Schritt zu Schritt,
Leichte Brigade, was bringst du noch mit?
Dein Siegesritt war ein Todesritt,
Ein Todesritt der Sechshundert.«

Der Tod mähte auch deshalb im Krimkrieg so rasch, weil die Waffentechnik effektiver geworden war. Kurz vor Ausbruch des Krimkrieges, im Jahr 1849, hatte der französische Offizier Claude Étienne Minié einen neuen Typ von Munition für Pistolen und Gewehre entwickelt. Anders als die deutsche Sprache, die nur den Begriff »Projektil« – oder untechnisch »Kugel« – kennt, differenziert das Englische zwischen *balls* (runden Geschossen) und den von Minié erfundenen zylindrokonischen Geschossen, den *bullets*. Die spiralförmigen Einkerbungen im Lauf verliehen den *bullets* Eigenrotation und Geschwindigkeit, was neben einer höheren Treffsicherheit zu mehr Durchschlagskraft und beim Eintritt in den menschlichen Körper zu mehr Gewebeschädigung führte. Die Miniés verbreiteten Angst und Schrecken, ebenso wie neue Granaten mit höherer Sprengkraft. Die Militärärzte auf beiden Seiten sahen schreckliche Wunden, nach den Schlachten wie jener von Inkerman am 5. November 1854 wie auch in den danach folgenden Monaten des Stellungskrieges vor Sewastopol. Wie andere Mediziner arbeitete auch der junge Chirurg Arthur Elkington an vorderster Front: »Ich hatte ungefähr einhundert Mal das Erlebnis, gerade noch davongekommen zu sein, schmutzbedeckt zwar, Zuflucht suchend vor den Kugeln, doch nichts, was mir schaden konnte, berührte mich. Ich war an der Front mit dem 21. Regiment, als drei Kugeln schnell hintereinander an mir vorbeiflogen, in die Reihen der Soldaten hinein. Jede von ihnen traf einen Mann. Zwei waren sofort tot, dem dritten wurde in der fürchterlichsten Weise der Arm zerschmettert. Das Geräusch, mit dem diese ungeheuerlichen Geschosse in die Körper der Männer einschlugen, war das fürchterlichste, das ich je gehört hatte.«[2]

Und dennoch waren es nicht die Kugeln und das Artilleriefeuer, welche die meisten Opfer unter den Armeen forderten, sondern Seuchen und Infektionen. Von den offiziell 19 584 Toten, die das britische Expeditionskorps auf der Krim zu verzeichnen hatte, kamen nur etwa zehn Prozent bei Kampfhandlungen ums Leben. Die größte Gefahr drohte den Verwundeten durch mangelnde Hygiene und allen Kriegsteilnehmern durch die immer wieder ausbrechende Cholera und durch andere Seuchen wie die Ruhr. Die Cholera wütete vor allem im Lager der Alliierten in Varna und auf den Schiffen, die während der Blockade von Sewastopol oft monatelang vor der Küste lagen oder kreuzten. Niemand war vor den Erregern der verschiedenen Infektionskrankheiten sicher, auch nicht die Höchstrangigen: Der Befehlshaber der britischen Streitkräfte auf der Krim, Baron Raglan, ein Veteran der Schlacht von Waterloo, bei der ihm nach einer Verwundung der rechte Arm amputiert werden musste, erlag im Juni 1855 der Ruhr. Diese und andere Infektionen grassierten vor allem im größten Hospital der Alliierten in Scutari, auf der asiatischen Seite von Konstantinopel (heute Istanbul) gelegen. Nach einem für die Verwundeten oft qualvollen Seetransport von der Krim quer über das Schwarze Meer kamen sie in das Anwesen, das einst eine türkische Kavalleriekaserne gewesen war und das bald nicht nur völlig überfüllt, sondern auch ohne kompetentes Personal war – und von einem Schmutz, der Besucher schockierte, wie Fanny Duberly, die junge Frau des Zahlmeisters des Achten Husarenregiments: »Diese Verwahrlosung! Dieser Dreck! Die Ratten! Die Flöhe!«[3]

Die britische Öffentlichkeit war schockiert, als Berichte über das Leiden ihrer Soldaten auf dem Kriegsschauplatz und, weit entfernt von der Krim, in Scutari eintrafen. Am 12. Oktober 1854 erschien in der *Times* ein Artikel des in Konstantinopel ansässigen Korrespondenten Thomas Chenery, der die patriotische Stimmung, die nach dem Sieg von Alma aufgekommen war, nachhaltig trübte. Mit Erschütterung las das Publikum Zeilen wie diese: »Nicht nur gibt es nicht genügend Chirurgen – das, so muss hinzugefügt werden, mag unvermeidbar sein – nicht nur gibt es keine Pfleger und Krankenschwestern – das mag ein Fehler im System sein, für den niemand verantwortlich zu machen ist – aber was soll man sagen, wenn bekannt ist, dass nicht genügend Leinen da ist, um Verbände für die Verwundeten zu machen? Das größte Erbarmen muss man mit den unglücklichen Insassen (*inmates*) von Scutari haben, und jede Familie wird Tuch und Kleidungsstücke schicken. Aber warum konnte man sich auf diese vorhersehbare Situation nicht einstellen?«[4]

Solche Berichte häuften sich. Dabei erfuhr die britische Öffentlichkeit, dass die französischen Verbündeten mit einem wesentlich besseren Sanitätswesen in Richtung Krim gezogen waren. Nicht nur hatten die Franzosen mehr Militärchirurgen auf der Halbinsel, sie verfügten auch über ein Korps von Ordensschwestern, die sich der Krankenpflege widmeten. Nur zwei Tage nach Chenerys Artikel erschien in der Times der Brief eines Soldaten, der diesen als *A Sufferer by the Present War* signiert hatte. Warum, so fragte der Autor, habe man keine *sisters of charity* wie die Franzosen? Es war dieser Text, der die Aufmerksamkeit einer Leserin erweckte, die sich entschloss, etwas zu unternehmen. Ihr Name war Florence Nightingale.

Die Tochter einer wohlsituierten britischen Familie, die sich lange Aufenthalte im Ausland leisten konnte, trug den Namen ihres Geburtsortes. Florence Nightingale kam am 12. Mai 1820 auf einem hochherrschaftlichen Anwesen in Florenz in der Toskana zur Welt. Angesichts der Prosperität und gesellschaftlichen Stellung ihrer Familie wundert es nicht, dass diese entsetzt war über den Berufsweg, für den sie sich als junge Frau von etwa 24 Jahren entschied: Sie wollte Krankenpflegerin werden. Gegenüber ihrem ursprünglichen Steckenpferd, der Mathematik, die man nicht als etwas für eine junge Dame Schickliches ansah und die deshalb für erste Verstimmung gesorgt hatte, schien dies ein weiterer und drastischer Abstieg. Krankenpflege war außerordentlich schlecht beleumundet, und das Publikum in den Krankenhäusern erschien kein adäquater Umgang – Damen und Herren von Stand und Geblüt ließen sich im Krankheitsfall daheim und nicht in einem Spital versorgen. Florence indes war wahrscheinlich durch den Besuch des German Hospital im Londoner Stadtteil Hackney inspiriert worden. Die dort tätigen Krankenschwestern wurden in den 1840er und 1850er Jahren von der Diakonie im rheinischen Kaiserswerth gestellt. Genau in diesen pittoresken kleinen Ort (heute ein Stadtteil von Düsseldorf) begab sich Florence 1851 zur Ausbildung.

Nachdem sie in London vorübergehend ein Pflegeheim geleitet hatte, ließen ihr die Berichte über das Leiden der Verwundeten und Kranken, ob in Scutari oder auf der Krim, keine Ruhe mehr. Sie verfügte über exzellente Beziehungen zur politischen Klasse und auch zu Queen Victoria. Der Königin war Florence bereits 1839 erstmals vorgestellt worden. Die Queen, die nur ein Jahr älter als Florence war, interessierte sich sehr für deren Tätigkeit und ließ sich im Laufe der nächsten Jahre immer wieder von ihr über Fortschritte in der Krankenpflege unterrichten. Florence Nightingale war auch eine gute Bekannte des Staatssekretärs im Kriegsministerium und zukünftigen Kriegsministers Sidney Herbert. Mit dessen Unterstützung konnte sie ihren Plan verwirklichen, mit einer Gruppe von knapp 30 Pflegerinnen zum Kriegsschauplatz aufzubrechen.

Nightingale und ihre Mitarbeiterinnen wirkten überwiegend im Militärhospital von Scutari, das auch sie beim Betreten umgehend schockierte. Sie war indes keine Frau, die sich schnell entmutigen ließ. Mit Energie, Geschick und vor allem Geduld gelang es ihr, die Situation allmählich zu verbessern. Sie nahm an einigen Operationen teil, doch der Schwerpunkt ihrer Arbeit war organisatorischer Natur. In Balaklava und damit direkt an der Front kümmerten sich auch einige andere Frauen um die Verletzten, die in der öffentlichen Wahrnehmung im Schatten von Florence Nightingale standen. Dies gilt vor allem für die aus Jamaika stammende Mary Seacole, die mit britischem Unternehmergeist ein Hotel eröffnete, das bald auch als Krankenstation fungierte und in dem Seacole sich um die Verwundeten und Kranken mit großem Einsatz und mit ihrer Kenntnis karibischer Naturheilverfahren kümmerte. Zwischen ihr und Nightingale habe es Konkurrenzdenken, vor allem seitens Letzterer gegeben, wurde später kolportiert. Nicht ausgeschlossen werden kann, dass Seacole aufgrund ihrer Hautfarbe diskriminiert wurde. Pendel pflegen zurückzuschwingen: In der jüngeren Zeit hat es mehrere Ehrungen für Seacole gegeben wie eine Statue vor dem St. Thomas Hospital in London.

Florence Nightingale sorgte für ein Mindestmaß an Sauberkeit, ein Konzept, vom dem sie durch die inzwischen auch in England diskutierten Thesen des Ignaz Semmelweis gehört hatte. Durch Nightingales Einsatz bekamen die Kranken neue und saubere Wäsche und wurden besser ernährt; der Skorbut – eine Vitamin C-

Mangelkrankheit, die früher hauptsächlich von Seeleuten bekannt war, die lange Zeit ohne frische Nahrung auskommen mussten – im Hospital war neben Magen-Darm-Infektionen eine weitere Geißel der Kranken und Blessierten. Und noch etwas war ungewöhnlich: Florence Nightingale verfasste eigenhändig und voller Sympathie Briefe an die Familien von Soldaten, die in Scutari starben – es war eine Empathie, zu der die Militärbehörden nicht in der Lage waren.

So überrascht es nicht, dass die Patienten Nightingale und ihre Helferinnen als geradezu engelsgleiche Gestalten wahrnahmen. Dieses »Image« wurde wie so viele andere Neuigkeiten dank der geschilderten Kommunikationsmittel in die heimische Presse transferiert. Bald hatte die Öffentlichkeit ein Bild, eine Idealvorstellung von Florence Nightingale: wie sie abends mit einer Lampe in der Hand über die Station geht, noch einmal vor der Nacht überprüft, ob alle Patienten gut versorgt sind, jedem noch ein gütiges Wort spendet. Die *Illustrated London News* brachten eine Lithografie einer solchen Szene, die vielfach reproduziert und ausgeschmückt wurde. Florence Nightingale wurde *The Lady with the Lamp*. Die Frau, die nie heiratete, verkörperte das viktorianische Ideal der Mutterfigur, der von christlicher Nächstenliebe erfüllten Weiblichkeit. Dass sie auch Kritiker hatte und einige Zeugen die Verbesserung der Zustände in Scutari auch darauf zurückführten, dass sich nach den anfänglichen Schlachten auf der Krim dort ein Stellungskrieg entwickelt hatte, der zu weniger in dem Hospital eintreffenden Verwundeten führte, kratzte indes kaum an ihrem Image als einer Wohltäterin. Die nachhaltigste Wirkung hatte Florence Nightingale indes in einer Aufwertung der Pflegeberufe. Nach dem Krimkrieg konnte nicht wieder in Vergessenheit geraten, dass für die dem medizinischen Fortschritt der Epoche angemessene Betreuung der Patienten umfassend und kompetent ausgebildete Krankenschwestern und Pfleger unersetzlich waren.

Dass Krankheiten und Seuchen für die alliierten Soldaten oft tödlicher verliefen als das Aufeinandertreffen mit dem Feind, war eine Tatsache, welche die Öffentlichkeit in den beteiligten Ländern von den Korrespondenten erfuhr, die – wie geschildert – fast tagesaktuell vom Kriegsschauplatz berichteten. Führend unter den britischen Zeitungen war die *Times*, die mit William Howard Russell den ersten hauptberuflichen Kriegskorrespondenten auf die Krim geschickt hatte. Der aus Irland stammende Russell war bei Ausbruch des Krimkrieges 34 Jahre alt und wollte zunächst eigentlich Arzt werden. Am Medizinstudium schreckte ihn indes der Gedanke ab, mit Leichen zu tun zu haben – auf der Krim blieb ihm dieser Anblick bei zahlreichen Gelegenheiten nicht erspart. Er hatte sich bereits journalistische Meriten verdient, als ihm der Chefredakteur der *Times*, John Delane, im Februar 1854 – also noch einen Monat vor den alliierten Kriegserklärungen – den Auftrag gab, sich mit den ersten britischen Truppen auf den fernen Kriegsschauplatz einzuschiffen.

Delane hätte keine bessere Wahl treffen können. Russell war ein ebenso exzellenter Beobachter wie er ein brillanter Erzähler war. Seine Berichte atmeten förmlich die Empfindungen der Kriegsteilnehmer, ihre Euphorie, ihren Opfermut, ihre Enttäuschung, ihre Qualen. Eine weitere für seine Berufsausübung wichtige Eigenschaft: Russell hatte die Fähigkeit, Informationen aus Gesprächen zu ziehen. Er war umgänglich und wirkte auf die Soldaten, vor allem die jüngeren, vertrauenerweckend; dass er sich bei Gelagen als außerordentlich trinkfest erwies, trug zu seinem Ansehen bei der Truppe bei. Weniger geschätzt war er ebenso wie seine weniger berühmten Korrespondentenkollegen mit fortschreitender Kriegsdauer und einem in der Öffentlichkeit zunehmend düsteren Bild des Verlaufs der Kampfhandlungen bei der Generalität und den Politikern. Der britische Außenminister, der Earl of Clarendon, erkannte mit einem Hauch von Resignation: »Die Presse und der Telegraf sind Feinde, die wir nicht auf der Rechnung gehabt haben. Aber da sie unbesiegbar sind, hat es auch keinen Sinn, sich über sie zu beklagen.«[5]

Russell musste schon bald nach der Ankunft der ersten alliierten Soldaten am Schwarzen Meer von den Heimsuchungen durch die Cholera berichten, die ein französisches Korps auf einem Gewaltmarsch ereilte. Die französische Einheit sollte im Juli 1854 im heutigen Bulgarien eine russische Armee zu Kampf stellen, fand diese jedoch nicht. Der Rückmarsch bei sengender Hitze wurde zu einer unvorstellbaren Katastrophe, für die Russell die passenden Worte fand: »Das Ergebnis dieser Expedition war eines der fruchtlosesten und beklagenswertesten in der Kriegsgeschichte. Die Einzelheiten dieser Unternehmung, welche die Franzosen mehr als 7000 Mann gekostet hat, gehören zu den entsetzlichsten und schauderhaftesten dieses Feldzuges.«[6] Auch die schlechte Versorgung der Kranken und Verwundeten fiel ihm nach Ankunft auf der Krim bald auf: »Die Organisation ist niederträchtig, und es ist schmerzhaft, unser Vorgehen mit dem Verhalten der Franzosen zu vergleichen. Können Sie das glauben: Für die Kranken gibt es nicht einmal ein Bett, in dem sie liegen können? Sie kommen an und werden in ein verwanztes Haus geworfen, in dem es keinen Tisch oder Stuhl gibt. Die Franzosen mit ihren Ambulanzen, exzellentem Planungsstab, Boulangerien etc. sind uns weit überlegen. Während solche Zustände herrschen, legt Sir George Brown [Kommandeur der Leichten Division] nur Wert darauf, dass die Männer sauber rasiert sind, gerade Körperhaltung aufweisen und die Gürtel eng geschnallt sind.«[7] Ob er solche Dinge berichten oder lieber seine Zunge (und seine Feder) im Zaum halten sollte, fragte Russell seinen Chef Delane. Der Chefredakteur wies ihn an, wahrheitsgemäß und leserfreundlich zu berichten.

Die Mängel, die in den Zeilen Russells und der anderen Korrespondenten zutage traten, betrafen nicht nur die medizinische Versorgung, sondern vor allem die Strategie der britischen und französischen Feldherren. Mit dem Ausbleiben des ultimativen Erfolges, der erhofften Einnahme von Sewastopol, spiegelten Zeitungsartikel über die Ereignisse auf der Krim immer seltener die anfängliche patriotische Begeisterung, sondern eine gehörige Portion Frustration wider, die sich auf die öffentliche Stimmung in Frankreich und Großbritannien auswirkte (in Russland und der Türkei ließ die Zensur keine so realitätsnahe Berichterstattung zu). Die schlechte Stimmung führte im Januar 1855 zu ersten Protestkundgebungen gegen den Krimkrieg, in London kam es zum sogenannten *Snowball Riot*, bei dem Polizisten und dann das schließlich eintreffende Militär mit Schneebällen beworfen wurden. Wenige Tage später, am 30. Januar 1855, trat Premierminister Lord Aberdeen nach einer im Unterhaus verlorenen Abstimmung zurück. Als der neue Kriegsminister im Kabinett des die Nachfolge Aberdeens antretenden Lord Palmerston, der Duke of Newcastle, später in diesem Jahr die Krim besuchte, sagte er zu Russell: »*It was you who turned out the government.*«[8]

Der Krimkrieg gebar nicht nur die aktuelle, weite Leserkreise erreichende Berichterstattung, die erst eine öffentliche Meinung im modernen Sinn möglich gemacht hat. Der Kriegs-, Krisen- und Katastrophenjournalismus, dessen visuelle Variante in Gestalt des Fernsehens oder des Online-Videos heute einen großen Teil unseres Medienkonsums ausmacht, erlebte seine Premiere nicht nur im Druck, sondern auch im Bild. Roger Fenton, für den die Exponate zur Fotografie auf der Great Exhibition ein Schlüsselerlebnis waren, hatte fast umgehend nach Beendigung der Weltausstellung einen Berufswechsel vorgenommen. Oder, genauer gesagt, er war in der Methode seiner Bildgebung gewechselt, von der Malerei zur Fotografie.

Kaum hatte die Weltausstellung von 1851 geschlossen, legte sich Fenton eine erste Kamera und die anderen benötigten Ausrüstungsgegenstände zu. Er ging abermals nach Paris, diesmal indes, um von dortigen Fotografen zu lernen. Bereits ein Jahr nach der Great Exhibition hatte Fenton erneut eine eigene Ausstellung, diesmal mit Fotografien. Ebenfalls 1852 unternahm er mit seiner Ausrüstung eine Exkursion nach Russland. Er besuchte unter anderem St. Petersburg und Moskau; seine dort angefertigten Bilder gehörten zu den ersten Fotografien, die in Großbritannien einem breiteren Publikum von den Wahrzeichen der beiden Metropolen bekannt wurden. 1853 gründete Fenton die Photographic Society, die sich umgehend des Wohlwollens der Queen und des sich auch an dieser Innovation, der Fotografie, begeisternden Prinz Albert erfreute und die bald in Royal Photographic Society umgetauft werden konnte.

Prinz Albert gehörte ebenso wie Kriegsminister Newcastle zu jenen Kräften, die gemeinsam mit dem Verleger Thomas Agnew eine Expedition Fentons und seiner Ausrüstung auf den Kriegsschauplatz sponsorten. Das dort entstehende Bildmaterial sollte in den *Illustrated London News* reproduziert werden. Seitens der Regierung war der Hintergedanke bei dem Projekt, dass Fentons Bilder vom Leben der Soldaten auf der Krim möglicherweise einen die Öffentlichkeit beruhigenden Effekt haben mochten; sie sollten quasi als Gegengift zu den oft deprimierenden Artikeln Russells und seiner Kollegen fungieren.

Fenton reiste zur Krim und hielt sich im Gebiet von Balaklava von März bis Juni 1855 auf. Er zog mit einem Einspänner durch die oft desolat wirkende Landschaft; in der Kutsche hatte er sein portables Labor, in dem er seine Platten umgehend entwickeln konnte. Auch wenn er nicht in die Nähe der Kampfhandlungen kam, war sein Einsatz alles andere als ungefährlich. Fenton brach sich bei einem Sturz mehrere Rippen und erkrankte an der Cholera. Umso erstaunlicher ist sein Œuvre von rund 360 großformatigen Bildern, die nach seiner Heimkehr auf Ausstellungen von etwa zwei Millionen Menschen in Großbritannien gesehen wurden. Viele seiner Bilder sind Porträts von Soldaten, die nichts Kriegerisches an sich haben und tatsächlich, dabei wohl ganz im Sinne seiner Auftraggeber, eine Art Idylle vermitteln: Offiziere in adretter Uniform hoch zu Ross; Soldaten beim Tee oder in Gesellschaft des Regimentshundes. Die Bilder mussten aufgrund der langen Belichtungszeit in Absprache mit den Porträtierten sorgfältig inszeniert werden. Eine Aktion zu fotografieren, gar einen Angriff auf die russischen Stellungen, war mit der Technologie noch unmöglich; die Teilnehmer wären nur als verwaschene Spuren auf der Platte zu sehen gewesen. Fenton fotografierte keine Toten und keine Verwundeten, weil er das für unethisch hielt. Und trotz dieser Zurückhaltung und ungeachtet des Fehlens irgendwelcher Schrecknisse auf seinen Bildern wirkten einige der Aufnahmen auf das Publikum daheim bedrückend, regten zum Nachdenken an. Die Außenaufnahmen unweit der in der Ferne erkennbaren Stadt Sewastopol zeigen eine öde Landschaft, die eher der Oberfläche des Mondes als einem Flecken Erde glich, um den zu kämpfen und auf dem zu sterben es Sinn machen würde.

Zum großen Sterben kam es, als Sewastopol am 8. September 1855 endlich erstürmt werden konnte. Die Russen verloren etwa 13 000, die Alliierten rund 10 000 Mann. Die Soldaten mussten noch einen zweiten miserablen Winter auf der Krim verbringen, und erneut schlug die Cholera erbarmungslos zu. Der Seuche fielen zwischen 25 000 und 40 000 Franzosen zum Opfer, mehr als in knapp zwei Jahren Krieg bei Kampfhandlungen umgekommen waren. Auch die Russen litten massiv, wovon sich der neue Zar Alexander II. bei einem Besuch auf der Krim überzeugen konnte. Die Diplomaten der kriegführenden Nationen kamen in Paris zusammen und schlossen am 30. März 1856 Frieden. Die Türkei war gerettet, Russlands Expansionismus blockiert. Langfristig hatte möglicherweise ein Land den größten Schaden für seine Machtposition, das gar nicht am Krieg teilgenommen hatte. Russland war massiv verstimmt über die Neutralität Österreichs und seine schwer durchschaubare Politik während des Krimkrieges mit ihren als bedrohlich empfundenen Truppenverlegungen, die eine beträchtliche russische Streitmacht an der Westgrenze des Zarenreichs banden. Die Habsburgermonarchie war für die russische Autokratie nach dem Wiener Kongress von 1815 als das konservativste Regime unter den Großmächten der natürliche Bündnispartner, dem man durch die Niederschlagung der Revolution in Ungarn 1848 sehr geholfen hatte. Die als Undankbarkeit empfundene Haltung Österreichs im Krieg mit den liberaleren Westmächten verstimmte die russische Regierung nachhaltig. Auch in diesem Punkt war der Weg zur europäischen Katastrophe von 1914 vorgezeichnet. Die Entfremdung der beiden konservativen, um nicht zu sagen: reaktionären Mächte hatte indes schon sehr viel schneller Folgen für Österreich. Nur drei Jahre nach dem Pariser Frieden führte Napoleon III. abermals Krieg, diesmal zur Unterstützung der italienischen Unabhängigkeitsbewegung gegen die Habsburgermonarchie. Österreich war dann isoliert und ohne Freunde.

Der Krimkrieg hinterließ viele Bilder, neben den Fotografien von Roger Fenton auch Gemälde, mit denen Künstler die Ambivalenz dieses Ereignisses auszudrücken suchten. Das vielleicht eindringlichste schuf Joseph Noel Paton. Prinz Albert schenkte es seiner Frau zu Weihnachten 1859; es befindet sich noch heute im Besitz der Queen bzw. des Royal Collection Trust. Patons Ölgemälde *Home (The Return from the Crimea)* zeigt einen Corporal der Scots Fusilier Guards, der gerade vom Horror, von der Unwirklichkeit des fernen Kriegsschauplatzes nach Hause gekommen ist, in eine wahrhafte Idylle, so wie die Briten sie als typisch für ihr Land schätzten: der Frieden eines einfachen, aber sauberen Heims, die aufgeschlagene Bibel und die durchs Fenster vor dem glühenden Abendrot sichtbare Kirche als Hinweis auf den christlichen Glauben der Nation, die Angelrute und die Geige als Symbole einer unbeschwerten Freizeit. Die Frau und die Tochter umarmen den unerwartet Heimgekehrten, der erschöpft ist und einen Kopfverband trägt. An seiner Uniform ist ein Orden sichtbar, auf dem Boden liegt des Soldaten Souvenir aus jener anderen, grausamen Welt, ein russischer Infanteriehelm. Doch der Krimkrieg wird auch ohne diese Mitbringsel von nun an immer bei der Familie bleiben. Der linke Ärmel der Uniformjacke des Gatten und Vaters ist leer.

7.

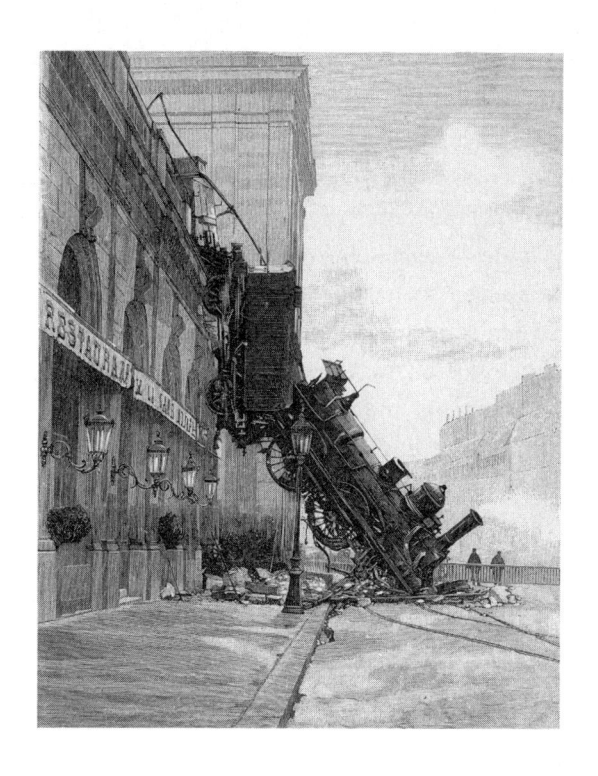

RÄDER AUS STAHL

Die Empfindung, das eigene Leben notfalls für eine Sache zu geben, an die man unerschütterlich glaubt, dürfte wohl nur den allerpatriotischsten unter den auf der Krim kämpfenden Soldaten gekommen sein. Als einen solchen Opfergang hat hingegen möglicherweise William Huskisson seine letzten irdischen Stunden empfunden. Der bekannte Politiker, Mitglied des House of Commons und ehemals britischer Kriegsminister, hatte sich als Abgeordneter im Unterhaus nachdrücklich für den Bau der Liverpool and Manchester Railway, der ersten größeren Eisenbahnstrecke auf der Welt, eingesetzt, die zwei Hochburgen der Industrialisierung im Herzen Englands mit einander verbinden sollte. Während der feierlichen Einweihung der Strecke am 15. September 1830 wurde Huskisson bei dem Versuch, den Wagen des Premierministers, des Duke of Wellington, zu besteigen, von einem entgegenkommenden Zug, dessen Lokomotive den Namen *The Rocket* trug, erfasst. Wenige Stunden später starb Huskisson, das erste prominente Todesopfer (nach mehreren Heizern und anderen Arbeitern) einer neuen Technologie. Opfer müssen gebracht werden, so lauteten viele Jahre später die berühmten letzten Worte Otto Lilienthals, Pionier einer gänzlich anderen Art des Reisens, nachdem er sich bei einem Sturz mit seinem Gleiter im August 1896 in Berlin tödlich verletzt hatte. Vermutlich hat dies auch William Huskisson so gesehen. Die Innovation jedenfalls, für die er sich so eingesetzt hatte, prägte mehr als nur ein Zeitalter.

Die Veränderung, welche die Verbreitung der Eisenbahn für das tägliche Leben mit sich brachte, kann kaum überschätzt werden. Diese Technologie, die für das 19. Jahrhundert wohl symbolhafteste, ermöglichte eine Mobilität, die für die meisten Europäer bis dahin undenkbar war. Für die große Mehrheit der Menschen zum Beispiel in Deutschland, der Schweiz oder Frankreich war es bis um etwa 1840 oder 1850 kaum vorstellbar, jemals außer Sichtweite des Kirchturms im heimischen Dorf zu gelangen. Fortbewegung war für breite Bevölkerungsschichten nur zu Fuß denkbar, für die etwas Wohlhabenderen auf dem Pferderücken oder, für längere Distanzen, in

◄ *Die Eisenbahn war – neben der Narkose – die wohl wichtigste Innovation des 19. Jahrhunderts. Mit ihr wurde Menschen aller Schichten eine bis dahin nur Privilegierten bekannte Mobilität gegeben. Wie jede neue Technik war sie indes nicht frei von Gefahren – wie dieses Foto vom 22. Oktober 1895 am Gare Montparnasse in Paris andeutet.*

einer der denkbar unbequemen, da kaum je gefederten Überlandkutschen. Mit den im Deutschen als Postkutschen bezeichneten Wagen waren mit Verbesserung des Straßensystems und dem Einzug eines bescheidenen Komforts in den Fahrzeugen in der ersten Hälfte des 19. Jahrhunderts immerhin Geschwindigkeiten von rund 10 Stundenkilometern möglich. Doch eine Reise unternahm nur, wer einen triftigen Grund hatte – und die notwendigen Geldmittel.

Die maximale Reisegeschwindigkeit hatte sich ansonsten seit 2000 Jahren kaum geändert. Der Forschungsreisende Alexander von Humboldt bewegte sich genauso schnell oder langsam fort wie einst Cäsar, Ludwig van Beethoven ähnlich beschaulich wie Walther von der Vogelweide. Mit der Reisegeschwindigkeit entschied das Pferd – ob als Reittier oder mit mehreren Artgenossen vor eine Kutsche gespannt – auch über die Kommunikation. Nachrichten, Briefe, Zeitungen gelangten von Königsberg nach Aachen, zu Papier gebrachte wissenschaftliche Erkenntnisse von Oxford an die Sorbonne nur in dem Tempo, das die bestmögliche Kutschenlinie ermöglichte. Reisen, heute in westlichen Industrienationen der Inbegriff persönlicher Freiheit und zumindest bis Frühjahr 2020 weithin als ein unveräußerliches Menschenrecht betrachtet, in das der Staat nicht hineinzureden habe, war bis zum Beginn jener Epoche, die wir hier betrachten, nur für eine ganz dünne Schicht der Besitzenden denkbar.

Der Duke of Wellington, Zeuge bei Huskissons tödlichem Unfall, hatte eine (aus seiner Sicht) böse Vorahnung: Die Eisenbahn werde »die niedrigen Klassen dazu ermutigen, zu reisen«.[1] Der Sieger von Waterloo hätte keine bessere Prophezeiung abgeben können. Die Eisenbahn veränderte die Situation mit der Gewalt eines Naturereignisses. Indem sie den Massen das Reisen ermöglichte, brach sie Schranken nieder und wurde eine der ganz großen Gleichmacherinnen der Geschichte: Auch die unteren sozialen Schichten konnten mobil werden. Zwar saßen der Besitzbürger und der Aristokrat in einem Waggon der Ersten Klasse, der bäuerliche Simpel hingegen in der Vierten, die auf manchen frühen Bahnlinien noch ohne Verdeck oder Dach auskommen musste, was im Winter und bei Regen wenig komfortabel war. Doch alle Reisenden aus so unterschiedlichen Gesellschaftsschichten kamen zur gleichen Zeit an ihrem Ziel an und mussten fast die gleiche Menge an Ruß auf sich herabrieseln lassen, wenn man – vor allem in den besseren Klassen, deren Wagen oft vorn im Zug positioniert waren – den Fehler beging, die Fenster aufzumachen. Eine anonyme Flugschrift aus England vermeldete denn auch, dass »Eisenbahnen bei der Aristokratie ausgesprochen unpopulär sind ... weil die Beförderungsweise, wie komfortabel auch immer, nicht ausreichend exklusiv genug ist und die gleiche Geschwindigkeit den ärmsten und den reichsten Mann ans Ziel bringt«.[2]

Wagen, die auf Schienen rollten, gab es seit Jahrhunderten; sie wurden vor allem im Bergbau eingesetzt und von Pferden oder durch Menschenkraft gezogen. Das Konzept, sie von einem Fahrzeug bewegen zu lassen, das die im 17. Jahrhundert als Energiequelle zunehmend verbreitete Dampfkraft nutzte, setzte sich zuerst in England durch, das mindestens bis zur Mitte des 19. Jahrhunderts führend in der Weiterentwicklung der Eisenbahntechnologie war. Die geneigte Leserin, der geneigte Leser wird spätestens bei dieser Betrachtung bemerken, dass Großbritannien in unserem Buch sehr präsent ist. In der Tat war das Land nicht nur eine mit seinen Kolonien den Globus umspannende Weltmacht, sondern auch ein Motor für Fortschritt und Erfindergeist – in Ökonomie und Politik, in Technik und Wissenschaft. Von dieser einstigen Größe zu träumen, von einem Zeitalter, da *Rule Britannia!* nicht nur auf den Weltmeeren, sondern auch in den Labors der Mediziner und den Werkstätten der Ingenieure galt, hat vermutlich zahlreiche Pro-Brexit-Wähler bei der Stimmabgabe in dem so folgenreichen Referendum im Juni 2016 geleitet.

Als die erste richtige Lokomotive gilt jenes Fahrzeug, das der aus Cornwall stammende Richard Trevithick 1804 für eine Eisenhütte in Wales baute. Die Maschine brachte es auf eine Geschwindigkeit von ungefähr acht Stundenkilometer, war mit einem Gewicht von fast sieben Tonnen indes so schwer, dass mehrfach die Schienen unter ihr brachen. Langfristig erfolgreicher war der 1781 in der Bergbaugemeinde Wylam in Northumberland geborene George Stephenson. Auch er begann im Bergbau zu arbeiten, unter anderem in einem Fördergebiet in Schottland, in dem eine der von James Watt gebauten Dampfmaschinen stand. Stephenson trug sich um 1809 mit dem Gedanken an eine Auswanderung nach Amerika, war jedoch – vielleicht zu seinem, ganz sicher zu Großbritanniens Glück – zu arm, um die Passage über den Atlantik zu bezahlen. Er war ein autodidaktischer Tüftler von immensem Erfindergeist: Neben seinen Versuchen mit Dampfmaschinen erfand er quasi *en passant* eine Grubenlampe für Bergleute, mit der die potenziell tödlichen, als Schlagwetter bezeichneten Methanexplosionen unter Tage verhindert werden konnten. Seine erste Lokomotive stellte Stephenson am 25. Juli 1814 vor. Auf rund 200 Metern Schienenstrecke bewegte sie acht mit Kohle beladene Waggons bis zu einem Gesamtgewicht von 30 Tonnen – eine für die anwesenden Bergwerksdirektoren und Ingenieure atemberaubende Leistung. Die Lokomotive trug den schönen Namen *Blücher*. Man befand sich in der Endphase der Napoleonischen Kriege, und der Feldmarschall der verbündeten Preußen galt für die Briten als Hoffnungsträger; es war eine Einschätzung, der er im nächsten Jahr bei Waterloo vollends gerecht werden sollte.

Stephenson baute im Laufe der nächsten zehn Jahre nicht weniger als 16 Lokomotiven; seine Expertise war weltweit so unerreicht, dass zahlreiche andere Länder wie mehrere deutsche Staaten und die USA später ihre ersten Lokomotiven aus Stephensons Fabrik (die bis in den 1930er Jahre, als sie von einem anderen Unternehmen aufgekauft wurde, insgesamt rund 3000 Lokomotiven baute) importierten, bevor eine eigene, auf den Lokomotivbau spezialisierte Industrie – in Preußen wurde Borsig zur bekanntesten

Firma – entstehen konnte. Als Geburtsstunde des Personenverkehrs auf Schienen gilt der 27. September 1825, als die fast 60 Kilometer lange Strecke von Darlington nach Stockton eingeweiht wurde. Stephensons neue Kreation mit Namen *Locomotion No. 1* zog nicht weniger als 34 Waggons mit rund 600 Passagieren. Einige der Wagen waren mit Kohle beladen, die Strecke war als eine Kombination aus Personen- und Güterverkehr geplant. Die Jungfernfahrt verlief nicht ohne Probleme: Ein Waggon verlor ein Rad und musste abgekoppelt werden, unterwegs musste dann erneut für 35 Minuten eine Pause eingelegt werden, da *Locomotion No. 1* auf freier Strecke eine leichte Reparatur benötigte. Der guten Stimmung unter den Fahrgästen tat dies keinen Abbruch, ebenso wenig wie bei der armen Bevölkerung am Zielort, der zur Feier des Tages die transportierte Kohle als Heizmaterial für den kommenden Winter geschenkt wurde.

Mit der durch den Unfall von Mr. Huskisson getrübten Eröffnung der Strecke von Manchester nach Liverpool 1830 wurde das Reisen mit der Eisenbahn in der Region für breite Bevölkerungsschichten zur Realität. Bald kam die erste Strecke aus London (nach Birmingham) hinzu, im Jahr 1840 verfügte Großbritannien bereits über 3200 Kilometer Schienen, was in dieser Größenordnung sonst nur noch in den USA erreicht wurde. In Frankreich gab es zu diesem Zeitpunkt rund 550 Streckenkilometer. Die treibende Kraft dort bei der Entwicklung von Lokomotiven und beim Ausbau des Streckennetzes war der Ingenieur und Erfinder Marc Seguin. Pioniergeist lag ihm sozusagen im Blut: Seguin war der Neffe der Gebrüder Montgolfier, die 1783 als erste Menschen in einem Heißluftballon aufstiegen und somit die Urväter der Luftfahrt sind. Seguin hatte bei einem mehrmonatigen Aufenthalt in England mit Stephenson zusammengearbeitet und versuchte, dessen Ideen in Frankreich umzusetzen. Er erwarb die Konzession zum Bau einer Eisenbahnstrecke von St. Étienne nach Lyon, die 1832 fertiggestellt wurde und die erste ihrer Art auf dem europäischen Kontinent war.

Die erste deutsche Bahnverbindung war die kurze, aber berühmte Strecke von Nürnberg nach Fürth, die am 7. Dezember 1835, einem Montagmorgen, vor Tausenden von Schaulustigen und mit rund 200 Passagieren feierlich eingeweiht wurde. Dank der *Adler* getauften Lokomotive aus England, bedient von dem Ingenieur und Lokomotivführer William Wilson, ebenfalls aus England – der in der Folgezeit zu einem Liebling der Nürnberger wurde und in der Stadt nach seinem Ableben 1862 auch seine letzte Ruhestätte fand –, wurde die sechs Kilometer lange Strecke in knapp einer Viertelstunde zurückgelegt. Bemerkenswerterweise traf die neue Einrichtung auf wenig Zustimmung bei örtlichen Ärzten; die Bayrische Obermedizinalkommission orakelte bereits zwei Jahre vor der Jungfernfahrt finster: »Die schnelle Bewegung muss bei den Reisenden unfehlbar eine Hirnkrankheit, eine besondere Art des Delirium furiosum erzeugen. Wollen aber dennoch Reisende dieser grässlichen Gefahr trotzen, muss der Staat wenigstens die Zuschauer schützen, denn sonst verfallen diese beim Anblick des schnell dahinfahrenden Dampfwagens genau derselben Gehirnkrankheit. Es ist daher notwendig, die Bahnstelle auf beiden Seiten mit einem hohen Bretterzaun einzufassen.«[3] Die in Deutschland anscheinend in den Genen fest verankerte Sehnsucht nach dem starken Staat als Problemlöser verhallte indes ungehört. Nicht nur wurde die Landschaft nicht durch Bretterzäune verschandelt, auch die Nachfrage nach dem neuen Verkehrsmittel stieg unaufhörlich. Binnen gut drei Jahren wurden Bahnstrecken von Berlin nach Potsdam, von Braunschweig nach Wolfenbüttel und von Düsseldorf nach Erkrath eingeweiht. Um die Mitte des 19. Jahrhunderts erlebte Deutschland einen wahren Boom im Bau von Bahnstrecken und Bahnhöfen. Im Jahr 1876 betrug die Gesamtzahl der Reisenden auf den Strecken der verschiedenen deutschen Bahngesellschaften bereits rund 205 Millionen.

Der expandierende Eisenbahnverkehr hatte eine Auswirkung, die sich im täglichen Leben der meisten Menschen nicht unbedingt bemerkbar machte, die aber beim Reisen über größere Entfernungen dringend notwendig wurde. In zahlreichen europäischen Ländern wurde eine Standardzeit festgelegt. Bis dahin hatte es unzählige lokale Zeiten gegeben, abhängig vom Sonnenhöchststand am Mittag. Dass dieser für einen Bauern nahe dem ostwestfälischen Herford wenige Minuten vor dem eines anderen Landwirts in den Auen des Niederrheins bei Kleve eintrat, störte nicht. Auch der Postkutschenbetrieb litt nicht darunter, dass in Dresden, wo die Kutsche abfuhr, die Uhren eine andere Zeit anzeigten als im gleichen Moment am Zielort in Leipzig. Das Eisenbahnzeitalter änderte dies, denn Fahrpläne und Anschlussverbindungen mussten aufeinander abgestimmt werden. Eine genaue Zeitnahme wurde im wahrsten Sinne überlebenswichtig, wenn es um die Nutzung von eingleisigen Strecken ging. Auf diesen lauerte ein Gefahrenpotenzial, das man vor allem mit die Schienen begleitenden Telegrafenverbindungen zu beherrschen suchte. Mit dieser Technologie konnte sich ein Bahnhof mit dem nächsten »absprechen«, welcher Zug warten und welcher die Strecke benutzen würde. Das enge räumliche Miteinander von Schiene und Telegrafendraht, bis in die Gegenwart hinein noch an zahlreichen Strecken die Norm, erinnerte Zeitgenossen an die Physiologie von lebendigen Wesen. »Der Telegraph«, so beschreibt es Wolfgang Schivelbusch in seinem höchst lesenswerten Buch über das Eisenbahnzeitalter, »wird integriertes Element des maschinellen Ensembles Eisenbahn, welches ohne ihn, so der Komponistensohn und philosophische Eisenbahnfachmann Max Maria von Weber, wie ein Organismus ohne Nervensystem wäre: ›... wie der Muskel des menschlichen Körpers ohne den ihn durchzuckenden Nerv eine leblose Fleischmasse wäre, so würden die Fliegemuskeln, welche die Erfindungen Watts und Stephensons der Menschheit verliehen haben, nur halb schwingkräftig wirken, wenn sie der leitende Gedanke nicht, auf den Nerven der Telegraphendrähte, beherrschend durchzuckte.«[4]

In Großbritannien führte man im Eisenbahnverkehr zunächst die im 17. Jahrhundert für die Seefahrt etablierte Greenwich Time (nach der die Chronometer der auf den Weltmeeren kreuzenden britischen Schiffe eingestellt waren) als Standard ein. In Deutschland wurde 1893 mit dem *Gesetz betreffend der Einführung einer einheitlichen Zeitbestimmung* eine einheitliche Uhrzeit für das gesamte Deutsche Reich, von Emden bis Breslau, von Saarbrücken bis Königsberg, verordnet, die eine Stunde vor der Greenwich Time lag. Dies war eine Differenz, die sich bis heute erhalten hat und die für den Flugreisenden zu der immer wieder das Gemüt belebenden Konsequenz führt, dass man zum Beispiel um 11 Uhr 50 auf dem Flughafen Düsseldorf abhebt und bei gutem Flugverlauf sowie dem Ausbleiben von Warteschleifen möglicherweise um 11 Uhr 40 in Heathrow landet. Auf internationaler Ebene war noch vor dem deutschen Gesetz zur Einheitlichen Zeitbestimmung auf einer Konferenz in Washington 1884 die Welt in die im Wesentlichen auch jetzt noch geltenden Zeitzonen eingeteilt worden.

Die Empfindungen der Menschen in Europa angesichts einer Technik, die plötzlich das Erreichen des Horizontes in Aussicht stellte, brachten zahlreiche Zeitgenossen zu Papier, wenige indes so eloquent wie der in Paris lebende Dichter Heinrich Heine: »Die Eröffnung der beiden neuen Eisenbahnen, wovon die eine nach Orléans, die andere nach Rouen führt, verursacht hier eine Erschütterung, die jeder mitempfindet, wenn er nicht etwa auf einem sozialen Isolierschemel steht. Die ganze Bevölkerung von Paris bildet in diesem Augenblick gleichsam eine Kette, wo einer dem andern den elektrischen Schlag mitteilt. Während aber die große Menge verdutzt und betäubt die äußere Erscheinung der großen Bewegungsmächte anstarrt, erfasst den Denker ein unheimliches Grauen, wie wir es immer empfinden, wenn das Ungeheuerste, das Unerhörteste geschieht, dessen Folgen unabsehbar und unberechenbar sind. Wir merken bloß, dass unsre ganze Existenz in neue Gleise fortgerissen, fortgeschleudert wird, dass neue Verhältnisse, Freuden und Drangsale uns erwarten, und das Unbekannte übt seinen schauerlichen Reiz, verlockend und zugleich beängstigend. So muss unsern Vätern zumut gewesen sein, als Amerika entdeckt wurde, als die Erfindung des Pulvers sich durch ihre ersten Schüsse ankündigte, als die Buchdruckerei die ersten Aushängebogen des göttlichen Wortes in die Welt schickte. Die Eisenbahnen sind wieder ein solches providentielles Ereignis, das der Menschheit einen neuen Umschwung gibt, das die Farbe und Gestalt des Lebens verändert; es beginnt ein neuer Abschnitt in der Weltgeschichte, und unsre Generation darf sich rühmen, dass sie dabei gewesen. Welche Veränderungen müssen jetzt eintreten in unsrer Anschauungsweise und in unsern Vorstellungen! Sogar die Elementarbegriffe von Zeit und Raum sind schwankend geworden. Durch die Eisenbahnen wird der Raum getötet, und es bleibt uns nur noch die Zeit übrig. Hätten wir nur Geld genug, um auch letztere anständig zu töten! In vierthalb Stunden reist man jetzt nach Orléans, in ebenso viel Stunden nach Rouen. Was wird das erst geben, wenn die Linien nach Belgien und Deutschland ausgeführt und mit den dortigen Bahnen verbunden sein werden! Mir ist, als kämen die Berge und Wälder aller Länder auf Paris angerückt. Ich rieche schon den Duft der deutschen Linden; vor meiner Türe brandet die Nordsee.«[5]

Doch der Fortschritt hatte auch eine Schattenseite. Wie jede neue Technologie war auch das Eisenbahnwesen anfällig für Unfälle und in den Anfangsjahren mit noch sehr limitierten Sicherheitsmaßnahmen galt dies umso mehr. Das Gefühl einer fast träumerischen Sicherheit, das die bekannte Londoner Schauspielerin Fanny Kemble 1830 auf der Strecke Manchester-Liverpool verspürte, war nicht von Dauer: »Wenn ich die Augen schloss, dann war diese Empfindung zu fliegen durchaus genussvoll und unbeschreiblich merkwürdig in ihrer Art; trotzdem fühlte ich mich vollkommen sicher und hatte nicht die geringste Angst.«[6] Unfälle mit der neuen Technik wurden ein Thema für eine Öffentlichkeit, die Desaster im Zusammenhang mit Mobilität nur von den Nachrichten über gelegentliche Schiffskatastrophen kannte. Diese kamen für die Mehrzahl der Zeitungsleser indes aus einer anderen Welt, da nur wenige je in ihrem Leben ein Schiff betreten würden. Die Eisenbahn hingegen wurde von einem Faszinosum schnell auch zu einer Normalität, die Fahrt mit ihr – und damit die Exposition gegenüber möglichen Gefahren – etwas Alltägliches.

Der Autor einer frühen, 1844 erschienenen französischen Enzyklopädie über das Eisenbahnwesen brachte es auf den Punkt: »Alles, was der Mensch mit seinen Händen schafft, kann einen Unfall erleiden. Aufgrund einer Art von ausgleichender Macht werden die Unfälle um so heftiger, je perfekter die Apparate werden. Aus diesem Grunde können die mächtigsten und perfektesten industriellen Apparaturen, die Dampfmaschinen und die Eisenbahnen, zu den schrecklichsten Katastrophen führen, wenn sie nicht aufs genaueste überwacht werden. Die Massen, die sie in Bewegung setzen, ihre Geschwindigkeit, kurz ihre gesamte Kraftentfaltung wirken aufs schrecklichste zerstörerisch, wenn sie plötzlich angehalten oder von ihrem Ziel abgeleitet werden. Die Dampfkraft, die dem Menschen neue, bisher unbekannte Wege eröffnet, scheint ihn in eine Lage zu versetzen, die sich vielleicht am besten vergleichen lässt mit der eines Menschen, der sich unmittelbar an einem Abgrund entlangbewegt, in den ihn der kleinste Fehltritt hinabstürzen kann. Es ist dies eine Situation analog derjenigen, die die Mechaniker als labiles Gleichgewicht bezeichnen, welches durch die geringste Einwirkung gestört werden kann.«[7]

Es war gerade in Frankreich, wo ein frühes schweres Eisenbahnunglück deutlich machte, dass auch diese Technologie nicht vollständig vom Menschen beherrscht werden konnte. Nach einem Volksfest in Versailles brachte am 8. Mai 1842 ein Zug, der wegen der großen Zahl von Passagieren von zwei Lokomotiven gezogen wurde, zahlreiche Ausflügler zurück nach Paris. Der ersten dieser beiden Lokomotiven brach kurz vor der Pariser Stadtgrenze eine Achse; sie rutschte einen kleinen Hang hinunter und explodierte. Dies setzte die drei ebenfalls entgleisten Wagen in Brand. Nicht nur, dass diese aus Holz waren, erwies sich nun als tödlich. Schlimmer noch war, dass die Bahnbediensteten damals noch die Abteilwagen kurz vor der Abfahrt abschlossen.[8] Die Passagiere in den verriegelten Wagen konnten nicht entkommen. Bei der Katastrophe verbrannten nach offiziellen Angaben 50 Menschen, doch gingen andere Schätzungen von rund 200 Toten aus. In Frankreich verzichtete man daraufhin auf das Abschließen der Abteile; anderenorts behielt man diese Praxis aber bei, bis es zu einer noch größeren Katastrophe kam. Beim schlimmsten Eisenbahnunglück in der Geschichte Irlands, bei Armagh am 12. Juni 1889, war die Lokomotive zu schwach, um alle Waggons eines Sonderzuges mit 800 Passagieren, überwiegend Schulkindern auf einem Ausflug, über eine Steigung zu ziehen. Einige der Waggons lösten sich und rollten talwärts, wo sie mit einem anderen Zug kollidierten. 81 Personen, meist Kinder, starben in den verschlossenen Abteilen, mehr als 250 wurden verletzt.

Ungeachtet der Schlagzeilen produzierenden Unfälle entwickelte sich das Eisenbahnfahren zu einem Transportmedium, das gemessen an der rapide steigenden Zahl der Passagiere insgesamt recht sicher war und seine Sicherheitsstandards vielerorts im Verlauf des Jahrhunderts stetig verbesserte. Die Wahrscheinlichkeit, in einer Epoche mit nur sehr geringem Arbeitsschutz in der Fabrik tödlich zu verunfallen, war weit größer, als in einen schweren Eisenbahnunfall verwickelt zu werden. Dennoch gingen Nachrichten von derartigen Katastrophen unter die Haut. Nach den Worten eines englischen Journalisten war es nicht allein die Zahl der Opfer, sondern »die Nähe zu uns allen. Wir sind alle Eisenbahnpassagiere, diese Züge und ihre Kollisionen, diese Bahnhöfe und Lokomotiven, sie sind nicht nur in jedem Haushalt gebräuchliche Namen, sie sind Teil unseres täglichen Lebens«.[9]

Weit unterhalb der Schwelle solcher Katastrophen brachte das Eisenbahnfahren indes durchaus eine Beeinträchtigung der Gesundheit zahlreicher Reisenden mit sich, manchmal objektivierbar, oft auch nur subjektiv wahrgenommen, deswegen für den Betroffenen nicht weniger belastend. Im Englischsprachigen setzte sich für diese Symptomatik der Begriff *Railway Spine* durch, synonym dazu kam der Terminus *Erichsen's Disease* auf. John Eric Erichsen war einer der bekanntesten Chirurgen Englands. 1818 als Spross einer gutsituierten Familie in Kopenhagen geboren, blieb er nach dem Studium in Paris und London an der Themse. Mit 32 Jahren wurde er zum Professor für Chirurgie am dortigen University College ernannt; in der noch fernen Zukunft lagen zahlreiche Ehrungen: Erichsen wurde Präsident der Royal Medical and Surgical Society und außerordentlicher Leibchirurg Queen Victorias. Daran war 1866 noch nicht zu denken, als Erichsen den Inhalt mehrerer seiner Vorlesungen in einem 114 Seiten starken Buch mit dem Titel *On Railway and Other Injuries of the Nervous System* veröffentlichte. Auf den ersten Blick handelte es sich um Fallschilderungen von 31 Patienten mit Traumata der Wirbelsäule, bei einigen Betroffenen auch anderer Organe. Neun dieser Patienten hatten etwas gemeinsam: Sie hatten Eisenbahnunfälle miterlebt.

Es ging indes bei einigen dieser und bei anderen Patienten, die Erichsen untersuchte, oft nicht primär – oder gar nicht – um einen Schaden an der Wirbelsäule. Das kleine Buch stand am Beginn der Auseinandersetzung zwischen der Lehre von den ausschließlich körperlichen (somatischen) Ursprüngen von Krankheiten und den seelischen Grundlagen des Krankseins, des sich Krankfühlens. Die Symptomatik des Railway Spine stand auch für die im Unterbewusstsein vieler Zeitgenossen grassierende Angst vor hemmungsloser Technisierung; Erichsens Beobachtungen waren ein früher Beitrag zur Erforschung psychosomatischer Leiden. Dabei musste die *spine*, die Wirbelsäule, keineswegs tatsächlich verletzt sein, wie ein besonders tragisches Schicksal in einem anderen Buch Erichsens aufzeigt:

»Ein Gentleman von 60 Jahren, bei guter Gesundheit, reiste am 24. März 1866 mit einer jener Linien, die zu den Vororten führen, in die Stadt [London]. Dabei geriet ein Finger zwischen die Tür [des Abteils] und deren Rahmen und wurde gequetscht. Der Unfall verursachte starke Schmerzen und auch einigen Blutverlust. Der Patient kehrte blass und erschöpft, unter Schock stehend, nach Hause zurück. Der Finger wurde von Dr. Wightman versorgt, der an dieser Extremität beträchtliche Abschürfungen und Quetschungen fand, die Knochen waren jedoch unverletzt. Die Wunde heilte langsam, aber zufriedenstellend, doch der bis dahin robuste Patient verlor zunehmend an Gewicht und schien sich von dem Schock des Unfalls nicht vollständig zu erholen. Im Laufe eines Monats entwickelten sich Zuckungen, einschießende Schmerzen und Krämpfe in diesem Arm, tetanischen Spasmen nicht unähnlich. Am 29. April hatte er einen leichten Krampfanfall. Diesem folgten Taubheit, das Gefühl von Kribbeln, wie durch kleine Nadeln verursacht, in Hand und Arm, Zuckungen des Gesichts sowie ein Gefühl der Müdigkeit und Schwäche. Vor dem Unfall war er ein starker Mann gewesen, nun war er nicht mehr zu kleinsten körperlichen Leistungen in der Lage, ohne sich müde und ausgebrannt zu fühlen. Nichtsdestotrotz kehrte er in seinen Beruf als Immobilienmakler zurück und übte diesen sechs Monate, wenn auch mit Unterbrechungen aus. Dann musste er ihn aufgeben. Es ging stetig bergab mit ihm, und am 13. September 1867 starb er an den Folgen einer Gehirnerweichung[10].«[11]

Diese massive, mit einer verhältnismäßig kleinen Verletzung in Zusammenhang gebrachte Anamnese des Patienten – bei dieser vorsichtigen Formulierung soll die Möglichkeit offen gelassen werden, dass der Patient möglicherweise schon ein vorbestehendes, aber noch nicht durch Symptome manifestes Leiden des Zentralnervensystems hatte – war in Erichsens Fallsammlung ein extremes Beispiel einer wohl primär psychosomatischen Pathogenese. Viele andere Patienten Erichsens wiesen indes eine tatsächliche Schädigung jener anatomischen Struktur auf, die seit langem im Zentrum der Forschungen Erichsens stand: der Wirbelsäule. Der Londoner Chirurg beschrieb in seiner Schrift Unfallverläufe, die heute als Schleudertrauma bezeichnet werden – mit dem Unterschied, dass im 21. Jahrhundert nur selten die Eisenbahn, sondern meist das

Auto das Verkehrsmittel ist, in dem sich die Traumatisierung ereignet: »Bei Eisenbahnkollisionen, wenn eine Person mit großer Gewalt von einer zur anderen Seite des Waggons geschleudert wird, wird der Kopf wiederholt mit großer Kraft vor- und rückwärts bewegt. Der Kopf scheint sich wie von selbst zu bewegen, der Patient hat vorübergehend die Kontrolle über die Hals- und Nackenmuskulatur verloren.«[12] Erichsen vermutete, dass die Erschütterung und Verletzung von Extremitäten oder auch der Wirbelsäule bei einem Eisenbahnunglück nur ein Teil des Problems sind, dass das traumatische Ereignis an sich einen Effekt auf das Nervensystem haben dürfte, der über die reine Verletzung hinausgeht.

Was Erichsen beschrieb und erahnte, ist – bei zahlreichen seiner Patienten, sicher nicht bei allen – ein Symptomenkomplex, den man eineinhalb Jahrhunderte später das Posttraumatische Stress-Syndrom nennt, im Englischen PTSD (*post-traumatic stress disorder*) abgekürzt. Wie auch bei einigen von Erichsens Patienten muss der Betroffene keineswegs selbst eine physische Verletzung erlitten haben. Ein solches mitzuerleben kann das Leiden ebenfalls auslösen. Dies war zum Beispiel bei einem Mr. J. in einer von Erichsen geschilderten Kasuistik der Fall, der bei einer Kollision seines Zuges mit einem anderen lediglich hin- und hergeworfen wurde und sich, »... als er die Trümmer des Waggons (er reiste in der Dritten Klasse) verlassen hatte, unverletzt fühlte«. Über die nächsten Wochen entwickelten sich Symptome, die kaum allein auf die kurzzeitige Erschütterung der Wirbelsäule bei dem Zusammenstoß zurückgeführt werden konnten: »Sein Gedächtnis ließ nach, und seine Gedanken wurden verworrener; er benutzte für Dinge und Personen falsche Namen und nannte seine Frau ›Sir‹. Die Kopfschmerzen nahmen zu und wurden krampfartig. Das rechte Ohr war hochempfindlich, das linke taub. Auf seinem rechten Auge war das Sehvermögen ziemlich trüb ... Ich sah den Patienten am 8. März 1865; er hatte Gedächtnisverlust, unklare Gedanken, ihm fehlte jedwede Fähigkeit für das Berufsleben, sein Schlaf war gestört, im Kopf hatte er Schmerzen und nahm Geräusche wahr, die Augen waren empfindlich, Licht wurde als schmerzhaft wahrgenommen ... Im Jahr 1871, sieben Jahre nach dem Unfall, war er immer noch ein Invalide.«[13]

Die Kriege und Krisen, die Terroranschläge und die in manchen Gesellschaften endemische Gewalt des 21. Jahrhunderts dürften an Zahl die am Vorläufer der PTSD, der Railway Spine, leidenden Menschen des 19. Jahrhunderts weit in den Schatten stellen.

SCHICKSALE: PHINEAS GAGE

Ein junger, zuversichtlich wirkender Mann blickt in die Kamera. Die Direktheit seines Blickes wird auch durch die Tatsache nicht gemindert, dass sein linkes Auge durch ein gelähmtes, herabhängendes Oberlid bedeckt wird. Dies scheint ihn nicht weiter zu stören, der Mann strahlt eine verhaltene Vitalität aus. Das Bildnis, eine Daguerreotypie, die um die Mitte des 19. Jahrhunderts entstanden ist, wurde erst vor wenigen Jahren in einer Privatsammlung eines Fotografen-Ehepaares im amerikanischen Bundesstaat Maryland entdeckt. Es galt zunächst als das Porträt eines Walfängers, hält der Mann doch einen mehr als einen Meter langen Metallstab in seinen Händen. Aufgrund einer feinen Inschrift auf dem für eine Harpune gehaltenen Stab gelang die Identifizierung dieses Gegenstandes und seines Besitzers. Das Wissenschaftsmagazin Science *stellte das Bildnis eines Menschen aus einer lange zurückliegenden Epoche in seiner Ausgabe vom 31. Juli 2009 seinen Lesern vor. Es bestand kein Zweifel mehr: Die massive Metallstange (ein Stopfeisen, keine Harpune) hatte das vielleicht berühmteste Trauma der Medizingeschichte verursacht, indem sie dem Unfallopfer die Stirn- sowie die Augenhöhle samt Teilen der Nasennebenhöhlen zertrümmerte. Das Porträt zeigt den Patienten, der die Verletzung – nach Einschätzung von zeitgenössischen wie heutigen Ärzten – wie durch ein Wunder überlebte. Es ist ein Bildnis des Phineas Gage.*

Als sich der 25-jährige Phineas Gage am 13. September 1848 an seinen Arbeitsplatz begab, konnte er nicht ahnen, welches Schicksal seiner an diesem Mittwochnachmittag harrte – und dass er einen festen Platz auf dem Weg der Neurobiologie und Anthropologie zum Verständnis der Hirnfunktionen einnehmen sollte. Gage arbeitete am Bau eines Schienenstranges für die Rutland and Burlington Railroad im amerikanischen Bundesstaat Vermont mit. Seine Aufgabe war es, in zur Sprengung vorgesehene Felsformationen Löcher zu bohren, diese mit Schießpulver aufzufüllen (das Dynamit wurde erst knapp 20 Jahre später von Alfred Nobel erfunden) und dann mit Sand zu verstopfen. Für diese Aufgabe wurde das Stopfeisen benutzt, einen Meter lang und gut zwölf Pfund schwer. Gegen 4 Uhr 30 nachmittags, etwa eine Meile südlich der Stadt Cavendish (in der vor einigen Jahren ein Gedenkstein zu Ehren Gages enthüllt wurde), rammte Gage, möglicherweise abgelenkt, das Eisen in das Bohrloch, bevor es mit Sand verschlossen worden war. Ein Funke brachte das Pulver zur Explosion, das Eisen drang unterhalb des linken Auges in Gages Kopf ein, durchfuhr nach Passage der linken Orbita (Augenhöhle) den linken Frontallappen seines Gehirns, trat knapp neben der Scheitellinie aus dem Schädel aus und flog noch etwa 20 Meter weiter. Gage verlor trotz der grauenhaften Verletzung keineswegs das Bewusstsein, wurde nach Cavendish in einen Gasthof gebracht und begrüßte den ersten eintreffenden Arzt mit der launigen Bemerkung: »Doktor, hier gibt es für Sie reichlich zu tun.«[1] Ein zweiter Arzt, der bald hinzu kam und Gages weiteres Schicksal über dessen Tod hinaus verfolgte, Dr. John Harlow, beobachtete, dass Gehirnmasse vom Volumen einer, wie er es beschrieb, halbgefüllten Teetasse verloren gegangen war.

Was dann mit Gage geschah, hat über viele Jahrzehnte Anlass zu Diskussionen von Neurobiologen und Medizinern gegeben, galt es doch eine so ausgeprägte Zerstörung des Frontalhirns anhand der auf-

tretenden Symptome zu deuten. Gage erholte sich erstaunlicherweise und hatte (sieht man von der einseitigen Erblindung nach Zerstörung des linken Auges ab) keinerlei Ausfälle von Sinneswahrnehmungen, erlitt keinen Sprachverlust, keine Störungen seines Ganges oder anderer Körperfunktionen – diese waren ganz offensichtlich nicht in dem verletzten Gehirnareal lokalisiert. Was sich jedoch an Gage zu ändern begann, war (mit einiger Vorsicht, gelten doch die Quellen über seinen Fall als nicht ganz zuverlässig) seine Psyche. Der zuvor als ausgeglichen beschriebene Mann wurde ungeduldig, leicht erregbar, neigte zu Vulgaritäten, ein sozialer Außenseiter. Harlow diagnostizierte ein Zusammenbrechen der Schranke zwischen den nach seinen Worten geistigen Fähigkeiten und den animalischen Funktionen. Und dennoch: Gage arbeitete bald wieder, ging für mehrere Jahre nach Chile, wo er Kutscher bei einer Postlinie wurde. 1859 stellten sich Symptome einer Epilepsie bei ihm ein. Er zog zu seiner inzwischen in San Francisco lebenden Familie und starb im Mai 1860 – immerhin fast zwölf Jahre nach seinem Unfall.

Phineas Gage gilt heute Wissenschaftlern deshalb als wichtig, weil seine Hirnverletzung die erste war, die deutlich machte, wo sogenannte höhere, die Persönlichkeit bestimmende Funktionen im Gehirn lokalisiert sind. Der Weg zur »Kartographie des Gehirns«, zur Zuordnung von Aufgaben und Funktionen zu bestimmten Hirnregionen, war beschritten. Bei Patienten mit Schädigungen der Frontalregion sind in den letzten Jahren so durchgängig Probleme bei rationalen Entscheidungsfindungen und der Verarbeitung von Emotionen festgestellt worden, dass sich vereinzelt der Terminus »Phineas Gage-Syndrom« in die neuropathologische Literatur eingeschlichen hat. Der Schädel mit den Spuren der so folgenschweren Verletzung und das Stopfeisen, das mit Gage zunächst begraben worden war, sind nicht verloren gegangen, sondern werden nach Exhumierung heute im Warren Anatomical Museum der Harvard-Universität aufbewahrt.

8.

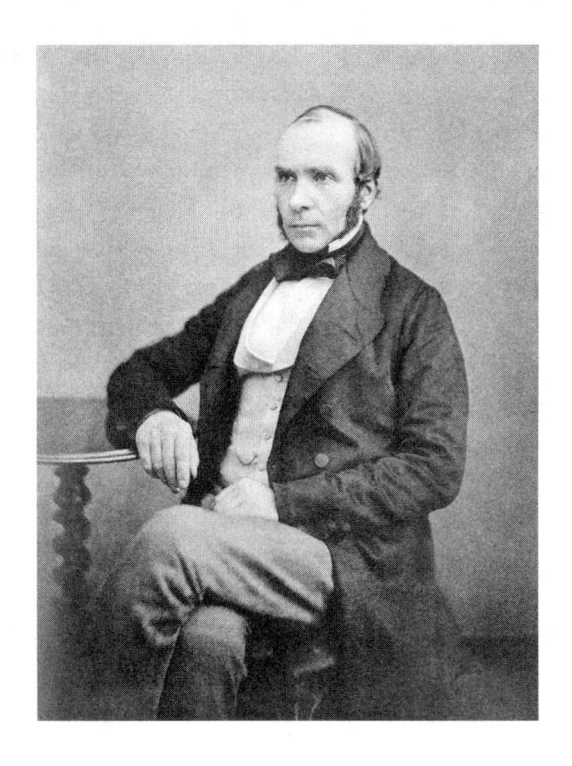

KARTE DES TODES

Nach seiner großen Stunde, der Anwendung des Chloroforms bei Königin Victoria und daraus resultierend der königlichen Huld, die er bei der ansonsten schnell mürrisch werdenden Queen genoss, hätte John Snow das wohlsituierte Leben eines Arztes der Londoner Elite führen können. Angesichts dieser Allerhöchsten Gnade hätte er sich auf eine Klientel aus der Oberschicht beschränken können, wäre seine Praxis das ersehnte Elysium von Lords und

Bankiers, von Handelsherren und Parlamentariern geworden – und vor allem von deren Ehegattinnen, die sich darum rissen, ihre nächste Niederkunft *à la reine* erleben zu dürfen, mit einem Schmerzlevel, das deutlich geringer war als über Äonen von der Natur vorgegeben geglaubt.

Es war eine Frau vom entgegengesetzten Ende des gesellschaftlichen Spektrums, die zum Auslöser einer Kette von Ereignissen wurde, welche John Snow aus dieser vorgegebenen Bahn warfen und ihn sich nachhaltiger in der Medizin- und Sozialgeschichte der Menschheit eintragen ließen, als er es allein als Pionier der Schmerzlosigkeit vermocht hätte. Nur einen guten Spaziergang von seiner Londoner Wohnung entfernt und doch in einer gänzlich anderen Welt befindlich, geschah etwas, das Snow zum Begründer der modernen Epidemiologie machen sollte – der Lehre von der Entstehung und Verbreitung von Krankheiten, die in den 1850er Jahren ebenso wie in den 2020ern vor allem bei der Bekämpfung von Epidemien und Pandemien von enormer Bedeutung ist.

Das folgenreiche Geschehen war denkbar banal. An jenem 28. August des Jahres 1854 wusch eine junge Frau namens Sarah Lewis die Windeln ihrer wenige Monate alten Tochter. Das kleine Mädchen, dessen Name in den Nebeln der Geschichte verloren ging, hatte eine fiebrige Durchfallerkrankung. Das schmutzige Wasser entsorgte Sarah Lewis, Frau eines Polizisten, in einer Abwassergrube vor ihrem Haus Nummer 40 in der Broad Street im Londoner Stadtteil Soho. Einige Schritte weiter stand eine Trinkwasserpumpe.

* * * * *

◄ *Es war medizinische Detektivarbeit, die John Snow in Soho betrieb. Der aus Nordengland stammende Arzt identifizierte eine Quelle der Cholera-Infektion in Soho: die Pumpe an der Broad Street. Heute gilt er nicht nur als einer der ersten hauptberuflichen Anästhesisten, sondern auch als Begründer der modernen Epidemiologie.*

Zu den menschlichen Urängsten gehört die Furcht vor Seuchen. Epidemien, die über große Räume wie eine Stadt oder ein ganzes Land kommen, und Pandemien, die Ausbreitung einer Infektion über weite Teile der Welt (oder eines Kulturkreises wie der europäisch-mediterranen Antike bekannten Welt) suchten die unterschiedlichen Zivilisationen seit dem Altertum wiederholt heim. Fast immer brachten sie gesellschaftliche Ordnungen, Herrschaftssysteme und Wirtschaftsräume zum Wanken, gelegentlich veränderten sie die Welt, zumindest im Bewusstsein und der Wahrnehmung der Überlebenden. Der Umgang mit der Heimsuchung sagt vielfach etwas über die Kraft der betroffenen Staaten und Gesellschaften aus: Ob sie ihre Werte und ihre Kultur bewahren und vielleicht gestärkt aus der Bedrohung hervorgehen. Oder ob sie aufgrund einer sich ausbreitenden Infektionskrankheit, vielleicht auch mehr aus Angst vor dieser, ihren Grundsätzen untreu werden und Aberglauben und Panikwallungen über Wissen und Vernunft, obrigkeitliche Repression und Zwang über individuelle Freiheit und Entscheidungshoheit stellen.

Man kann vor diesem Hintergrund nicht umhin, dem Römischen Kaiserreich in seiner Glanzzeit, dem zweiten Jahrhundert nach Christus, Respekt zu zollen. In den Jahren ab etwa 165 n. Chr. zog eine Seuche durch das damals von Britannien bis Ägypten reichende Imperium, dessen Grenzen im später deutschsprachigen Raum weitgehend entlang von Rhein und Donau verliefen. Sie gilt, nach dem Herrscherhaus, als Antoninische Pest. Aufgrund der in Schriften aus der Epoche geschilderten Symptome spricht indes vieles dafür, dass es sich nicht um eine Lungen- oder Beulenpest gehandelt hat, sondern um eine Variante der Pocken. Die freilich recht groben Schätzungen gehen von Opfern in einer Größenordnung zwischen fünf und zehn Millionen Verstorbenen aus, was etwa einem Zehntel oder mehr der Bevölkerung, also der Menschen im römisch regierten Teil Europas entsprochen haben dürfte. Dennoch kam es weder zu inneren Unruhen, die über das in diesem Zeitalter normale Maß hinausgingen, noch litt die Administration des Riesenreiches. In eine schwere Krise geriet das Imperium Romanum erst im nächsten, dem dritten Jahrhundert, als zu wirtschaftlichen und politischen Erschütterungen – letztere mitverursacht durch eine Abfolge schwacher Kaiser, die häufig nach kurzer Amtszeit ein gewaltsames Ende fanden – noch äußere Faktoren wie ein die Versorgungslage bedrohender Klimawandel kamen.[1]

Epidemien suchten Europa in den folgenden Jahrhunderten regelmäßig heim. In Epochen, in denen Hungersnöte eher die Regel als die Ausnahme waren, trafen die Pathogene, ob Viren oder Bakterien, meist auf Populationen mit eingeschränkter Immunabwehr. Was über Jahrhunderte, durch das frühe und auch das Hochmittelalter, einer raschen Ausbreitung von Epidemien etwas entgegenstand, war der geringe Urbanisierungsgrad. Die Städte, die während des Römischen Reiches erblüht waren – in Deutschland mag man an Trier, Mainz, Köln und Regensburg denken – schrumpften vielerorts zwischen dem fünften und dem zehnten Jahrhundert. Städte, vor allem dicht bewohnte, fördern die Ausbreitung von Infektionen. Erreger können in überfüllten Wohnquartieren, auf Märkten und bei regem Waren- wie Reiseverkehr schnell von einem »Wirt« auf den nächsten übergehen – sei es durch Tröpfcheninfektion, bei der zum Beispiel Viren ausgeatmet oder ausgehustet werden, sei es durch gemeinsam genutztes verunreinigtes Wasser oder kontaminierte Lebensmittel. Oder ein tierischer Vektor wie der Floh dient dem Erreger als vorübergehender Wirt; beide zusammen konnten bei der Pestübertragung jahrhundertelang problemlos von einem zum nächsten Individuum wechseln.

Mit dem wirtschaftlichen und kulturellen Aufschwung indes, für den das Hochmittelalter steht, erblühten in vielen Teilen Europas die Städte erneut. Die vom 11. bis 13. Jahrhundert errichteten, gen Himmel weisenden Kathedralen sind ebenso Zeugen dieser Blüte wie die bei Touristen, vor allem aus Asien und Amerika, so beliebten mittelalterlichen Stadtkerne Europas. Viele von ihnen sind Originale, gut gepflegt und restauriert wie im belgischen Brügge, im schwedischen Visby und im englischen Chester; andere wurden nach Kriegszerstörungen im 20. Jahrhundert wieder in einen pseudomedievalen Zustand zurückversetzt wie Augsburg, Lübeck oder Hildesheim. Es waren diese Städte, in denen jene apokalyptische Seuche ihre meisten Opfer fand, die eine Zäsur in der Historiographie des Kontinents darstellt und sich für immer als eine existentielle Bedrohung, eine Zerstörung des Lebens in der bekannten Form ins Bewusstsein Europas eingebrannt hat. Es geschah nicht, wie gläubige Christen über viele Jahre vermutet und befürchtet hatten, mit dem Jahr 1000, das keineswegs einen Weltuntergang biblischen Ausmaßes brachte. Europa blieben noch dreieinhalb Jahrhunderte bis zum Auftreten der Krankheit, deren Name allein zum Symbol eines Weltuntergangs wurde: der Pest.

Die auf italienischen Schiffen 1347 von der Krim eingeschleppte Seuche zog in den nächsten vier Jahren über den Kontinent und ließ nur wenige Regionen unbeschadet. Den Zeitgenossen war nicht bewusst, dass sie den todbringenden Keim meist in ihrer Kleidung, auf ihrer Haut und in ihren Haaren mit sich herum- und weitertrugen. Der den Erreger *Yersinia pestis* übertragende Floh befiel die damals in praktisch jedem Haus, jeder Bauernkate allgegenwärtigen Ratten und zog in deren Fell oder in den Waren und der Kleidung der Händler über den Kontinent. Innerhalb von fünf Jahren tötete die Pest rund ein Drittel der europäischen Bevölkerung, ließ verödete Landstriche und verlassene Ortschaften zurück. Religiöser Fanatismus und Irrglaube, Hass und Hysterie ergriffen viele der Überlebenden, die Pogrome an der jüdischen Bevölkerung markierten eine menschenverursachte Mordwelle als Folge des »Schwarzen Todes«. Die Pest, von Albrecht Dürer in einem seiner berühmtesten Bilder als einer der apokalyptischen Reiter dargestellt, trat noch über mehr als drei Jahrhunderte lang in immer neuen Zügen in Europa auf, nicht selten im Verbund mit politischen Krisen und Kriegen wie dem Dreißigjährigen. Die Stadt London wurde 1665/66 gleich von einer Doppelkatastrophe heimgesucht: der *Great Plague*, der Großen Pest, der sich fast umgehend das *Great Fire*, der weite Teile der Stadt vernichtende Großbrand, anschloss, der über vier Tage im September 1666 wütete. Möglicherweise hat das zweite Desaster dem ersten ein Ende bereitet: indem viele unhygienische und von Ratten bevölkerte Häuser von der Brunst beseitigt wurden.

Die Pest war im 19. Jahrhundert für Europa Vergangenheit. Als »Pestilenz«, als Inbegriff einer tödlichen Seuche, galt den Zeitgenossen eine andere Heimsuchung asiatischen Ursprungs: die Cholera. Aus Indien über Russland kommend, traf sie im deutschen Sprachraum und in Westeuropa 1831 erstmals in großem Maße ein. Sie forderte nicht nur Zehntausende von Todesopfern – die Symptomatik war für Menschen eines Zeitalters, in dem nicht gern über Körperfunktionen gesprochen wurde, ein besonderer Schock. Und der menschliche Darm, der sich in der Gegenwart bisweilen auf Bestsellerlisten wiederfindet, war ein absolutes Tabuthema. In ihm indes setzen die Choleraerreger ihr Toxin frei, das eine so fürchterliche Wirkung hat, welche die Mediziner in ihrer manchmal sehr plastischen Sprache die »reiswasserartigen Durchfälle« nennen. Der unwillkürliche Abgang von einem Liter oder mehr dieser Flüssigkeit konnte den Infizierten buchstäblich überall überkommen, in der Kutsche auf der Landstraße wie beim sonntäglichen Kirchgang. Cholera löste einen Widerwillen, eine Beschämung aus, die alle Gefühlswallungen, welche die Menschen früherer Epochen bei den Pestzügen gehabt haben mögen, wahrscheinlich noch weit übertraf.

Die meisten europäischen Staaten versuchten sich mit einer Abschottung von den Nachbarländern und rudimentären Desinfektionsmaßnahmen wie dem Räuchern von Post vor der Ausbreitung zu schützen. Einige Beobachter warnten vor den staatlichen Maßnahmen wie der Schließung der Grenzen. »Das größte Unglück, welches Deutschland begegnen kann«, befand der Arzt und Autor Friedrich Alexander Simons, »ist die Handelssperre; es ist ein weit größeres Unglück als die Cholera selbst.«[2] Die Cholera indes ließ sich nicht aufhalten, sie tötete Arm und Reich und machte auch vor den ganz großen Namen nicht Halt: Der Philosoph Friedrich Wilhelm Hegel, der Militärtheoretiker Carl von Clausewitz und, bei einer späteren Pandemie in den 1840er Jahren, sogar ein leibhaftiges Staatsoberhaupt fielen ihr zum Opfer: James Polk, der elfte Präsident der Vereinigten Staaten, war 1849 nach vier erfolgreichen Jahren im Weißen Haus auf der Heimreise, als auch ihn dieses Schicksal ereilte – er wurde ohne großes Zeremoniell schnellstmöglich beigesetzt.

Für die größte Handelsnation der Epoche, für England, war die Selbstisolation aus Anlass der Pandemie keine Option. Der Tod in Gestalt der Vibrionen, der Erreger der Cholera, ging in der nordenglischen Hafenstadt Sunderland im Sommer 1831 an Land. Der Name des ersten Todesopfers ist mit William Sprout überliefert; wenige Monate später, im Februar 1832, starb ein gewisser John James als erster Bürger Londons. Als diese erste Choleraepidemie Ende 1833 abflaute, waren mehr als 20000 Briten William und John in ein frühes Grab gefolgt. Die Cholera blieb auf der Insel wie auch in anderen Ländern eine ständige Präsenz im Leben der Menschen, die jederzeit wieder aufflammen konnte. Es konnten kleinere und lokal begrenzte Ausbrüche sein oder neue Wellen einer Epidemie oder Pandemie. In den politisch so bewegten Jahren 1848/1849 fielen ihr in England und Wales abermals rund 50000 Menschen zum Opfer.

Über die Ursachen der Cholera – und anderer Seuchen – sowie die Mechanismen ihrer Ausbreitung machten sich viele gelehrte Köpfe Gedanken. Die Schlussfolgerung, zu der die meisten von ihnen kamen, war die traditionelle, jahrhunderte-, nein jahrtausendealte Hypothese von den Miasmen. In der Luft zirkulieren nach dieser Vorstellung faulige, krankheitserregende Stoffe, die je nach Interpretation aus dem Boden oder aus Gewässern kamen oder von Mond und Sternen beeinflusst wurden. Es war ein Irrglaube, der auf die Gründerväter der Medizin zurückging und deshalb nicht in Frage gestellt werden durfte. Kein Geringerer als Hippokrates hatte diese Lehre begründet, und dies vor knapp zweieinhalbtausend Jahren – ein gewichtiges Argument, dass diese Erklärung stimmen musste. Hippokrates, so schreibt ein moderner Biograf Snows, »war so besessen von der Frage der Luftqualität, dass sich einige seiner medizinischen Traktate wie Anweisungen für einen vor dem Berufseinstieg stehenden Meteorologen lesen«.[3] Im Italienischen hatte sich für den Stoff, den Menschen ein- und ausatmen, als Träger von Pestilenz und Tod längst der Begriff *mal aria* (schlechte Luft) etabliert. Als Malaria hat er sich in der medizinischen Terminologie gehalten: für eine Krankheit, die nichts mit Luft zu tun hat – sondern mit Stechmücken.

Die Beschreibungen von fauliger Luft sind in zeitgenössischen Publikationen allgegenwärtig. Der Sozialforscher Henry Mayhew, der sich vornehmlich mit der Armut unter der Londoner Bevölkerung und den Lebensbedingungen der Minderprivilegierten beschäftigte, beschrieb 1849 seine Sinneseindrücke bei einem Besuch im Stadtteil Bermondsey: »Wenn man diese Pestinsel betritt, nimmt die Luft buchstäblich den Geruch eines Friedhofs an und ein Gefühl von Übelkeit und Schwere überkommt jeden, der nicht gewöhnt ist, eine solch modrige Atmosphäre einzuatmen. Es ist nicht nur die Nase, sondern auch der Magen, der einem sagt, wie schwer die Luft von verschwefeltem Wasserstoff ist.«[4] Eine diversifizierte Miasmentheorie legte die *Times* vor, die verschiedene Einflussnahmen umfasste, die »tellurische [= Erdströme] Theorie, wonach das Gift von der Erde ausgeschieden wird«, ferner eine »elektrische Theorie«, die von der Zusammensetzung der Atmosphäre abhing, eine Ozontheorie, die von einem Mangel dieser Sauerstoffmoleküle in der Atemluft ausging und des weiteren üble Agentien wie »faulige Hefe, die Ausdünstungen von Abwasserleitungen, von Gräbern etc.«. Der Artikel in Großbritanniens führender Tageszeitung erwähnte randständig eine andere Theorie, wonach mikroskopisch kleine Lebewesen, *animaculae*, die Cholera verursachen könnten, maß dieser Erklärung indes wenig Gewicht zu.[5]

Selbst eine Person, die für den Aufbruch in die Moderne steht wie Florence Nightingale, sah in der Luft den einzigen denkbaren Vektor der Übertragung und mahnte: »Wenn man Luft in das Zimmer oder die Station des Patienten lässt, machen sich die wenigsten Gedanken, wo diese Luft herkommt. Sie mag aus einem Korridor kommen, der aus den anderen Stationen ventiliert wird, von einer unbelüfteten Halle, die voll sein kann von den Dämpfen von Gas, Essen und verschiedenen Arten von Muffigkeit. Sie kann aus einer Küche im Keller, einer Sickergrube, einem Waschhaus, einer Wassertoilette oder sogar, wie ich es selbst erlebt habe, aus offenen Abwasserkanälen kommen, die voller Unrat sind.«[6] Und dennoch: Auch wenn gerade das Abwasser, die Fäkaliengruben, die Müllkippen als Musterbeispiel übelriechender, von Miasmen erfüllter Luft galten, so stimmte es zumindest einige Beobachter wie Henry Mayhew nachdenklich, dass in der gemäß dieser Theorie gefährdetsten Personengruppe die Sterblichkeit keineswegs höher zu sein schien als im Rest der Bevölkerung. Es handelte sich um die sogenannten *sewer-hunters*, die im unvorstellbaren Dreck der Londoner Unterwelt nach Verwertbarem suchten. Hätte die Miasmentheorie eines Beweises bedurft, hätte diese Berufsgruppe, die tagein, tagaus ekelerregende und oft auch brennbare Ausdünstungen einatmete, dem Kanarienvogel in den Kohlebergwerken gleichend durch ihr Ableben von der Gefahr künden müssen. Mayhem indes bemerkte, dass diese wenig beneidenswerten Profis mehrheitlich kräftige und – trotz allem und im Vergleich zum zeitgenössischen Standard – gesund aussehende Männer waren, von denen einige ein Alter zwischen 60 und 80 Jahren, nach der Vorstellung der Epoche fast biblisch zu nennen, erreicht hatten.

In London stank die Luft vielfach zum Himmel, und die Tatsache, dass die Armen in besonders starkem Maß von der Cholera heimgesucht wurden, schien den Verfechtern der Miasmentheorie durchaus erklärlich. In den Stadtvierteln des demografisch massiv ansteigenden Proletariats war es in jeder Hinsicht wesentlich dreckiger als in den Wohngegenden der reichen Kaufleute, von den Landsitzen der Aristokratie außerhalb der Metropole ganz zu schweigen. Die Miasmen, gleich ob aus der Erde aufsteigend, von Magnetströmen oder Gestirnen beeinflusst, trafen dort auf eine Bevölkerung, deren Anfälligkeit je nach Einschätzung durch die Beobachter auf einer eingeschränkten körperlichen Konstitution beruhte (ein durchaus richtiger Ansatz, mangelernährte und durch Vorerkrankungen geschädigte Menschen haben meist ein geschwächtes Immunsystem) oder auf im Vergleich zur bürgerlichen Elite moralischen Defiziten.

Die Lebensbedingungen der Londoner sogenannten Unterschicht – die Mehrheit der Bevölkerung – waren durch allgegenwärtigen Schmutz, durch infektiöse und ernährungsbedingte Krankheiten und nicht selten auch durch blanken Hunger geprägt. Die wichtigste Rahmenbedingung dieses Daseins war ein geradezu explosives urbanes Wachstum. Die Bevölkerung Londons hatte sich von 1800 bis zum Jahr der Volkszählung 1851 fast verdreifacht, von knapp einer auf mehr als zweieinhalb Millionen. Damit war keineswegs eine vergleichbare Vergrößerung der Stadtfläche oder eine auch nur annähernd adäquate Schaffung von Wohnraum einhergegangen – es lebten immer mehr Menschen pro Quadratkilometer. Ein Zeitgenosse beschrieb einen Komplex von Mietwohnungen im Stadtteil Holborn: »Um den Platz finden sich 22 Gebäude; die Erdgeschossräume von fast allen sind voll fötider Abfälle, die sich hier seit Jahren angesammelt haben. In einigen scheint es kaum glaubhaft, dass menschliche Wesen hier leben können: Im Fußboden sind Löcher, die Treppen sind zusammengebrochen, von der Decke rieselt Gips. In einem Haus ist das Dach eingebrochen: Das hat eine angetrunkene Frau in einer Nacht verursacht, die über die Ziegel ihrem Mann zu entkommen suchte.«[7]

Vielerorts gab es keine auch nur halbwegs geordnete Entsorgung der menschlichen Ausscheidungen (und jener der vierbeinigen Londoner), die oft in Gruben oder rudimentäre unter- und überirdische Wasserleitungen geschüttet wurden. Diese Fäkalienansammlungen lagen nicht selten direkt neben Trinkwasserquellen, wie an der Broad Street, wo Sarah Lewis den Windelinhalt ihrer kranken kleinen Tochter nur wenige Schritte neben einer Pumpe dem Erdreich anvertraute. Die Allgegenwart von – der geneigte Leser verzeihe die in diesem Zusammenhang fast unvermeidliche Sprache – Scheiße und dem entsprechenden Geruch grub sich in die Gesichter der Menschen ein, wie Mary Bayly, eine in der Armenfürsorge engagierte evangelikale Christin nach einem Besuch in North Kensington in einer von dem Schriftsteller Charles Dickens herausgegebenen Zeitschrift schrieb: »Es gibt faulige Tümpel, offene Abwasserleitungen, kaputte Sickergruben, alles stinkt aufs Widerwärtigste, es gibt keinen Tropfen sauberes Wasser weit und breit, alles ist bis zur Absättigung mit verwesender Materie gefüllt. Auf manchen Grundstücken hat man Brunnen angelegt, aber die sind durch all das organische Material, das sie aufgenommen haben, nutzlos geworden. In einigen Brunnen ist das Wasser vollkommen schwarz und faulig ... Fast alle Bewohner sehen krank aus, vor allem die Frauen klagen über Übelkeit und Mangel an Appetit. Ihre Augen sind eingesunken und ihre Haut ist verschrumpelt.«[8]

Zu den Stadtvierteln, um welche die meisten Besucher der großen und imperialen Glanz ausstrahlenden Weltausstellung beim Bummel durch London nach dem berauschenden Erlebnis des Kristallpalastes einen Bogen machten, gehörte Soho. Dabei war die nach der Großen Pest von 1665 auf einem dem Earl of Craven gehörenden Feld angelegte und zunächst »Craven's Field« genannte Gemeinde keineswegs ein Slum, sondern eine sozial durchaus gemischte Wohngegend – allerdings eine, in der es im Gegensatz zu besser situierten Bezirken wie Mayfair eine Reihe von geruchsintensiven Industrie- und Gewerbeanlagen gab, wie Schlachthöfe, Gerbereien und eine Brauerei, die im Verlauf unserer Geschichte eine bemerkenswerte Sonderrolle spielen sollte. An einigen Stellen Sohos schienen Welten aufeinanderzuprallen: auf der einen Straßenseite, in einem Häuserblock ein aufstrebendes und selbstbewusstes Bürgertum, unter ihnen der größte Kritiker ebendieser Bourgeoisie, der deutsche Emigrant Karl Marx. Auf der anderen Straßenseite mochten verdreckte, überfüllte Mietshäuser dem Verfasser des *Kommunistischen Manifests* das beste Anschauungsmaterial über die Situation des von der besitzenden Klasse erbarmungslos ausgebeuteten Proletariats liefern.

Auch ein Angehöriger des bürgerlichen und zunehmend geachteten Berufsstandes der Ärzte hatte seinen Sitz in Soho. John Snow praktizierte in der Frith Street 54, einer von vier Ärzten in der näheren Umgebung; Snows Privatwohnung an der Sackville Street lag am Rand von Soho. Die Cholera hatte ihn seit seinem Erlebnis zu Beginn seiner Berufsausübung nie wieder losgelassen. Als London 1848/49 erneut von der Seuche heimgesucht wurde, ging er auf Ursachenforschung. Die Miasmentheorie erschien ihm unsinnig. Warum konnten in einem Wohnhaus ganze Familien hinweggerafft werden, während im Nachbarhaus oder im gegenüberliegenden Gebäude niemand erkrankte, wenn doch alle Menschen dort den gleichen geheimnisvollen krankmachenden Stoffen in der Luft ausgesetzt sein sollten? Was Snow noch nachdenklicher stimmte: Er kannte Ärzte, die lange mit Cholerakranken in einem Zimmer waren – warum griff das Leiden nicht auf die Kollegen über, trotz der engen räumlichen Nähe, trotz der gleichen eingeatmeten und vermeintlich »miasmatischen« Luft? Nicht nur schien es nicht die Luft zu sein, die krank machte; es gab offenbar keine Übertragung von Mensch zu Mensch. Diese Erkenntnis nahm Snow den letzten Rest von Furcht – sollte er sie je gehabt haben – vor einer Ansteckung; er scheute den Kontakt mit den Betroffen nicht.

Seine Gedanken brachte er 1849 in einer selbstverlegten, 31 Seiten starken Schrift mit dem Titel *On the Mode of Communication of Cholera* zu Papier, in der er mit der Miasmentheorie abrechnete: »An diese Verbreitungsart der Cholera zu glauben ist so viel weniger trist als an die gegenteilige, denn was ist so kläglich wie der Gedanke, irgendein unsichtbares Übel könne die Atmosphäre durchdringen und sich über die ganze Welt ausbreiten?«[9] Die Reaktion der Kollegenschaft war höflich, doch wurde herausgestellt, dass Snow zwar auf das Trinkwasser als einer möglichen Infektionsquelle gedeutet hatte, den Beweis für diese Theorie indes schuldig geblieben war. In der *London Medical Gazette* wurde ein Gedanke geäußert, der Snow elektrisierte und ihn in den folgenden fünf Jahren, bis sich die Gelegenheit eines Nachweises ergab, nicht wieder losließ: »Das *experimentum crucis* wäre es, wenn das Wasser in eine entfernte Lokalität gebracht würde, in der die Cholera bis dahin unbekannt war, und dann bei allen, die es nutzen, die Krankheit auslöste, während diejenigen, die das nicht taten, ihr entgingen.«[10]

Als die Cholera 1854 zum dritten Mal über das Inselreich kam, begann Snow sein *Grand Experiment*, die klassische epidemiologische Studie schlechthin. Londons Trinkwasser wurde im Wesentlichen von zwei Gesellschaften geliefert, der Lambeth Water Company und der Southwark and Vauxhall. Eines hatte sich seit der Epidemie von 1848/49 verändert: Lambeth bezog sein Wasser nicht mehr aus der Themse bei London, sondern aus einer ländlichen Region des Flusslaufes. Snow erkannte, dass Menschen beiderlei Geschlechts, jedes Alters und Berufes, vom Gentleman bis zu den ganz Armen praktisch in zwei Gruppen eingeteilt waren: Eine erhielt Wasser mit Teilen des Unrats von London und daher auch mit dem, was immer Cholerapatienten abgeben mögen; die andere Gruppe bekam vergleichsweise sauberes. Die Ergebnisse dieser ersten wissenschaftlichen Untersuchung zur Ausbreitung einer Krankheit waren deutlich: Während 1848/49 die Mortalität in den von beiden Gesellschaften versorgten Stadtteilen gleich hoch gewesen war, übertrafen 1854 die Todeszahlen unter den Kunden der Southwark and Vauxhall jene der Lambeth um das Acht- bis Neunfache: Auf je 10 000 Haushalte mit Southwark and Vauxhall-Wasser kamen 315 Choleratote, auf je 10 000 Lambeth-Haushalte nur 37.

Sein wahres Meisterwerk indes bestand in der Detektivarbeit, die Snow ab Sonntag, dem 3. September 1854, in einem Bezirk Sohos entlang von Warwick Street, Little Marlborough Street und Broad Street begann, einem Stadtviertel mit dem der aktuellen Situation wenig angemessenen Namen Golden Square. In diesem Viertel wütete die Cholera seit dem 1. September besonders vehement und schien mehr Todesopfer zu fordern als in anderen Bezirken Londons während dieser dritten großen, die Britischen Inseln heimsuchenden Epidemie. Snow bezeichnete die Epidemie in seiner unmittelbaren Nachbarschaft als den schlimmsten Ausbruch, den es je im Vereinigten Königreich gegeben habe, was mehr seinem subjektiven Eindruck als den tatsächlichen Zahlen entsprach. Zweifelsohne jedoch war dieser Stadtbezirk stark betroffen; bis zum 3. September waren mehr als 120 Bewohner dieser Straßenzüge verstorben, bis zum Rückgang der Seuche Ende des Monats würden es gut 600 sein. Einige Erkrankte wurden in ein örtliches Krankenhaus, das Middlesex Hospital gebracht, wo sich unter anderem Florence Nightingale ihrer annahm – wenige Wochen, bevor sie sich auf den Weg zum Kriegsschauplatz auf der Krim begab.

Snow entnahm Wasserproben aus verschiedenen Pumpen, von denen die Bewohner des Viertels ihr Trinkwasser bezogen. Einige sahen auf den ersten Blick unsauber aus, das Wasser aus der Pumpe an der Broad Street hingegen war verhältnismäßig klar. War das, was Cholera verursachte, so klein, dass es dem menschlichen Auge entgehen mochte? John Snow konnte nicht ahnen, dass fast exakt zu jener Zeit, da er die Pumpen Sohos in Augenschein nahm, da er von Haustür zu Haustür ging und die Menschen fragte, woher sie ihr Wasser bezogen, ob jemand in der Familie, im Haus an Cholera erkrankt oder, *God forbid*, vielleicht gar an Cholera gestorben war – dass genau in diesen Tagen und Wochen ein Anatom der Universität von Florenz über sein Mikroskop gebeugt saß. Filippo Pacini untersuchte Darmgewebe von an Cholera verstorbenen Patienten. Und in diesen Gewebeproben fiel dem italienischen Arzt etwas auf, das er noch nie zuvor unter seinem Mikroskop gesehen hatte. Es waren kleine, kommaförmig gebogenen Objekte. Pacini gab ihnen den Namen »Vibrio«. Pacini hatte als erster Mensch die Erreger der Cholera mit eigenen Augen gesehen. Noch im gleichen Jahr veröffentlichte er seine Beobachtungen in der *Gazzetta Medica Italiana* unter dem Titel *Osservazioni microscopiche e deduzioni patalogiche sul cholera asiatico*. Italienisch indes war in den 1850er Jahren keine führende Wissenschaftssprache und so kam es, dass John Snow nie von Pacinis Pioniertat erfuhr und der nachmals berühmte Robert Koch mit seiner vermeintlichen Entdeckung des Choleraerregers 30 Jahre später zusätzlichen Lorbeer erwarb. – erst im 20. Jahrhundert sollte Pacinis Entdeckung gebührend gewürdigt werden.

Auch wenn er kein Mikroskop zur Verfügung hatte und ihr Wasser nicht nur klar, sondern auch so »wohlschmeckend« war, dass es in den Gaststätten und Drugstores des Viertels mit Aroma- und wahrscheinlich auch Farbstoffen versetzt als *Sherbet* angeboten wurde, richtete sich John Snows Verdacht zunehmend auf die Pumpe in der Broad Street. Dieser Verdacht erhärtete sich mit der Zahl der Menschen, die er in der engen Nachbarschaft der Pumpe ansprach: »Ich fand heraus, dass sich fast alle Todesfälle in kurzer Distanz von der Pumpe zugetragen hatten. Es gab nur zehn Todesfälle in Häusern, die einer anderen Pumpe näher gelegen waren. In fünf von diesen Fällen teilten mir die Familienmitglieder der Verstorbenen mit, dass diese sich stets Wasser aus der Broad Street bringen ließen, da sie es gegenüber dem Wasser aus näher gelegenen Pumpen bevorzugten. In drei anderen Fällen waren die Verstorbenen Kinder, die in der Nähe der Broad Street-Pumpe zur Schule gingen. Von zwei Kindern ist bekannt, dass sie dort Wasser tranken, die Eltern des dritten vermuten es.«[11]

Snow trug die Todesfälle auf einer Karte des Bezirkes ein, für jeden an Cholera Verstorbenen ein kleiner schwarzer Balken. Diese *Ghost Map*, eine Karte des Todes, gilt als eines der wichtigsten Dokumente der Medizingeschichte. Fast jeder Häuserblock in bequemer Fußnähe zur Broad Street-Pumpe weist mehrere dieser Balken auf. Doch Snow, zunehmend überzeugt, dass die Erreger der

Cholera über Wasser verbreitet werden, wurde in dieser Vermutung auch durch die wenigen weißen Flecken auf der Karte bestärkt. So gab es in einem *workhouse*, einem Armenhaus in der Poland Street, in dem fast 500 Menschen zusammengedrängt lebten, nur einige wenige Cholerafälle, während die benachbarten fast bürgerlichen Wohnhäuser schwer heimgesucht wurden. Als Erklärung drängte sich auf: Das Armenhaus verfügte über einen eigenen Brunnen. Noch eklatanter war das völlige Fehlen solcher Balken in jenem Quadrat der Karte, das die Lion Brewery darstellte. Sie befand sich nur gut 30 Meter von der Pumpe entfernt, doch kein einziger der rund 80 Arbeiter erkrankte an Cholera. Snow, der über weite Strecken seines Lebens Abstinenzler war, mochte ins Zweifeln über die kompromisslose Ablehnung alkoholischer Getränke kommen. Die Angestellten der Brauerei tranken, wie Snow vom Inhaber des Betriebes erfuhr, praktisch kein Wasser; sie stillten ihren Durst mit den Produkten des Hauses, in dem auch ein noch stärkeres Getränk als Bier, *malt liquor*, hergestellt wurde. Gleich woher die Lion Brewery ihr Wasser bezog – beim Herstellungsprozess wurden Temperaturen erreicht, die Mikroorganismen wie den Vibrionen den Garaus machten.

Der wirklich entscheidende Moment bei Snows Recherche in Soho, vielleicht der Glanzpunkt seines Arztlebens, war jedoch sein Besuch in einem der Industrieunternehmen, die sich in Soho zwischen den Miethäusern fanden. Es war die Fabrik der Gebrüder Eley, die diese von ihrem verstorbenen Vater übernommen hatten. Ungeachtet der um sie herum entflammten Seuche waren es gute Zeiten für die Eleys: Sie stellten Zündplättchen und Patronen her; ein Geschäft, das angesichts der gerade beginnenden Teilnahme des Vereinigten Königreichs am Krimkrieg vor einer neuerlichen Blüte stand. Die Eleys waren als Geschäftsleute voller Zuversicht, als Individuen indes, wie Snow im Gespräch mit ihnen schnell erfuhr, waren sie von Trauer heimgesucht. Wahrscheinlich waren es weniger die 18 binnen kürzester Zeit an Cholera gestorbenen Arbeiter des Betriebes, welche den Unternehmern auf das Gemüt drückten – billige Arbeitskräfte zu bekommen stellte kein Problem dar; der kurzzeitige Aderlass in der Belegschaft würde sich nicht in den Bilanzen niederschlagen. Nein, wirklich schmerzlich empfanden die Eleys einen ganz anderen Verlust. Am Freitag, dem 1. September, als in Soho die Zahl der Cholerakranken und -toten explodierte, war auch Susannah Eley, die verehrte Mutter der Brüder, an dem scheußlichen Leiden erkrankt. Nur einen Tag später – und bei dieser Mitteilung dürften sich die Stimmen der Munitionsproduzenten bis ins kaum noch Hörbare abgesenkt haben – war die Matriarchin unter heftigsten Krämpfen der Verdauungsorgane und geradezu unaussprechlichen Symptomen zu ihrem Herrn abberufen worden.

Snow dürfte die ihm inzwischen zur Routine gewordene Beileidsbekundung formuliert haben, wahrscheinlich verbunden mit der Frage, ob die selige Mutter auch auf dem Gelände des Unternehmens zu wohnen pflegte. Bei der Antwort dürfte sein Herz plötzlich schneller geschlagen haben. Nein, Susannah Eley lebte außerhalb von London und seinen Miasmen, im idyllischen Hampstead. Snow muss bei dieser Nachricht innegehalten haben – vielleicht war ihm bereits in diesem Moment bekannt, dass Hampstead von der Cholera verschont war und Mrs. Eley das einzige Opfer blieb. Ein weiteres Detail erfuhr er von den abermals ihrem Schmerz Ausdruck verleihenden Söhnen der Verstorbenen: An jenem tragischen Wochenende hatte die bereits erkrankte Mutter Besuch von der Nichte aus Islington gehabt. Die Verwandte fuhr danach zurück, erkrankte und verstarb binnen weniger Stunden – als einzige Choleratote in Islington. Die entscheidende Information bei dem bedrückenden Gespräch dürfte auf Snow wie ein Stromstoß gewirkt haben: Mutter Susannah schmeckte das Wasser aus der heimischen Broad Street-Pumpe so viel besser als das in Hampstead. Sie ließ sich regelmäßig eine oder zwei Kannen aus Soho kommen. Und hatte zweifellos auch der Nichte von dem in diesen heißen Sommertagen erfrischenden Trank angeboten.

Snow war sich umgehend bewusst: Das war exakt jenes *experimentum crucis*, zu dem ihn fünf Jahren zuvor die *London Medical Gazette* förmlich aufgefordert hatte. Das Wasser aus der Broad Street-Pumpe war in eine »entfernte Lokalität gebracht« worden und hatte dort, in einem ansonsten von der Seuche freien Umfeld, exakt die gleiche Wirkung auf Menschen wie an ihrem Standort – eine tödliche.

Die Erkundigungen eines örtlichen Geistlichen, des Reverend Henry Whitehead, der ursprünglich Anhänger der Miasmentheorie gewesen war, führten zur Identifizierung von *patient zero*, dem ersten Überträger in dem Stadtbezirk und dem exakten Kontaminationsmechanismus. Das unglückliche kleine Mädchen, die Tochter der Sarah Lewis, hatte – aus unbekannter Quelle, wahrscheinlich aus anderenorts beschafftem, Vibrionen enthaltendem Trinkwasser – die Cholera bekommen, an der sie schließlich sterben sollte – und ihre Mutter hatte die Erreger unwissentlich verbreitet. Die Behörden untersuchten die Sickergrube vor Sarah Lewis' Haus und fanden heraus, dass deren unterirdisches Gemäuer zerbrochen war – der Inhalt konnte problemlos in den weniger als einen Meter entfernten Brunnen fließen, aus dem die Broad Street-Pumpe das Wasser bezog.

Wie nicht ganz selten bei einen Durchbruch darstellenden wissenschaftlichen Erkenntnissen setzte sich die neue Denkweise – in diesem Fall der Beweis, dass sich Cholera mit dem Trinkwasser und nicht durch Miasmen oder durch Person-zu-Person-Übertragung ausbreitet – nicht umgehend gegen die alten Dogmen und überkommene Handlungsweisen durch. Doch immerhin war John Snows Beweisführung und seine eher trockene Argumentation – er war kein mitreißender Redner – vor den lokalen Entscheidungsträgern so überzeugend, dass diese bei allen noch bestehenden Zweifeln bereits am 8. September den Handgriff an der Broad Street-Pumpe entfernen ließen. Als solche steht sie – wenn auch als Replikat aus den 1990er Jahren – immer noch fast genau am Ort des

Geschehens. Die grifflose Pumpe an der heute Broadwick Street genannten Straße ist ein Denkmal für die detektivische Spürnase, die Mediziner manchmal brauchen, und für die Epidemiologie, die hier wenn nicht ihre Geburts-, so doch ihre erste Glanzstunde erlebte. Und nicht zuletzt ist sie ein Monument für John Snow, ebenso wie der seinen Namen tragende Pub an der gleichen Straßenecke, der mit seinen Exponaten ein kleines John Snow-Museum ist.

Hier ein Ale zu trinken, ist eine Würdigung des Snow und seinen Zeitgenossen noch nicht bekannten simplen ersten Schrittes der Behandlung der Cholera (bevor man heute die Vibrionen mit Antibiotika aus dem Körper eliminieren würde). Die weitgehende Hilflosigkeit der Ärzte und der Gesellschaften gegenüber der Seuche beruhte nicht nur auf der lange bestehenden Unkenntnis ihrer Ursachen, sondern auch auf dem Fehlen einer wirksamen Therapie. Das Tragische: Ein Kollege Snows hatte viele Jahre zuvor den durchaus richtigen Gedanken. Der schnelle körperliche Verfall und dann der Tod durch Cholera haben in dem massiven Flüssigkeitsverlust ihre Ursache; der Körper »exsikkiert«, lebenswichtige Organe trocknen aus und werden durch das dicker werdende Blut nicht mehr ausreichend versorgt. Der bestmögliche Ansatz ist eine massive Flüssigkeitszufuhr. Schon bei der ersten Pandemie injizierte der schottische Arzt Thomas Latta einigen Cholerapatienten eine Kochsalzlösung in die Venen – ein der heutigen Therapie in Form von Infusionen vergleichbarer Ansatz, auch wenn Latta die benötigten Flüssigkeitsmengen unterschätzt haben dürfte. Er veröffentlichte seine ersten Erfahrungen mit diesem Ansatz 1832 in der Fachzeitschrift *The Lancet*, die Publikation geriet bald in Vergessenheit. Die Ärzteschaft folgte seinem Beispiel zunächst nicht, und Latta war nicht die Zeit gegeben, um einen langen Kampf durchzustehen wie Semmelweis – er starb bereits im Jahr darauf, wahrscheinlich nur 36 Jahre alt, an der anderen großen Seuche des 19. Jahrhunderts, der Tuberkulose.[12]

Auch John Snow war kein langes Leben beschieden. Am 10. Juni

1858 erlitt er in seiner Praxis einen Schlaganfall, sechs Tage später starb er, nur 45 Jahre alt. Es war, als wollte die Natur ihm ein ganz besonderes Geleit geben. In jenen Tagen nämlich litt London unter dem *Great Stink*. Die Themse war so verdreckt, dass sich in einer Hitzeperiode, während der für einen englischen Sommer ungewöhnlich hohe Temperaturen gemessen wurden, über die gesamte Hauptstadt des britischen Weltreiches ein unerträglicher Gestank legte, vor dem schließlich auch die politische Klasse kapitulieren musste: »Das Parlament war durch die reine Kraft des Gestanks gezwungen, sich gesetzgeberisch mit diesem großen Londoner Ärgernis zu befassen. Die große Hitze hat unsere Gesetzgeber aus dem Teil des Gebäudes, der auf den Fluss hinausblickt, vertrieben. Ein paar Abgeordnete, die diese Materie in aller Tiefe erfassen wollten, begaben sich in die Bibliothek, wurden von dort aber augenblicklich zum Rückzug gezwungen, ein jeder mit einem Taschentuch vor der Nase.«[13] Im Jahr darauf begann man den Bau eines bis heute in Betrieb befindlichen, fast 2000 Kilometer langen Systems von Abwasserkanälen.

Im dritten Jahrzehnt des 21. Jahrhunderts, das so weit entfernt von der Welt eines John Snow, der Ärzte und Wissenschaftler und Erfinder mit den extensiven Backenbärten, den knielangen *frock coats* und den hohen Zylindern, wie sie uns auf alten Daguerreotypien anschauen, ist – oder es bis vor kurzem zu sein schien –, leben die allermeisten Menschen auf allen Kontinenten in Städten. Dieses Kennzeichen modernen Lebens stand 1854 vor einer Probe, die es dank des medizinischen Detektivs und einiger Gleichgesinnter bestand, wie es ein Autor unserer Tage in seinem Buch über die *Ghost Map* würdigt: »Dies ist die Welt, die Snow und Whitehead möglich gemacht haben: ein Planet der Städte. Wir zweifeln nicht länger daran, dass Metropolen mit zehn und mehr Millionen Menschen ein nachhaltiges Unterfangen sein können, so wie die viktorianischen Londoner am langfristigen Überleben ihrer ausufernden, krebsschwürartigen Metropolis zweifelten. Vielmehr könnte das unaufhaltsame Wachstum der großstädtischen Ballungsräume entscheidend sein, um ein dauerhaftes Überleben der Menschen auf diesem Planeten zu sichern. Diese Umkehr der Perspektive hat viel mit der sich wandelnden Beziehung zwischen Mikrobe und Metropole zu tun, die von der Broad Street-Epidemie ausgelöst wurde. Broad Street markiert das erste Mal in der Geschichte, an dem ein vernunftgetriebener Mensch den Zustand urbanen Lebens beurteilt hat und zu der Schlussfolgerung gekommen ist, dass die Städte eines Tages die großen Bezwinger der Krankheiten sein werden.«[14]

9.

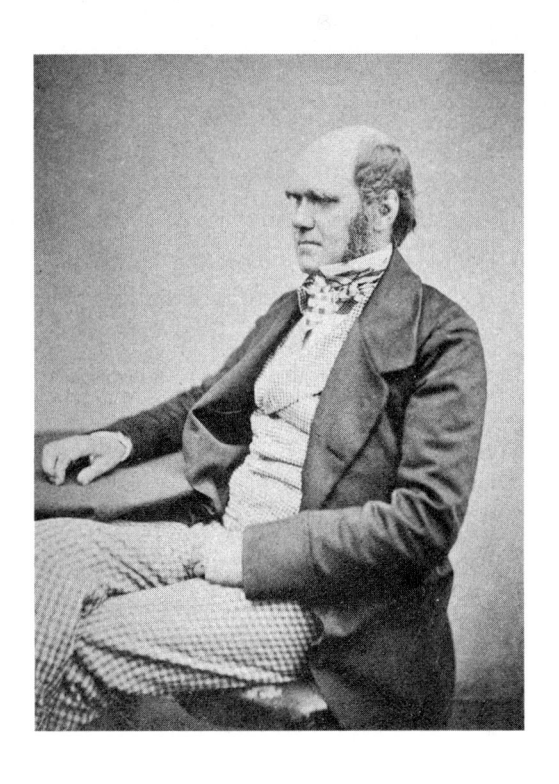

BÜCHER

It was the best of times, it was the worst of times, it was the age of wisdom, it was the age of foolishness.« Mit diesen berühmten Worten ließ Charles Dickens seinen Roman *A Tale of Two Cities* beginnen, der 1859 erschien. Es ist eine Geschichte um Liebe, Mut und Opfergang während der Französischen Revolution. Viele Epochen der Menschheitsgeschichte wird man wohl als das Nebeneinander von schlechten wie guten Zeiten charakterisieren können; selbst in finsteren Phasen traten Personen auf, die das Beste im Menschen verkörpern. Die zweite Hälfte des 19. Jahrhunderts war in Europa und Amerika – jene Weltteile, die in diesem Buch dominieren, da hier die wesentlichen Fortschritte in Medizin und Naturwissenschaft jener Ära erzielt wurden – für viele Zeitgenossen eher eine der besseren Zeiten. Dies gilt ganz sicher im Vergleich zu vielem, was das nächste, das zwanzigste Jahrhundert mit sich bringen sollte.

Zur Weisheit, dem *wisdom*, oder, so sollten wir besser sagen, zum Erkenntnisgewinn trug eines der wichtigsten wissenschaftlichen Bücher bei, das je gedruckt wurde. Es erschien fast zeitgleich mit Dickens Revolutionsgeschichte und hatte eine kaum für möglich gehaltene Rezeption: Die Startauflage von 1250 Exemplaren war noch am Erscheinungstag, dem 24. November 1859, vergriffen. Der Verleger, John Murray in London, ließ umgehend nachdrucken; auch die nächsten 3000 Exemplare waren binnen weniger Tage vergriffen. Der Absatz blieb auch in der Folgezeit hoch und machte das Buch mit dem nicht ganz einfachen Titel *On the Origin of Species by Means of Natural Selection, or the Preservation of Favoured Races in the Struggle for Life* zur meistgelesenen wissenschaftlichen Publikation des 19. Jahrhunderts. Es suchte die Frage nach der Herkunft und Entwicklung der Lebewesen einschließlich des Menschen und nach den Ursachen für die Vielfalt des auf der Erde existierenden Lebens zu beantworten. Sein Autor hatte rund zwanzig Jahre an den in dem Buch dargelegten Ideen gearbeitet: Charles Darwin.

Wissenschaft betreiben zu können, ohne sich materielle Sorgen machen zu müssen; neue Gedanken in langen Spaziergängen und abgeschirmt von vielen Problemen des Alltags zu verfolgen und auszuformulieren – es war zweifelsohne eine privilegierte Situation,

◄ *Fünf Jahre auf Weltreise und danach nie wieder außer Landes: Charles Darwins* Origin of Species *wurde eines der wichtigsten wissenschaftlichen Werke aller Zeiten – und erregt selbst heute noch manche Gemüter.*

die Darwin in die Lage versetzte, dieses große Werk und zahlreiche andere Schriften verfassen zu können. Charles Darwin kam am 12. Februar 1809 zur Welt; wie es der Zufall will, an exakt dem gleichen Tag wie ein anderer Großer der Weltgeschichte, der amerikanische Präsident und Sklavenbefreier Abraham Lincoln. Im Unterschied zu diesem, der in einer armseligen Blockhütte das Licht der Welt erblickte, schlug Charles Darwin in einem geradezu aristokratischen Anwesen seine Augen auf, dem *The Mount* genannten, in einer weitläufigen Parkanlage in Shrewsbury im Westen Englands und unweit der Grenze zu Wales gelegenen Herrenhaus.

Der Wohlstand der Familie rührte aus medizinischer Tätigkeit her, die Darwins waren ein Musterbeispiel dafür, dass erfolgreiches ärztliches Wirken ab dem späten 18. Jahrhundert in fortschrittlichen Gesellschaften wie der britischen durchaus zu Prosperität führen konnte – in früheren Epochen gehörten Ärzte und Heilkundige nur selten zu den Besserverdienern. Der Großvater des jungen Charles, Dr. Erasmus Darwin, galt als eine der größten britischen Medizinerpersönlichkeiten des 18. Jahrhunderts. In dessen Fußstapfen trat der Sohn, Charles Darwins Vater, Dr. Robert Waring Darwin. Dieser lebte und praktizierte in Shrewsbury; seine Praxis soll von Reputation, Patientennachfrage und Umsatz eine der größten des Königreiches außerhalb von London gewesen sein. Diese Prosperität spiegelt *The Mount* noch heute, da eine örtliche Behörde ihren Sitz in dem Palais hat, wider.

Das Bewusstsein, sich in dem übermächtigen Schatten des hochangesehenen Vaters bewähren und aus diesem heraustreten zu müssen, könnte eine Konfliktsituation für den jungen Charles bedeutet haben, die zu seinen diversen und möglicherweise überwiegend psychosomatischen Beschwerden erheblich beigetragen haben mag. Sein Lebenswerk vollbrachte Charles Darwin ungeachtet einer Vielzahl von körperlichen Heimsuchungen; sein Wehklagen über die vielfältigen Symptome macht es in der Retrospektive schwer, eine eindeutige Diagnose zu finden. Herzrasen, Kopfschmerzen, Schwindel, Zitterattacken, Verschwommensehen, Erbrechen oder sich einfach nur, wie er in seinem Tagebuch häufig notierte, *quite unwell* zu fühlen – die Beschwerden waren facettenreich, ihre Beobachtung, Beschreibung und Dokumentation akribisch. Möglicherweise war bei Charles Darwin eine nicht unerhebliche hypochondrische Komponente mit im Spiel.

Und ganz ohne Frage wurde von Seiten des Vaters beträchtlicher Druck auf Charles Darwin ausgeübt, als es um die Frage der Berufswahl ging. Für Darwin senior kam nur eine Möglichkeit in Frage. Sein Vater, so schrieb Charles viele Jahre später, wollte, dass er ein erfolgreicher Arzt werden sollte, mit vielen zufriedenen und wenn nicht geheilten, so doch gut betreuten Patienten. Folgsam, wie Charles war, immatrikulierte er sich 1825 – also als 16-Jähriger – an der Medizinischen Fakultät der Universität Edinburgh, damals in der Welt der akademischen Heilkunde eine der besten Adressen (es war noch kurz bevor Burke und Hare dieser Reputation vorübergehend Schaden zufügten). Doch das Studium begeisterte ihn nicht. Die Vorlesungen empfand er als langweilig, zwei Operationen, an denen er – 20 Jahre vor Entdeckung der Anästhesie – als Zuschauer teilnahm, entsetzten ihn zutiefst; er verließ den Hörsaal, ehe sie zu Ende gebracht waren. Die operative Medizin empfand er als *beastly profession*, und so belegte er im zweiten Jahr an der Universität der schottischen Hauptstadt zunehmend Vorlesungen in Zoologie und Geologie, die ihm auf seinem späteren Lebensweg nützlicher waren als Kurse in *Practice of Physic* (eine Art klinischer Untersuchungskurs) und *Midwifery* (Geburtshilfe).

Er begann dann in Cambridge das Studium der Theologie, doch auch dies vollendete er nicht. Viele Jahre später nannte Darwin selbst diesen Exkurs »spaßhaft« und resümierte, dass seine halbherzige Berufswahl, die eines anglikanischen Geistlichen, »eines natürlichen Todes gestorben [ist], als ich beim Verlassen von Cambridge als Naturforscher an Bord der *Beagle* ging«.[1] Seine Schriften, vor allem *The Origin of Species*, sollten dann die Kleriker unterschiedlicher Denominationen massiv gegen ihn aufbringen, und noch heute ist für manchen strenggläubigen Verkünder der Heiligen Schrift der Name Darwin und erst recht der Darwinismus Symbol für einen Irrweg, eine unverzeihliche Abweichung von den Berichten über die Genese des Lebens auf der Erde, wie sie von der Bibel verkündet werden.

In Cambridge studierte Darwin vor allem Botanik und Geologie, daneben absolvierte er den obligatorischen Unterricht in den klassischen Sprachen Latein und Griechisch. Er war ein eifriger Sammler und legte sich eine beeindruckende Kollektion von Vertretern unterschiedlicher Käferarten zu. Im Frühjahr 1831 schloss er das Studium mit dem akademischen Grad eines Baccalaureus Artium ab. Bevor er sich irgendwo niederließ, wollte der 22-Jährige etwas von der Welt sehen. Und er bekam ein Angebot, das sein Leben prägen sollte. Das Segelschiff *Beagle* sollte die Küstenlinie Südamerikas kartografieren. An derartigem Kartenmaterial hatte vor allem die global operierende Royal Navy ein Interesse. Der 26-jährige Kapitän der *Beagle*, Robert FitzRoy, suchte einen *gentleman travelling companion*,[2] einen Begleiter aus der gehobenen Gesellschaftsschicht, um der Einsamkeit an Bord zu entgehen (die Matrosen wurden nicht als geeignete Konversationspartner eingestuft). FitzRoy hatte Grund zur Sorge: Sein Vorgänger als Kapitän der *Beagle* hatte sich nahe der Küste Patagoniens erschossen, FitzRoys ebenfalls zur See fahrender Onkel hatte sich bei einer endlos langen Reise die Kehle durchgeschnitten. FitzRoy erwies sich in der Tat als etwas schwieriger Charakter, doch kam der höfliche und rücksichtsvolle Darwin über die meiste Zeit der langen Exkursion mit ihm gut zurecht. Eine heftige Auseinandersetzung hatten die beiden indes einmal über die Einschätzung der Sklaverei; eine Institution, die FitzRoy verteidigte und Darwin entsetzlich fand. Doch auch nach dieser lautstark ausgetragenen Dissonanz vertrug man sich wieder. Wenn sich FitzRoy um seine mentale Gesundheit unter Extremsituationen sorgte, war das nicht, wie sein späteres Leben zeigen sollte, ganz unbegründet.

Der Kapitän brachte es bis zum Gouverneur von Neuseeland und war in einer noch jungen Wissenschaft, der Meteorologie, aktiv. Der Spott, dem Wetterprognostiker damals (in noch größerem Maße als heute) ausgesetzt waren, traf ihn schwer; FitzRoy beging schließlich 1865 Selbstmord.

Die Fahrt mit der *Beagle* wurde zum entscheidenden Erlebnis für den jungen Darwin, der dem kleinen Schiff als Naturforscher zugeordnet wurde. Die Reise dauerte fast fünf Jahre, vom Dezember 1831 bis zum Oktober 1836. Darwin erkundete dabei unter anderem den Dschungel Brasiliens, die Pampas Argentiniens, die grandiosen Küstenlandschaften Südamerikas, die Gebirgszüge der Anden, vor allem aber, bevor es auf die lange Heimreise über Australien, Mauritius und Südafrika ging: die Galapagos-Inseln. Hier fielen ihm zahlreiche Besonderheiten der Schöpfung, der Natur oder – wie es aufgrund seines Wirkens bald heißen sollte – der Evolution auf, die so höchst eigentümlich waren, dass er nach einer Erklärung für ihre Vielfalt zu suchen begann. Die großen Landschildkröten beeindruckten ihn stark. Von den Bewohnern erfuhr er, dass man an der Musterung ihres Panzers erkennen konnte, von welcher der verschiedenen Inseln ein solches Tier stammte. Selbst in einem so begrenzten geografischen Raum entwickelten sich also Arten in unterschiedlicher Weise. So unglaublich es klingt: Bis vor einigen Jahren lebte tatsächlich noch eine Augenzeugin, die mit Darwin bei seinem Aufenthalt auf den Galapagos-Inseln in Kontakt gekommen sein soll. Es war eine auf den Namen Harriet getaufte Schildkröte, die im Juni 2006 in einem australischen Zoo verschied.[3] Ein wahres Damaskuserlebnis waren für ihn die Beobachtungen des Artenwandels innerhalb bestimmter Vogelarten, vor allem einer »äußerst eigentümlichen Gruppe von Finken, die in der Struktur ihrer Schnäbel, den kurzen Schwingen, der Form des Körpers und dem Gefieder miteinander verwandt sind. Es sind dreizehn Spezies und … alle Spezies sind diesem Archipel eigentümlich«.[4] Seine Beobachtungen, Notizen und Zeichnungen sollten sich als Stoff für eine sich über Jahrzehnte erstreckende wissenschaftliche Arbeit erweisen, nach deren Publikation das Verständnis des Menschen von der Natur nie mehr so sein sollte wie vor Charles Darwin.

Er sammelte mit Leidenschaft und System, sandte seine Proben – ob geologischer, biologischer oder paläontologischer Natur – unterwegs von den Stationen der Reise heim nach England oder brachte sie in wohldesignten Kästchen auf der *Beagle* mit. Insgesamt sollen es mehr als 5000 Präparate gewesen sein. Besonders beeindruckten ihn die ersten Fossilien, die er schon relativ früh auf der Reise, im September 1832, in Argentinien entdeckte. Es waren die versteinerten Überreste zweier Riesenfaultiere, um ein Mehrfaches größer als die zu Darwins und heutigen Zeiten lebenden Vertreter dieser Spezies. Diese und andere auf der Reise gefundene Fossilien waren ein deutlicher Hinweis darauf, dass Arten nicht nur entstehen, sondern auch vergehen. Die zerstörerischen Kräfte der Natur erlebte er aus nächster Nähe mit, als die Region um das chilenische Valdivia im Februar 1835 von einem schweren Erdbeben heimgesucht wurde.

Das Beben hob nach Darwins Beobachtungen die Erde an einigen Stellen um mehrere Meter an. An diesen Bruchstellen fand er Überreste von Seemuscheln im Gestein. Aus Beobachtungen wie diesen datierten Geologen das Alter der Erde neu; der Planet war erkennbar älter in überkommenen Naturgeschichten (und in der Bibel) geschildert. Entdeckungen wie diese formulierte er in Briefen aus und sandte sie an Vertraute daheim in England, wie seinen alten Botanikprofessor John Henslow, der einige der Erkenntnisse in wissenschaftlichen Zeitschriften veröffentlichte, so dass Darwin schon vor seiner Heimkehr in Forscherkreisen ein gewisses Renommee hatte.

Die Entdeckerfreuden ließen Darwin zeitweise sogar seine eigenen körperlichen Beschwerden vergessen. Nach einem Jagdausflug über die Pampas und der Zubereitung seines Abendessens über einem Lagerfeuer – eine Welt entfernt vom Dinner daheim in

Shrewsbury, welches von Bediensteten zubereitet und aufgetragen wurde – notierte er regelrecht beschwingt: »Aus mir wird ein richtiger Gaucho; ich trinke meinen Mate-Tee, rauche meine Zigarre und dann lege ich mich mit dem Himmel als Bettdecke so komfortabel nieder wie in einem Federbett.«[5]

Die *Beagle* erreichte am 2. Oktober 1836 als erste englische Küstenstadt Falmouth, wo Darwin von Bord ging und mit der Postkutsche heim nach Shrewsbury reiste. Der Naturforscher, der eine der längsten und ergiebigsten Forschungsreisen aller Zeiten unternommen hatte, würde nie wieder englischen Boden verlassen. Nach seiner Heimkehr machte sich Darwin an die Abfassung sowohl wissenschaftlicher Abhandlungen als auch eines Berichts im Stile einer klassischen Reiseerzählung, wie sie damals ein blühendes Literaturgenre war, und mit einem Schwerpunkt auf den beobachteten und gesammelten Tieren. *The Zoology of the Voyage of H. M. S. Beagle* erschien zwischen 1838 und 1843 in fünf opulent illustrierten Bänden. Neben der Auswertung seiner Sammlungen und mehr als tausend Seiten Notizen war es nun für Darwin Zeit, sich einem anderen Projekt zu widmen: Er war mit 27 Jahren im Optimum des sogenannten heiratsfähigen Alters.

Systematischer Naturforscher und Analytiker, zu dem Darwin geworden war, wog er das Pro und Kontra eines solchen Schrittes sehr nüchtern gegeneinander ab. Als Vorteile zählte er auf: »Kinder (wenn es Gott gefällt), dauernde Gefährten (Freunde im hohen Alter), die sich für uns interessieren und die wir lieben und mit welchen wir spielen, sicherlich besser als ein Hund. Ein Heim und jemand, der das Haus besorgt. Das Anziehende von Musik und weiblichem Geplauder.« Diese Aufzählung kulminierte in der höchstmöglichen Gewinnerwartung: »Diese Dinge sind gut für die Gesundheit.« Dem standen an Nachteilen gegenüber: »Freiheit zu gehen, wohin man will. Die Ausgaben für Kinder und die Sorgen um sie. Möglicherweise Streitereien. Zeitverlust, man kann abends nicht lesen. Möglicherweise mag meine Frau London nicht; dann ist die Strafe Verbannung und Degradierung zu einem indolenten, faulen Narren.«[6]

Er entschied sich für das Pro und fand eine Kandidatin aus dem engeren Familienkreis, die ihm schon seit längerem vertraut war. Die Eheschließung mit seiner Cousine Emma Wedgwood, die ein Jahr älter war als Darwin selbst, fand am 29. Januar 1839 auf dem Landsitz der Familie Wedgwood in der Kleinstadt Maer in Staffordshire statt. Darwins Tagebucheintragung war knapp und frei von übertriebenen romantischen Wallungen: »Habe heute im Alter von 30 Jahren in Maer geheiratet, bin nach London zurückgekehrt.«[7] Es wurde dennoch ein gute Ehe, aus der zehn Kinder hervorgingen; Emma war Darwin bei seinem Werk eine große Stütze, was er bis ins hohe Alter wiederholt und dankbar zum Ausdruck brachte.

Seine Sorge, dass eine Ehefrau London nicht mögen könnte, war nicht länger relevant, als auch Darwin selbst bald eine Abneigung gegen die Großstadt entwickelte, auch wenn er natürlich die Möglichkeiten in der Metropole, sich mit anderen Forschern auszutauschen und in Clubs mit anderen Gentlemen Konversation zu treiben, schätzte. Außerdem schlug ihm gerade in London, dem Sitz aller relevanten Verlage und Medien, Anerkennung aufgrund seiner Reiseberichte entgegen, was ihn später – nach der Veröffentlichung seines großen Werkes *The Origin of Species* – rückblickend sagen ließ: »Der Erfolg dieses meines literarischen Erzeugnisses kitzelt meine Eitelkeit stets mehr als der irgendeines anderen meiner Bücher.«[8]

Beide, Emma und Charles, sehnten sich mit dem sich einstellenden Kindersegen zunehmend nach der Ruhe des Landlebens. Im September 1842 zogen sie in das Anwesen Down House im Dorf Downe in der Grafschaft Kent um; der Ort ist vom urbanen Wachstum der Metropole längst verschluckt worden und gehört heute zu *Greater London*. In Down House, in dem der nunmehr 33-jährige Darwin bis zu seinem Tod vierzig Jahre später leben würde, arbeitete er von nun an konzentriert, wenn auch immer wieder mit gesundheitlich bedingten Unterbrechungen sowie Ablenkungen durch andere Projekte wie Publikationen zu geologischen wie zoologischen Themen, an seiner Evolutionstheorie. Als er sie weitgehend fertiggestellt hatte, passierte ihm das einem Forscher größtmögliche Unglück: Ein anderer Wissenschaftler hatte die gleichen Gedanken entwickelt.

Der im fernen Ostasien wirkende Alfred Russell Wallace arbeitete an derselben Thematik und veröffentlichte 1855 einen Aufsatz unter dem Titel *Über das Gesetz, das das Entstehen neuer Arten reguliert hat*. Im Juni 1858 erreichte Darwin ein Brief des im heutigen Malaysia weilenden Wallace, den er mit Entsetzen las. Wallace bat Darwin um die Beurteilung seiner Thesen, die kurz vor der Veröffentlichung standen. Darwin musste sich eingestehen: »Es wird denn damit meine ganze Originalität, welchen Umfang sie auch haben mag, vernichtet werden.«[9] In dieser Situation seine eigenen Gedanken schnell in Kurzform zu publizieren, nur um Priorität gegenüber Wallace für sich reklamieren zu können, erschien Darwin schäbig. Auf Anraten von Freunden fand Darwin einen Weg, dem auch Wallace zustimmte, ein wahres Gentlemen's Agreement. Beider Ergebnisse wurden am 1. Juli 1858 auf einer wissenschaftlichen Tagung präsentiert und in einer Fachzeitschrift veröffentlicht. Eine nennenswerte Resonanz in der Öffentlichkeit hatten sie nicht.

Dies blieb *The Origin of Species* im Jahr darauf vorbehalten. Die Evolutionslehre wurde von der zeitgenössischen Wissenschaft überwiegend positiv aufgenommen, die von Darwin propagierte *natural selection* war umstrittener. Zur Bekanntheit des Werkes und seines Autors trugen öffentliche Debatten bei, deren wohl berühmteste am 30. Juni 1860 vor der British Association for the Advancement of Science in Oxford stattfand. Darwins Position nahm der Naturforscher Thomas Henry Huxley ein, der sich (und Darwins Lehre) heftigen Angriffen durch Samuel Wilberforce, den Bischof der Universitätsstadt, ausgesetzt sah.

Der Geistliche soll nach Augenzeugenberichten – dem Disput

wohnten schätzungsweise rund 1000 Zuschauer bei, für eine wissenschaftliche Tagung der Epoche eine unerhörte Zahl – in süffisanter Weise seinen Kontrahenten versucht haben, lächerlich zu machen, und fragte Huxley schließlich, ob es ihm denn egal sei, wenn sein Großvater ein Affe gewesen sei (eine Polemik, welche die Zeiten überdauert hat und zum Standardrepertoire von Evolutionsgegnern gehört; vor allem jenen, die Darwins *Origin of Species* nie gelesen haben). Huxley antwortete: »Ich würde in der gleichen Lage sein wie Eure Lordschaft!« Der Naturforscher fügte an: »Wenn die Frage an mich gerichtet würde, ob ich lieber einen miserablen Affen zum Großvater haben möchte oder einen durch die Natur hochbegabten Mann von großer Bedeutung und großem Einfluss, der aber diese Fähigkeiten und den Einfluss nur benutzt, um Lächerlichkeit in eine ernste wissenschaftliche Diskussion hineinzutragen, dann würde ich ohne Zögern meine Vorliebe für den Affen bekräftigen.«[10]

Darwin hatte das moderne Verständnis von der Entwicklung des Lebens und der Herkunft der Menschen begründet, doch eine absolute Wahrheit nahm er für sich nicht in Anspruch: »Ignoranz führt viel häufiger zu Selbstvertrauen als Wissen. Es sind diejenigen, die wenig wissen, und nicht die, welche viel wissen, die sich so hochgradig sicher sind, dass dieses oder jenes Problem nie von der Wissenschaft gelöst werden wird.«[11]

Die grandiose Erzählkraft eines Charles Dickens oder die Fähigkeit, wissenschaftliche Beobachtungen in neutraler Form lesenswert zu präsentieren, über die Charles Darwin verfügte, ging einem anderen Autor fast vollständig ab, der in diesem Jahr 1859 ebenfalls an seinem entscheidenden Buch arbeitete, welches ähnlich Darwins Werk auf eigenen Beobachtungen und Erfahrungen basierte, aus denen Schlussfolgerungen gezogen wurden, für die nicht immer ein greifbarer (in diesem Fall: unter dem Mikroskop sichtbarer) Beweis vorgezeigt werden konnte. Ignaz Philipp Semmelweis war nach Beendigung seines Arbeitsverhältnisses in Wien in seine ungarische

Heimat nach Pest zurückgekehrt und hatte eine Praxis eröffnet. Darüber hinaus arbeitete Semmelweis die nächsten sechs Jahre als Geburtshelfer am dortigen St. Rochus-Hospital – pro bono, ohne Bezahlung, auch wenn sich nach dem Tod seiner Eltern seine finanzielle Lage verschlechtert hatte. Semmelweis führte an dem alten und auf ihn einen unhygienischen Eindruck machenden Krankenhaus seine strikten Regeln der Handwaschung ein. Der Erfolg blieb nicht aus. Während aus Wien, wo nach seinem Weggang die alte Laxheit wieder eingerissen war, Müttersterblichkeitsraten um 10 bis 15 Prozent berichtet wurden, kam es bei 933 Geburten im St. Rochus-Hospital nur in 0,8 Prozent zu durch Kindbettfieber verursachten Todesfällen.

Im Juli 1856 wurde Semmelweis zum Professor für Geburtshilfe an der Universität von Pest ernannt. Abermals musste er Widerstände überwinden, um seine Methode durchzusetzen, stießen ihm Ablehnung und teilweise Feindseligkeit entgegen – die erste Wahl der Fakultät war er trotz seiner Berühmtheit nicht gewesen; die Ernennung konnten örtliche Neider indes kaum noch verhindern, nachdem sich die einflussreiche *Wiener Klinische Wochenschrift* für ihn stark gemacht hatte. Diesmal indes war Semmelweis der Chef, seinen Anweisungen musste Folge geleistet werden. Und fast folgerichtig mussten bereits in seinem ersten Jahr auf 514 Geburten nur zwei Todesfälle beklagt werden – eine Sterblichkeit aufgrund von Puerperalfieber von nur 0,39 Prozent.

Und auch privat gab es eine positive Entwicklung, die seiner Psyche eigentlich hätte guttun müssen. Er heiratete im Juni 1857 die zwanzigjährige Maria Weidenhuber, Semmelweis war zu diesem Zeitpunkt knapp 39 Jahre alt. Maria hatte einen beruhigenden Einfluss auf seinen inzwischen bei Anfeindungen und Missverständnissen schnell aufbrausenden Charakter. Doch die Tragik vieler Eltern der Epoche blieb auch dem Ehepaar Semmelweis nicht erspart. Das erste Kind der beiden, ein Junge, starb nur zwei Tage nach seiner Geburt an einem Hydrocephalus, einem Wasserkopf – eine operative Intervention am Gehirn oder am Schädel, mithin eine Neurochirurgie, die diesen Namen verdient hätte, gab es zu diesem Zeitpunkt noch nicht. Auch eine 1860 geborene Tochter starb im Alter von nur vier Monaten. Danach bekam das Paar drei weitere Kinder, zuletzt Tochter Antonia im Jahr 1864, die allesamt das Erwachsenenalter erreichen sollten.

Neben seiner kraftraubenden klinischen Arbeit und der Lehrtätigkeit suchte Semmelweis immer wieder nach Freiräumen, um sein Werk zu schreiben, dem er entscheidende Bedeutung beimaß. Er wählte für das Buch den Titel *Die Aetiologie, der Begriff und die Prophylaxe des Kindbettfiebers*. Das Werk, das schließlich 1861 erschien, war selbst für Fachleute nicht leicht lesbar und in einer etwas schwerfälligen Sprache verfasst. Besonders störend mochte das ärztliche Publikum – im Gegensatz zu Darwins *Origin of Species* hatte Semmelweis sein Buch nicht mit Blick auf eine allgemeine Leserschaft verfasst – vor allem die Aggressivität empfinden, die der über die Jahre zunehmend leichter erregbare, manchmal geradezu fanatisch aufbrausende Autor in die rund 500 Seiten wiederholt hatte einfließen lassen. Ein großer Teil des Buches ist eine Abrechnung mit seinen Gegnern, vor allem jenen in Wien:

»Meine Lehre ist an der Schule, von wo sie ausging, noch nicht vergessen, und damit selbe auch in Zukunft nicht vergessen werde, dafür wird gegenwärtige Schrift sorgen. Meine Lehre wird an der Schule, von wo sie ausging, nur verleumdet, aber meine Lehre rächt sich wie alles Edle an ihren Verleumdern dadurch, dass sie die Sterblichkeit dieser Schule, die früher trotz massenhaften Transferierungen 9,92 % betrug, durch zwölf Jahre ohne massenhafte Transferierungen auf 3,71 % herabdrückte, folglich um 6,21 % minderte, dass meine Lehre nicht noch mehr geleistet, das haben eben ihre Verleumder zu verantworten. Und diese Rache gibt mir die Waffe in die Hand, dass ich meinen Gegnern an der Schule, von wo sie ausging, zurufen kann: Eure eigene verminderte Sterblichkeit ist eure schlagendste Widerlegung.«[12]

Semmelweis schreckte nicht davor zurück, sich auch mit hochverehrten Koryphäen anzulegen wie dem berühmten Pathologen Rudolf Virchow, der bemerkenswerterweise auch heute noch ungeachtet zahlreicher Fehlleistungen als eine der großen Medizinerpersönlichkeiten des 19. Jahrhunderts gilt. Virchow vermutete abwechselnd Thrombosen oder auch das Winterwetter als Ursache des Kindbettfiebers. Semmelweis, von der Richtigkeit seines Weges und dem Irrtum des Pathologen überzeugt, war gnadenlos in seiner Kritik:

»Aber Virchow, der wegen seiner vielen Spekulationen selbst ein Schreckensbild für die Naturforschung ist, Virchow, der ein so schlechter Beobachter ist, dass er als pathologischer Anatom selbst im Jahre 1858 noch immer nicht die Symptome eines Resorbtionsfiebers in dem Leichenbefunde der am Kindbettfieber verstorbenen Wöchnerinnen erkennt, Virchow hat kein Recht, so zu sprechen, ausgenommen, Virchow hat seinem Humor entsprechend in einem Augenblicke jovialer Aufrichtigkeit sich selbst charakterisieren wollen … Es ist ganz richtig, dass die größte Menge der Epidemien in den Wintermonaten vorgekommen ist, aber nicht wegen der Witterungszustände des Winters, sondern weil der Winter vorzüglich die Zeit für die Beschäftigungen mit zersetzten Stoffen ist. Als Beweis, dass die Witterungszustände keinen Einfluss auf die Hervorbringung des Kindbettfiebers üben, dienen Tabelle Nr. II, Seite 9 und Tabelle Nr. XIX, Seite 120 dieser Schrift. Es ist eben so richtig, dass mit akuten Exanthemen, mit ausgedehnten erysipelatösen, croupösen, jauchigen, eitrigen Entzündungen gleichzeitig Puerperalfieber vorkommt, und die Ursache dieses gleichzeitigen Vorkommens ist, dass derartige Kranke von Ärzten und Hebammen behandelt und gepflegt werden, welche Ärzte und Hebammen auch Schwangere, Kreißende und Wöchnerinnen behandeln und pflegen. Sollten die zwei zitierten Tabellen Virchow nicht überzeugen, so erteilen wir ihm den Rat, er möge sich bei seinem Minister des Unterrichtes dahin verwenden, dass der geburtshilfliche Unterricht für so viele

Winter unterdrückt werden möge, als nötig sind, um Virchow durch das Gesundbleiben der Wöchnerinnen im Winter zu überzeugen, dass die Witterungszustände des Winters nicht dasjenige ist, welches die Kindbettfieber-Epidemien hervorbringt.«[13]

Erbarmungslos war Semmelweis längst auch in seiner Korrespondenz mit Kritikern. Sein wohl berühmtester Ausbruch findet sich 1861 in einem Brief an den Würzburger Professor für Gynäkologie und Geburtshilfe, Friedrich Wilhelm Scanzoni: »Sollten Sie aber, Herr Hofrat, ohne meine Lehre widerlegt zu haben, fortfahren, Ihre Schüler und Schülerinnen in der Lehre des epidemischen Kindbettfiebers zu erziehen, so erkläre ich Sie vor Gott und der Welt für einen Mörder, und die Geschichte des Kindbettfiebers würde gegen Sie nicht ungerecht sein, wenn selber Sie für das Verdienst, der Erste gewesen zu sein, der sich meiner lebensrettenden Lehre widersetzt, als medizinischer Nero verewigen würde.«[14]

Man mag sich an der Aggressivität des Ignaz Philipp Semmelweis stören. Dem Kern seines ärztlichen Selbstverständnisses kann indes auch ein Leser 160 Jahre nach Drucklegung der *Aetiologie* seinen Respekt nicht versagen: Nur die Gesundheit seiner Patientinnen zählte für ihn. Nichts anderes.

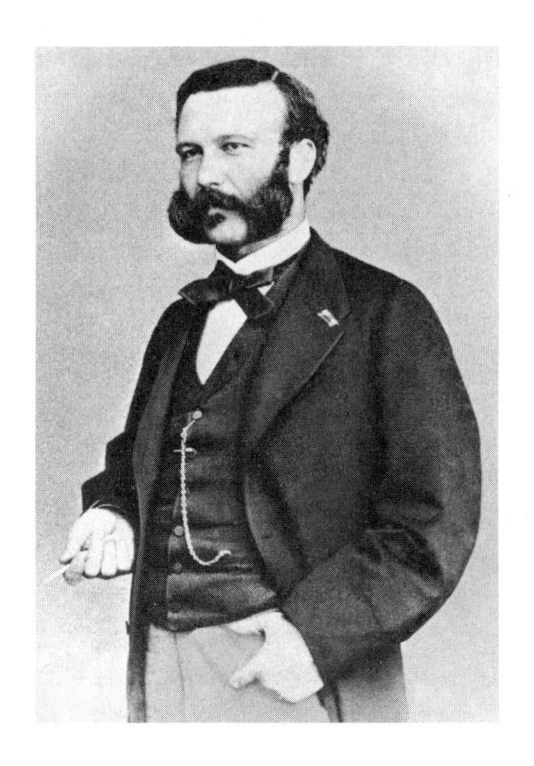

10.

ROTES KREUZ

Der Reisende, eigentlich in beruflichen Angelegenheiten unterwegs, war an einen Schauplatz gekommen, an dem Welt- oder zumindest europäische Geschichte geschrieben wurde. Doch von der Glorie, den Heldentaten, die wenige Tage später bei Schilderung des Ereignisses durch die Gazetten Europas geisterten, offenbarte sich ihm nichts. Stattdessen sah er Elend und Leiden, welche sich ihm noch Wochen später die Federn sträuben ließen, als er seine Erinnerungen jenes denkwürdigen Sommertages zu Papier brachte – eines Sommertages, der sein Leben von Grund auf änderte. Und der ihn umtrieb, die Welt zu verändern. Immer noch unter dem Schock des Entsetzens stehend, beschrieb er, was sich seinen Augen dargeboten hatte: »Verzweifelt flehen sie nach einem Arzt, sie werfen sich in Zuckungen hin und her, bis schließlich der Starrkrampf eintritt oder der Tod sie erlöst ... Dort liegt ein völlig entstellter Soldat, dessen Zunge übermäßig lang aus dem zerrissenen und zerschmetterten Kiefer heraushängt ... Einem anderen Unglücklichen ist durch einen Säbelhieb ein Teil des Gesichts fortgerissen worden ... Ein Dritter, dessen Hirnschale weit offen klafft, liegt in den letzten Zügen. Sein Gehirn fließt auf die Steinfliesen der Kirche. Seine Unglücksgefährten versetzen ihm Fußtritte, weil er den Durchgang hindert. Ich schütze ihn in seinem Todeskampf und bedecke seinen armen Kopf, der sich noch schwach bewegt, mit meinem Taschentuch.«[1]

Der Verfasser war ein junger Schweizer, Henry Dunant, und der Schicksalsort hieß Solferino. Der Ortsname steht für eine Aberration, eine Abweichung von dem, was man in der Epoche allmählich als normal, gar als einen Segen zu empfinden begann. In seinem grandiosen Buch über das 19. Jahrhundert stellt der Historiker Jürgen Osterhammel heraus, wie sehr das Zeitalter in Europa – weitgehend – durch Frieden gekennzeichnet ist: »Zwischen 1815 und dem Beginn des Krimkrieges 1853 wurde überhaupt kein Krieg geführt, und der Krimkrieg selbst sowie die deutschen Einigungskriege stehen an Gewaltsamkeit hinter vielen außereuropäischen Militäraktionen und vor allem hinter den großen Kriegen der frühen Neuzeit und erst recht des 20. Jahrhunderts deutlich zurück. Unter den zehn verlustreichsten Kriegen unter Großmächten seit 1500 fand

◂ *Am 22. August 1864 wurde die Genfer Konvention im Rathaus von Genf unterzeichnet. Die neue Organisation war das geistige Kind des Henry Dunant.*

kein einziger zwischen 1815 und 1914 statt. Es gibt keine Parallele zum Spanischen Erbfolgekrieg der Jahre 1701–1714, der auf zahlreichen Schlachtfeldern 1,2 Millionen Todesopfer gefordert haben soll. Vollends überwältigend ist der Kontrast zu den Kriegen zwischen 1792 und 1815, die vermutlich zu allein 2,5 Millionen *militärischen* Opfern führten. Insgesamt gab es im achtzehnten Jahrhundert siebenmal mehr Kriegstote in Relation zur Gesamtbevölkerung Europas als im neunzehnten.«[2]

Auch der Krieg von 1859, dessen Höhepunkt die Schlacht von Solferino war, passt in dieses Bild begrenzter Konflikte – er dauerte nicht einmal drei Monate. Das indes milderte das Leiden der Beteiligten nicht im Mindesten. Und dieses Leiden erschütterte Henry Dunant, den beinahe zufälligen Augenzeugen, zutiefst. Am 24. Juni 1859 prallten in der idyllischen Landschaft der Lombardei unweit dieses kleinen Städtchens (selbst heute hat es kaum 3000 Einwohner) zwei gewaltige Heere aufeinander. Das eine von ihnen trug die Uniformen Österreichs und stand unter dem Kommando des noch jugendlichen Kaisers Franz-Josef. Ein Kaiser stand auch an der Spitze der anderen Armee: Napoleon III., nur drei Jahre nach Ende des Krimkrieges abermals im Begriff, Ruhm und Einfluss für Frankreich zu sammeln. Nach dem Zugang zu den heiligen Stätten und der Bewahrung der Türkei als Sperrriegel gegen das expansive Zarenreich war es jetzt die Einigung der italienischen Staaten, die den Empereur umtrieb und ihn veranlasste, auf Seiten des Königreichs Sardinien-Piemont in den Konflikt einzugreifen, den Historiker auch als den Zweiten Italienischen Unabhängigkeitskrieg bezeichnen.

Bei Solferino war von einem Feldherrngenie, das mit kühnem Schwung zu einer schnellen Entscheidung führt, nichts zu spüren an diesem europäischen Sommertag. Die beiden Armeen trafen, wie der große Medizinhistoriker Hans Schadewaldt es beschrieb, »sozusagen ohne Generalstabsplanung frontal aufeinander und schlachteten sich gegenseitig ab«.[3] Auf einer Breite von kaum zehn

Kilometern standen sich 250 000 Mann gegenüber; das Gemetzel in brütender Hitze dauerte fast 15 Stunden, am Nachmittag unterbrochen von einem infernalischen Gewitter. Abends zogen sich die Österreicher geschlagen zurück. Auf der Walstatt lagen 40 000 Gefallene und Verwundete. Letztere brüllten ihre Qualen in den lombardischen Nachthimmel, ein Schrei nach Wasser, nach Linderung der Schmerzen, nach Menschlichkeit.

Die Schreie klangen dem 31-jährigen Henry Dunant in den Ohren, der dem französischen Kaiser nachgereist war, weil er dessen Unterstützung für ein geschäftliches Unternehmen in der französischen Kolonie Algerien erbitten wollte. Das Schlachtfeld von Solferino bestärkte Dunants Überzeugung, dass es Wichtigeres gab als Investitionen, Umsatz und Rendite. Henry Dunant wurde am 8. Mai 1828 in der vornehmen Genfer Oberstadt als Sohn eines reichen Kaufmanns geboren. Er wuchs in einem tief-religiösen calvinistischen Umfeld auf. Über seine Mutter bekam der kleine Henry Zugang zu einer bibeltreuen Erweckungsbewegung, der ›Evangelischen Gesellschaft‹, die sein Denken prägte. Er wurde für das Leid jener Mitmenschen sensibilisiert, die weit weniger privilegiert waren als er selbst und seine Familie. Er wanderte durch die Elendsviertel Genfs – die gab es in der heute so reichen Stadt in jener Zeit noch – und bemerkte, »dass ein Einzelner angesichts von so viel Elend machtlos ist, und dass, wenn man auch nur ein wenig helfen will, die gesamte Menschheit in die Schranken treten muss, um diese furchtbare Not zu beseitigen«.[4]

In der Schule war der junge Henry keine Leuchte, nur im Fach Religion hatte er Bestnoten. Er verließ das Calvin-Kolleg in Genf ohne Abschluss und schlug eine (stereo-)typisch schweizerische Karriere ein: Er begann bei einer Bank zu arbeiten. In seiner Freizeit betreute er Gefängnisinsassen, machte Wanderungen durch die überwältigende Bergwelt seiner Heimat, deren Schönheit ihn immer wieder auf die Knie sinken und Gott danken ließ. Er gründete eine Vereinigung, die sich bevorzugt um junge, unverheiratete Männer kümmern, diese auf den richtigen Weg leiten und ihnen gegebenenfalls, so sie auf der Wanderschaft an den Genfer See kamen, auch Logis geben sollte. Sein Projekt hieß *Union Chrétienne de Genève* und wurde am 30. November 1852 offiziell ins Leben gerufen. Bald entstanden Partnerinstitutionen in anderen Schweizer Städten, in Frankreich, in Großbritannien, in den USA. Im Deutschen hieß ein solcher Verbund *Christlicher Verein junger Männer*, ein Weltbund derartiger Vereine wurde am Rande der Weltausstellung von Paris 1855 gegründet – der CVJM ist das erste geistige Kind des Henry Dunant, konzipiert mehr als ein Jahrzehnt vor dem Roten Kreuz.

Da er reichlich für karitative Projekte spendete, schmolz Dunants Wohlstand dahin wie der Schnee in der Frühlingssonne des Schweizer Jura. Er musste Geld verdienen und glaubte sein El Dorado in Algerien zu finden. Wie viele Zeitgenossen war er fasziniert von der orientalischen Welt. Sein Unternehmungsgeist war stets gepaart mit einem durchweg friedlichen Glaubenseifer: »Dort habe ich Bibeln in arabischer Sprache unter den Nachkommen Ismaels verteilt, die diese immer gern angenommen haben.«[5] Wahrscheinlich war der Wunsch nicht nur der Vater des Gedankens, sondern auch der Wahrnehmung. Heute würde ihm dafür in manchen muslimischen Ländern die Todesstrafe drohen.

Dunant investierte in Getreidemühlen, erhoffte sich wie jeder Kolonialhändler satte Profite – und dennoch, der Kolonialismus stimmte ihn nachdenklich. Ihn stieß der Umgang der europäischen Herren mit den Einheimischen ab: »Mit welchem Recht bringen die großen europäischen Nationen Trostlosigkeit unter die Völker ... die nichts weiter wünschen als frei zu bleiben, und die doch wohl das Recht haben, Herren in ihrer eigenen Heimat zu bleiben? Um ihre Interessen und ihre Ungerechtigkeit zu verdecken, behaupten sie, sie würden ihnen die moderne Zivilisation bringen. Aber in Wahrheit bringen sie ihnen Laster, Korruption und all die Ungerechtigkeiten, die diese Völker noch nicht kannten.«[6] Seine Geschäfte in Algerien brachten ihm viel Ärger und immer weiter anwachsende Schulden ein. Zu oft auch ließ er sich ablenken – zum Beispiel von den Spuren der Sklaverei, denen er im Orient begegnet – und die vor allem in einer der fortschrittlichsten Industrienationen, den Vereinigten Staaten in deren südlichen Bundesstaaten, noch völlig legal war. Er begegnete der Schriftstellerin Harriet Beecher Stowe, die ihm ein Exemplar ihres Bestsellers *Onkel Toms Hütte* schenkte. Bei der Lektüre und beim Nachdenken über die Hintergründe geriet Dunant in Erregung wegen »einem Land, das sich damit brüstet, an der Spitze der Zivilisation und Freiheit zu stehen, in dem man aber heute noch seinen Glaubensbruder kauft und verkauft wie ein Stück Vieh. Unheil denen, die den Geist des Christentums mit Füßen treten und die elementarsten Grundsätze der Menschlichkeit und der modernen Zivilisation verletzen. Wollen sie ihr Erwachen aufschieben, bis ihre Sklaverei eines Tages unter einem furchtbaren Donnerschlag zusammenstürzt?«[7] Eine prophetische Frage – die Sklaverei konnte nur durch den Donnerschlag des Amerikanischen Bürgerkrieges überwunden werden, der sich allmählich am Horizont abzeichnete.

Da sich bei seinen Projekten in Algerien die dortigen französischen Behörden als wenig kooperativ erwiesen, suchte Dunant allerhöchste Unterstützung beim selbsternannten Kaiser der Franzosen. Er verfasste eine Huldigungsschrift (die selbst dem sicher nicht uneitlen Napoleon III. zu dick aufgetragen war, so dass er die Annahme höflich ablehnte) und reiste dem Herrscher nach. So gelangte Dunant aus dem friedlichen Genf nach Solferino. Am Abend jenes 24. Juni 1859 erreichte Dunant das kleine Städtchen Castiglione delle Stiviere, unweit des Schlachtfeldes gelegen. Ihm bot sich ein entsetzlicher Anblick – der kleine Ort war von Verwundeten überlaufen, von schwer traumatisierten Männern, die auch Stunden nach dem Gemetzel immer noch keine medizinische Hilfe erhalten hatten: »Maulesel kommen im Trabe an, die Verwundeten, die sie tragen, schreien infolge der Schmerzen, welche diese Gangart ihnen verursacht. Da ist einer, dem das Bein zerschmettert wurde, es scheint nahezu vom Körper losgetrennt zu sein; jede leichte Erschütterung des Wagens, auf dem er liegt, verursacht ihm neue Schmerzen. Einem anderen ist der Arm gebrochen, er versucht ihn mit der gesunden Hand zu halten und zu schützen. Einem Korporal hat der Stock einer Brandrakete den linken Arm durchbohrt. Er zieht ihn selbst heraus, benutzt ihn dann als Stütze, um sich mit seiner Hilfe nach Castiglione zu schleppen.«[8]

Dunant vergaß sein Anliegen, griff mit ein und half zusammen mit Einwohnern des kleinen Ortes, die Blessierten notdürftig zu versorgen, offene Wunden zu verbinden, Wasser zu verteilen. Allein in der Kirche des kleinen Ortes waren über 500 Verwundete zusammengepfercht. Dunant gab den freiwilligen Helfern ein Beispiel: Zunächst wollten sich die Menschen in Castiglione vor allem um die »eigenen« Leute kümmern, um Piemontesen und deren französische Verbündete. Doch Dunant überredete sie unermüdlich, bei den Verwundeten, Sterbenden keine Unterschiede mehr zu sehen und auch den Österreichern mit gleicher Entschlossenheit zu helfen. Als es Nacht wurde, schallte der Ruf »*Tutti fratelli!*« durch den kleinen Ort. Er ist heute als Inschrift am Denkmal des Roten Kreuzes in Castiglione zu sehen. Alle Menschen sind Brüder – zumindest in den Stunden, nachdem die Waffen endlich schweigen.

Dunant beobachtete mit Bewunderung vor allem den Einsatz der Frauen von Castiglione: »Es gab nichts, was sie zurückgeschreckt, erschöpft oder entmutigt hätte. Ihre bescheidene Hingebung kannte keine Müdigkeit und keinen Ekel; kein Opfer war ihnen zu viel.«[9]
Die Frauen erinnerten ihn an Florence Nightingale, von deren Einsatz im Krimkrieg er gelesen und deren Aufbau einer Organisation der Krankenpflege er bewundert hatte. Dunant, der nie heiraten sollte, hatte trotz der Hektik noch einen Sinn für die Reize der Italienerinnen: »Einige dieser improvisierten Krankenwärterinnen waren schöne und niedliche junge Mädchen, ihre Güte, ihre schönen mitleidigen und mit Tränen gefüllten Augen sowie ihre auf-

merksame Pflege trugen viel dazu bei, um einigermaßen den moralischen Mut der Kranken zu heben.«[10]

In den nächsten Tagen stellte Dunant die Pflege der Verwundeten auf eine solide Basis. Zusammen mit Freunden aus der Genfer Erweckungsbewegung gründete er ein Komitee, das die Versorgung mit Hilfsgütern vorantrieb und Spenden einsammelte. Auch einen Genfer Chirurgen schickte man nach Castiglione, um die wenigen Militärärzte zu unterstützen. Die Chirurgen arbeiteten fast rund um die Uhr, unter denkbar ungünstigen hygienischen Umständen und meist ohne Narkose – von dem in dieser Zeit gebräuchlichsten Anästhetikum, Chloroform, gab es viel zu wenig in den Not-Lazaretten. Dunant scheute sich nicht, dem grausigen Tagewerk eines Feldchirurgen zuzusehen, als dieser zur häufigsten Intervention schreitet, der Amputation: »Der Chirurg hatte nun seinen Rock abgelegt, die Ärmel seines Hemdes bis zur Schulter zurückgeschlagen und einen breiten, bis zum Halse reichenden Schurz angezogen; ein Knie auf die Steinplatten des Saales gestützt und in der Hand das furchtbare Messer haltend, umschlang er mit seinem Arme den Schenkel des Soldaten und durchschnitt alsdann mit einem Zuge die Haut rings um den ganzen Schenkel. Ein durchdringender Schrei hallte im ganzen Spital wider ... Der Chirurg erhob sich hierauf und begann, die Haut von den nacktgelegenen Muskeln zu trennen; er durchschnitt zu diesem Zweck die Fleischteile und zog sie dann gleichsam mit dem Zurückschieben der Haut wie eine zollhohe Handkrause herauf, alsdann durchschnitt er auch mit einem kräftigen Rundkreisschnitte alle Muskeln bis zum Knochen; das Blut quoll hervor in Strömen aus den geöffneten Pulsadern, indem es den Chirurgen bespritzte und auf den Boden floss.«[11]

Dunant gelang es, den Adjutanten Napoleons zu überreden, die gefangenen österreichischen Militärärzte freizulassen. Sie waren eine hochwillkommene Verstärkung – und waren für Dunant ein Symbol dafür, dass die Verwundetenpflege keine Grenzen, keine Feindschaften kennen sollte. Dunant entwickelte aus dem bei Solferino Erlebten einen grundlegenden Gedanken: »Wäre es nicht möglich, freiwillige Hilfsgesellschaften zu gründen, deren Zweck es ist, die Verwundeten in Kriegszeiten durch begeisterte, aufopfernde Freiwillige, die für ein solches Werk geeignet sind, pflegen zu lassen?«[12]

Dunant wurde zum – wie spätere Zeiten eine solche Tätigkeit nennen werden – Lobbyisten der Verwundeten künftiger Kriege. Er hielt Vorträge, zunächst in den Salons von Mailand, dann auch in anderen Städten und – blumiger Redner, der er war – steigerte sich in immer dramatischere Reminiszenzen. Seine Ideen konkretisierte er dabei zunehmend, so auch, als er sich Gedanken machte um ein allseits bekanntes und zu respektierendes Symbol eines solchen Hilfsunternehmens, »... ein Wappenschild oder ein Banner, mit einem Wort: eine Art Labarum[13] großen Ausmaßes, das aufgepflanzt oder an den Bäumen, unter denen gewöhnlich die fliegenden Verbandplätze eingerichtet werden, befestigt werden könnte«.[14]

Dunant spürte die Resonanz und beschloss, ein wesentlich größeres Publikum anzusprechen, als ihm dies mit Vorträgen je möglich war. Er brachte seine Erlebnisse in dem Kriegsgebiet zu Papier, verfasste *Un souvenir de Solférino*. Die ersten Exemplare schickte er an zahlreiche gekrönte Häupter Europas, die für ihn vor allem einflussreiche Meinungsbildner waren. Preußens Königin Augusta schrieb ihm, sie sei »dermaßen gerührt«, dass sie es ihrem Gemahl auf den Nachttisch gelegt habe. Dunant, stets für positives Feedback empfänglich, konnte seine Begeisterung kaum verbergen: »Das hat es noch nie gegeben, dass ein bescheidenes Buch eines einfachen Privatmannes an den europäischen Höfen einen solch durchschlagenden Erfolg erzielt.«[15]

Erinnerung an Solferino (so der deutsche Titel)[16] machte durch seine in schneller Folge erscheinenden Auflagen und die zahlreichen Übersetzungen aus dem einfachen Privatmann einen gefeierten Bestsellerautor. Im Februar 1863 gründete Dunant in Genf ein *Komitee der Fünf*, das die Grundlage der Hilfsorganisation schaffen sollte, welche ihm vorschwebte. Außer ihm selbst gehörten der Gruppe an: der Schweizer General Guillaume-Henri Dufour, der Jurist Gustave Moynier und die Chirurgen Théodore Maunoir und Louis Appia. Von Dufour, der im Alter von 76 Jahren zum Präsidenten der in *Internationales Komitee der Hilfsgesellschaften für Verwundetenpflege* umbenannten Gruppe gewählt wurde, kam der Vorschlag, sich »auf ein Erkennungszeichen, eine Uniform oder Armbinde zu einigen, damit diejenigen, die dieses allgemein anerkannte Zeichen tragen, von Feindseligkeiten verschont bleiben«.[17]

Streitereien und Eifersüchteleien innerhalb des Komitees blieben nicht aus; vor allem auch deshalb, weil Dunant immer wieder vorpreschte, für seine Idee auf Werbetouren ging und ein Tempo vorlegte, das seinen bedächtigeren Mitstreitern, vor allem Dufour, suspekt war. Doch Dunant wusste, dass das Eisen geschmiedet werden muss, solange es heiß ist. Und in der Tat traf Dunant auf offene Türen an höchster Stelle. Der König von Sachsen beispielsweise kündigte ihm vorbehaltlose Unterstützung an: »Ich werde tun, was ich kann. Eine Nation, die sich an diesem humanitären Werk nicht beteiligte, würde von der öffentlichen Meinung in Europa geächtet werden.«[18]

Das wollten natürlich die wenigsten Regierungen, und so konnte das Komitee am 26. Oktober 1863 im *Palais de l'Athénée* die Abgesandten von 16 europäischen Staaten begrüßen. Wie immer bei Konferenzen dieser Größenordnung waren die Partikularinteressen nicht ohne weiteres unter einen Hut zu bekommen. Doch in einem ganz wichtigen Punkt konnte Einigung erzielt werden, wie Dunant als Schriftführer dem Protokoll anvertraute: »Dr. Appia besteht auf der Wichtigkeit eines internationalen Abzeichens und wünscht zum ersten Paragraphen den Zusatz: ›Die Konferenz schlägt eine weiße Armbinde am linken Arm vor.‹ … Nach einiger Erörterung wird der Vorschlag des Dr. Appia angenommen, mit der Abänderung, dass auf der weißen Armbinde sich ein rotes Kreuz befinden soll.«[19]

Lange wurde darüber gestritten, ob der Hilfsorganisation im Kriegsfall der Neutralenstatus zugebilligt werden kann oder soll, was Dunant vorschwebte und worin ihm besonders Moynier hartnäckig widersprach. Es war der preußische Delegierte, der Dunant nachhaltig unterstützte und darauf hinwies, dass sich sein Land schon ein Jahrhundert zuvor, im Jahr 1759 unter Friedrich dem Großen, mit Frankreich darauf geeinigt hatte, Verwundete und Pfleger von der Kriegsgefangenschaft auszunehmen. Die meisten der Delegierten in Genf befürworteten schließlich die Neutralität der mit der verabschiedeten Markierung ausgewiesenen Helfer.

Der eigentliche Gründungsakt vollzog sich im Jahr darauf, als die Schweizer Regierung zu einer internationalen Konferenz einlud. Die Tagung im Rathaus von Genf vom 8. bis 22. August 1864 wurde die Geburtsstunde des Internationalen Roten Kreuzes – und der Ort der Verabschiedung der bis heute gültigen, wenngleich nicht immer und überall von Kombattanten anerkannten Genfer Konvention. Dunant wurde auf der Konferenz an den Rand gedrängt; federführend wurde aus der Gruppe der Gründer Gustave Moynier, der offizielle Vertreter der Eidgenossenschaft bei der Tagung. Großbritannien schloss sich der Übereinkunft erst im Folgejahr an; die USA – in denen zum Zeitpunkt der Genfer Konferenz der Bürgerkrieg tobte – vollzogen diesen Schritt erst 1882.

Letztlich war die Gründung des Roten Kreuzes der Triumph des Henry Dunant. Für einige Jahre konnte er ihn genießen und erfreute sich großer Popularität in Europa. Die Preußen, die seine Ideale auf dem nächsten Schlachtfeld, dem von Königgrätz 1866, zu verwirklichen suchten, luden Dunant zur Siegesparade nach dem kurzen Krieg gegen Österreich ein; die Königin empfing ihn unter unzähligen Rot-Kreuz-Fahnen, und der Thronfolger (dem eine allzu kurze, nur 99 Tage während Regierung als Kaiser Friedrich III., »Deutschlands liberale Hoffnung«, vergönnt sein wird) schmeichelte seiner Eitelkeit, als er ihn mit den überschwänglichen Worten begrüßte: »Wir sind alte Freunde, Herr Dunant und ich!«[20]

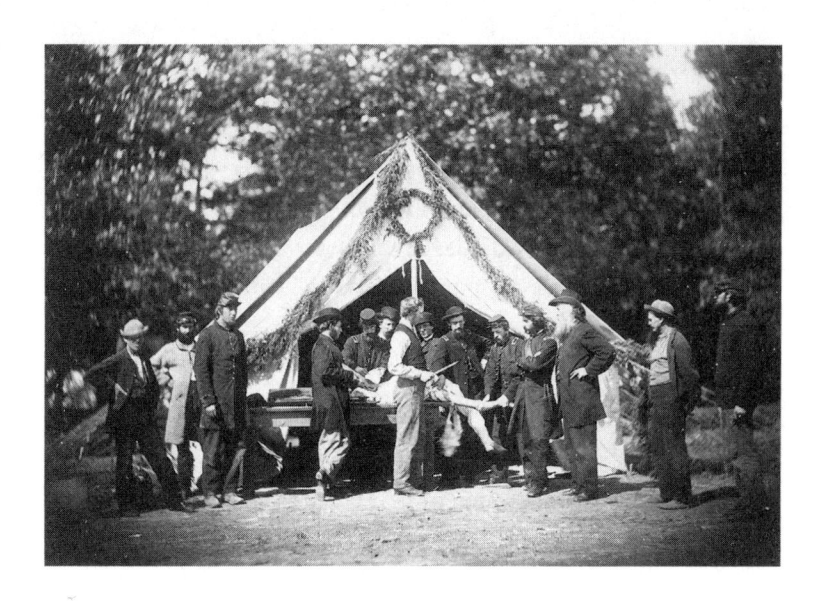

11.

WUNDEN DER NATION

Als die eisige Winternacht angebrochen war, kam die Frau, die nicht ahnen konnte, dass sie in die Weltliteratur eingehen sollte, aus ihrem Versteck. Vorsichtig ging sie in Richtung des großen Flusses, darauf hoffend, dass die Kälte ihr Werk getan hatte und der Ohio River zugefroren war. Ihr Baby in der Wolldecke drückte sie eng an sich, besorgt, es könnte zu schreien anfangen und sie verraten. Der Weg war ihr wohlbekannt, war sie ihn doch oft im Auftrag ihres Masters gegangen. Ihres Besitzers. Denn auf der Plantage im Norden Kentuckys, der sie in dieser Nacht für immer den Rücken zu kehren hoffte, war sie ein Stück Farmeigentum wie die Ochsen, die Pflugscharen und die anderen Gerätschaften. Als ein paar

Tage zuvor ein Sklavenhändler bei ihrem Besitzer aufgetaucht war und mit diesem über den Preis für sie und ihre älteren Kindern zu verhandeln begann, wusste die Frau, dass sie jeden Tag in den tiefen Süden verkauft werden konnte, weit weg von ihrer Familie und dem Traum von Freiheit. Denn die Freiheit, das hatte sie die anderen Sklaven flüstern gehört, die lag jenseits des Flusses. In der Ferne, ganz oben auf einem Hügel am Rande der kleinen Stadt Ripley in Ohio hatte sie das Haus liegen sehen, das wie ein Leuchtturm das Licht einer besseren Zukunft ausstrahlte. Aus mehreren Meilen Entfernung war es zu sehen, und in den Hütten der Sklaven der ganzen Region hatte sich herumgesprochen, wer dort wohnte: Dr. John Rankin mit seinen neun Söhnen und vier Töchtern. Rankin war der Pastor der Presbyterianergemeinde von Ripley und einer der bekanntesten Abolitionisten Ohios, einer der Kämpfer gegen Sklaverei, der Propagatoren ihrer Abschaffung.

Die Frau mit ihrem Baby brach auf dem dünnen Eis des Flusses ein, dennoch erreichte sie das Ufer unbemerkt. Das Haus der Familie Rankin war das Tor zur Freiheit. Sie gaben ihr zu essen und warme Kleidung. Als die beiden sich erholt hatten, sorgten die Rankins über das Netzwerk von Freunden für eine sichere Weiterreise von Mutter und Tochter gen Norden. Den Namen der Frau haben sie nie erfahren. »Wie konnten wir ahnen«, schrieb Rankins Tochter Lowry später, »dass diese tapfere Mutter, die unbekannt geblieben ist, einst das Herz einer Nation rühren würde.«[1] Denn die Schriftstellerin Harriet Beecher Stowe nahm die Geschichte der Frau zum Vorbild der Flucht von Eliza, der fiktiven Sklavin in ihrem Roman *Onkel Toms Hütte*, einem Buch, das den Fluch der Institution Skla-

◀ *Der Amerikanische Bürgerkrieg dauerte mit vier Jahren länger, als bei seinem Ausbruch im April 1861 erwartet wurde. Die vielen blutigen Schlachten schufen den Bedarf für mehrere Tausend Militärchirurgen und deren Helfer. Meist blieb ihnen nur die Amputation – wie auf diesem gestellten Foto angedeutet.*

verei einem breiten Publikum näher brachte, als es unzählige Pamphlete und Kanzelpredigten je vermocht hätten. Es war jene Harriet Beecher Stowe, die Henry Dunant kennenlernte – eine Begegnung, die des jungen Schweizers Empörung über die Existenz der Sklaverei in den Vereinigten Staaten noch verstärkte. Dieses dynamische Land jenseits des Atlantiks, das gerade nach den gescheiterten Revolutionen von 1848/49 für zahlreiche Europäer zu einer neuen Heimat wurde, die ihre Freiheitsideale bereits in ihrem Gründungsdokument, der Unabhängigkeitserklärung von 1776 beschworen hatte, war nach wie vor ein Hort der Sklaverei, die im Süden der USA die Grundlage der agrarisch dominierten Wirtschaft war – und des Reichtums der Pflanzerelite, deren Einfluss im Kongress in Washington und im Weißen Haus den Sklavereigegnern im Norden immer erdrückender vorkam. Es war offensichtlich: In einem Zeitalter des Fortschritts bewahrten die USA ein Relikt aus längst überwunden geglaubten Zeiten organisierter Unmenschlichkeit. Das scheinbar so junge Land bedurfte einer Heilung, die radikal sein und Ströme von Blut hervorbringen würde.

Widerstand formierte sich nicht nur in der Publizistik, in der Harriet Beecher Stowes Buch zur berühmtesten Anklage gegen die menschenverachtende Institution und ihre Profiteure wurde. Viele Sklavereigegner wurden aktiv wie Rankin, der nicht nur ein durch zahlreiche Schriften bekannter Abolitionist, ein »Abschaffer«, war, sondern die Sklaverei auch mit einem simplen, doch effektiven Mittel bekämpfte: indem er geflohenen Sklaven half, ihren Verfolgern zu entkommen und in jenen Staaten der USA, die keine Sklaverei kannten, ein neues Leben zu beginnen – oder noch weiter nördlich, im Kanada der Queen Victoria; die Queen empfing sogar einen entflohenen Sklaven und Hauptorganisator des Netzwerkes, Josiah Henson. Rankin und zahllose andere hatten ein System aufgebaut, das unter der Bezeichnung Underground Railroad die manchmal spontanen, oft aber gut organisierten Bemühungen von Sklavereigegnern beschrieb, geflohenen Sklaven aus dem Süden zu helfen.

Der Siegeszug der Eisenbahn um die Mitte des 19. Jahrhunderts und die Begeisterung für das neue Massentransportmittel in den USA – die Vereinigten Staaten verfügten 1840, fünf Jahre nach Einweihung der legendären ersten deutschen (Kurz-)Strecke von Nürnberg nach Fürth, bereits über mehr als 5000 Schienenkilometer – färbten sprachlich auf das Engagement zugunsten der Sklaven ab. Neben dem Begriff Underground Railroad kamen für die Helfer der lokalen Organisationen Bezeichnungen auf wie *conductor* oder *stationmaster*, größere Gruppen von Flüchtlingen waren *trains*, die von Freiwilligen, *engines*, bis zum Ziel, den *stations* oder *terminals*, geleitet wurden.

Um die Mitte des 19. Jahrhunderts war die Existenz der Sklaverei, vor allem aber die Frage, ob sie auch in den neuen, der Besiedlung erschlossenen Territorien im Westen eine Heimstatt haben würde, das alles beherrschende Thema im politischen Diskurs der USA geworden. Durch die Nation ging ein immer tieferer Riss, den auch verschiedene, in langen Verhandlungen erreichte Kompromisse nicht überdecken konnten. Die tonangebende Schicht des Südens konnte die demografische Entwicklung der USA nur als bedrohlich empfinden. Ihr Streben, die *peculiar institution* auch in die neuen Territorien im Westen zu exportieren, war die Überlebenshoffnung für ihr Wirtschafts- und Gesellschaftssystem und für ihren Machterhalt in Washington. Dort konnten sie bislang jedwede sklavereifeindliche Gesetzgebung blockieren; nicht zuletzt auch aufgrund der Drei-Fünftel-Regelung: Eine solche reduzierte Stimme wurde bei Wahlen dem schwarzen Bevölkerungsanteil im Süden zugesprochen. Freilich durften nicht diese Individuen, die Sklaven, wählen, sondern die weißen Stimmberechtigten – in letzter Konsequenz die Besitzer der Sklaven – übten das Wahlrecht für die Rechtlosen aus und hatten damit einen überproportionalen Einfluss im Kongress. Und im Weißen Haus: Von den 16 Präsidentschaftswahlen zwischen 1788 und 1848 waren zwölf von Sklavenhaltern aus dem Süden gewonnen worden. Diese Vorrangstellung war bedroht. Nicht nur konnte wenig gegen die immer stärker werdende Agitation der Abolitionisten im Norden, die sich der Abschaffung der Sklaverei verschrieben hatten, unternommen werden. Langfristig würde für den Süden verhängnisvoll sein, dass der Norden durch die Masseneinwanderung aus Europa und die zunehmende Industrialisierung demographisch und wirtschaftlich immer stärker wurde.

Die Frage, ob die neuen Staaten im Westen und im Südwesten *slave* oder *free* sein würden, musste über die Zukunft des Südens und die Sklaverei entscheiden. Sie wurde nicht länger nur mit Argumenten, sondern auch mit Schusswaffen ausgetragen. Im Territorium Kansas[2] fand ein Bürgerkrieg im Kleinen statt, Jahre bevor der große, der die ganze Nation erfassende Konflikt ausbrach. Siedler aus dem Süden bekämpften jene aus dem Norden; eines der schlimmsten Massaker verübte der radikale Abolitionist John Brown im Mai 1856 am Pottowatomie Creek. Es war jener John Brown, der drei Jahre später mit seinen Söhnen und anderen Mitstreitern das Depot der US-Armee in Harpers Ferry überfiel, um mit den erbeuteten Waffen einen Sklavenaufstand auszulösen. Das Unternehmen, ein flammendes Fanal des sich anbahnenden Konflikts, scheiterte; Brown wurde gehängt und im Norden als Märtyrer glorifiziert.

Die paradoxe Situation der USA in den 1850er Jahren beschreibt der Historiker Jürgen Osterhammel: »Vor allem zwei Fragen blieben ungeklärt: Wie in ein und demselben Staat zwei ganz unterschiedliche Gesellschaftstypen, die Sklavereigesellschaft und der auf freier Lohnarbeit beruhende Kapitalismus des Nordens, koexistieren könnten, und die zweite Frage, in welcher Weise neue Bundesstaaten integriert werden sollten, ohne die fein austarierte Verfassungsbalance aus dem Gleichgewicht zu werfen. Der Bürgerkrieg, der 1861 begann, kam nicht völlig überraschend. Er scheint im Nachhinein viel ›unvermeidlicher‹ als der Erste Weltkrieg.«[3]

Die Entstehung einer neuen Partei, die sich ganz dezidiert als eine politische Ausdrucksform der Sklavereigegner verstand, verursachte im Süden Besorgnis: die Republikaner. Als sie 1856 zum ersten Mal bei einer Präsidentschaftswahl antraten, war das Abschneiden der Republikaner ein düsteres Omen für die Sklavereibefürworter. Der Kandidat der neuen politischen Kraft, der Offizier und Entdecker John C. Frémont, gewann quasi »aus dem Stand« elf Bundesstaaten (allesamt im Norden gelegen, vor allem im hohen Norden wie die Neuenglandstaaten, Michigan und Wisconsin) und 33 Prozent der Wählerstimmen. Gewählt wurde der Demokrat James Buchanan, der als einer der schwächsten amerikanischen Präsidenten gilt; für manche Historiker ist er gar *der* schlechteste Amtsinhaber der amerikanischen Geschichte (eine Einschätzung, die einige von ihnen gegen Ende der zweiten Dekade des 21. Jahrhunderts zu überdenken begannen).

Vier Jahre später war es so weit. Die Demokratische Partei war gespalten und trat bei der Präsidentschaftswahl von 1860 mit zwei Kandidaten aus zwei Gruppierungen an, den *Northern Democrats* und den *Southern Democrats*; eine vierte Partei, die *Constitutional Union Party*, versuchte das Thema Sklaverei zu verdrängen und fand in den Grenzstaaten zwischen Nord und Süd wie Virginia, Tennessee und Kentucky Zuspruch. Im Norden indes waren die Republikaner die bei weitem dominierende politische Kraft geworden, und ihr Kandidat, Abraham Lincoln, konnte seinen Wahlkampf darauf beschränken, in seinem Heim in Springfield im Bundesstaat Illinois Besuchergruppen zu empfangen und Statements abzugeben, die niemandem weh taten, niemandem bedrohlich erschienen – de facto nicht einmal den Sklavenhaltern, hatte Lincoln doch wiederholt deutlich gemacht, dass er im Falle seiner Wahl die Sklaverei dort, wo sie seit langem existierte, nicht antasten wolle oder könne. Dies allerdings war der politischen Klasse des Südens nicht genug.

Mit Abraham Lincoln wurde die demokratische Idealvorstellung Realität, dass jedermann in ein hohes Regierungsamt aufsteigen könne, wenn er nur über die entsprechenden Fähigkeiten verfügte, ganz unabhängig von seiner Herkunft und seinem sozialen Hintergrund. Lincoln nämlich kam aus dem »einfachen Volk«, hatte im Februar 1809 in einer Blockhütte in Kentucky als Sohn eines Farmers das Licht der Welt erblickt. Seine Schulbildung war höchst rudimentär; der groß gewachsene junge Mann, der sich in verschiedenen Berufen vom Binnenschiffer bis zum Postmeister durchschlug, war Autodidakt und legte sich ein beträchtliches Wissen zu, über Politik und Geschichte, über Recht und Unrecht. Zu Letzterem zählte für ihn die Sklaverei, seit er auf einer Fahrt mit einem Lastschiff nach New Orleans die Lebensbedingungen der dortigen *properties* der weißen Herren gesehen hatte. Lincoln wurde schließlich Anwalt, ein Beruf, für den damals im Westen kein Universitätsstudium notwendig war, sondern eine Lehre bei einem etablierten Rechtsexperten und das Lesen und Auswendiglernen unzähliger Seiten von Gesetzestexten und Kommentaren ausreichte. Als durch den Staat Illinois auf dem Pferderücken zu den Gerichtsterminen reisender Anwalt – *riding the circuit*, eine Berufsausübung mit jahreszeitlichem Schwerpunkt, die ihn stets Monate von seiner Frau Mary und den vier Söhnen in Springfield fernhielt – brachte er es zu einem fast großbürgerlich zu nennenden Wohlstand. Lincoln konnte hervorragend mit Worten umgehen, war – wenn ihn nicht gerade Attacken seiner »Melancholie«, nach heutiger Einschätzung seiner Depressionen heimsuchten – ein beliebter Unterhalter mit einem scheinbar endlosen Vorrat an von bodenständigem Humor durchsetzten Geschichten. Er baute ein Netzwerk von Freunden auf, das ihm bei seiner politischen Karriere hilfreich war. Im Jahr 1846 wurde er ins Repräsentantenhaus in Washington gewählt. Es war ein kurzes und scheinbar folgenloses Intermezzo; nach der zweijährigen Legislaturperiode kehrte er nach Illinois zurück und engagierte sich in der dortigen Politik.

Landesweit wurde Lincoln bekannt, als sein Wahlkampf im Sommer 1858 um einen Sitz im Senat gegen den Demokraten Stephen Douglas wegen der hohen Qualität von fünf öffentlichen Debatten vor jeweils mehreren tausend Zuhörern weit über Illinois hinaus Schlagzeilen machte. Als seine Partei ihn als Senatskandidaten nominierte, hatte er Worte gefunden, die ebenfalls weit verbreitet wurden im Norden der USA: »Ein in sich geteiltes Haus kann nicht bestehen (*a house divided can not stand*). Ich glaube nicht, dass ein Staat bestehen bleiben kann, dessen eine Hälfte permanent frei ist und dessen andere Hälfte zur Sklaverei steht. Ich erwarte nicht, dass die Union aufgelöst wird – ich erwarte nicht, dass das Haus einstürzt – aber ich erwarte, dass es aufhören wird, geteilt zu sein. Entweder wird es ganz das eine oder ganz das andere sein.«[4] Lincoln verlor zwar gegen Douglas, hatte aber nun einen großen Bekanntheitsgrad.

Zwei Jahre später hielten die Republikaner ihre *convention*, ihren Wahlparteitag, in der schnell wachsenden jungen Großstadt Chicago am Lake Michigan ab und damit in Illinois, was sich für Lincoln als Heimvorteil erwies. Der *prairie lawyer*, wie er halb abschätzig, halb bewundernd genannt wurde, setzte sich gegen prominentere Bewerber wie den New Yorker Senator William Seward – der sein Außenminister werden sollte – durch und wurde zum Präsidentschaftskandidaten für die schicksalsschwere Wahl von 1860 bestimmt. Den Wahltag am 6. November 1860 verbrachte Lincoln zum großen Teil im Telegrafenbüro. Mit Hilfe dieser Technologie wurden Ergebnisse aus allen Teilen der USA mit einer Geschwindigkeit transferiert, dass noch in den späten Abendstunden des Wahltages das Ergebnis feststand (was an der Wende vom 20. zum 21. Jahrhundert bei wesentlich fortgeschritteneren Kommunikationsmitteln wiederholt nicht gelang). Lincoln gewann 180 Stimmen im entscheidenden Wahlmännergremium (*electoral college*), weit mehr als seine drei Rivalen mit zusammen 123 Stimmen. Sein Gesamtanteil an den Wählerstimmen war indes mit 39,9 Prozent einer der niedrigsten eines neu gewählten Präsidenten. Als Lincoln in dieser Nacht heimging, warf er den Journalisten eine launige Bemerkung zu: »*Well, boys, your troubles are over now but mine have just begun.*«[5]

Dies sollte sich als Untertreibung herausstellen. Am 20. Dezember 1860 trat als Folge der Wahl Lincolns South Carolina aus den Vereinigten Staaten aus. Weitere Staaten des Südens folgten bis zu Lincolns Amtsantritt am 4. März 1861. Die neue Regierung war sich zunächst unsicher, wie sie auf den Zerfall des Landes reagieren sollte; Lincoln hatte die Aufnahme von Gewaltanwendung durch seine Administration ausgeschlossen. Das sich im Süden etablierende Regime der *Confederate States of America* unter dem – von einer Verfassunggebenden Versammlung, aber nicht direkt von der Bürgerschaft – zum Präsidenten dieses Gebildes gewählten ehemaligen US-Kriegsminister und Sklavenhalter Jefferson Davis nahm Lincoln diese Entscheidung ab. Mit der Beschießung des von Bundestruppen gehaltenen Fort Sumter in der Hafeneinfahrt von Charleston (South Carolina) am 12. April 1861 begannen die Kampfhandlungen, die fast auf den Tag genau vier Jahre dauern sollten.

Damit hatten indes weder Union noch Konföderierte gerechnet. Auf beiden Seiten nämlich hielt man es nach Ausbruch der Kampfhandlungen für unwahrscheinlich, dass der Konflikt lange dauern würde. Im Süden ging man davon aus, dass die Kriegskunst und Ritterlichkeit der wahren *southern gentlemen* die proletarischen Truppen der »Yankees« schnell vor sich hertreiben würde. Im Norden wusste man um die eigene demografische und materielle Überlegenheit, die einen längeren Widerstand der »Rebellen« unrealistisch erscheinen ließ. Das Eisenbahnnetz des Norden war weit besser ausgebaut, die Marine der Union konnte die Häfen des Südens recht effektiv blockieren (und damit seine Exporte weitgehend unterbinden), und im ganzen Süden gab es nur eine einzige Rüstungsfabrik, Tredegar Ironworks, in der Hauptstadt der Konföderation, in Richmond. Präsident Lincoln rief Freiwillige zur Niederschlagung der Sezession zu den Waffen – für ganze 90 Tage!

Bereits das erste Aufeinandertreffen der beiden Armeen sollte indes die Schimäre vom schnellen und möglichst wenig blutigen Konflikt zerschlagen. Am 21. Juli 1861 stießen die beiden Heere unweit der (Unions-)Hauptstadt Washington aufeinander, bei Manassas (auch »Erste Schlacht von Bull Run« genannt). Es war ein Sonntag, und zahlreiche Familien aus der hauptstädtischen Oberschicht hatten sich mit ihren Kutschen auf den Ausflug ins benachbarte Virginia begeben, um dem Ereignis zuzusehen und etwas Nervenkitzel zu verspüren. Sie bekamen mehr, als sie erwartet hatten. Die Konföderierten drängten die Bundesarmee zurück, statt eines Triumphzuges erlebten die Zuschauer eine in Chaos mündende Flucht zurück nach Washington. 481 Nordstaatler fielen, 1011 wurden verwundet – Bull Run war gemessen an dem, was noch kommen sollte, eine eher kleinere Schlacht.

Der Bürgerkrieg führte nun zu einer Massenmobilisierung, wie es sie bislang in keinem Konflikt gegeben hatte. Beide Seiten schöpften ihr demografisches Potenzial an überwiegend, aber nicht ausschließlich jungen Männern weitgehend aus. Nach Schätzungen dienten rund 2,2 Millionen Männer in der Unionsarmee; auf Seiten der Konföderation kämpften wahrscheinlich zwischen 750 000 und knapp einer Million Mann. In der Endphase und angesichts der drohenden Niederlage begann die Konföderation sogar, Sklaven in Uniform zu stecken – und zu bewaffnen, bis dahin der Alptraum per se der Sklavenhaltergesellschaft. In dieser Hinsicht war der Amerikanische Bürgerkrieg eher ein »moderner Krieg« als jener auf der Krim, der von Berufssoldaten ausgefochten wurde und in den teilnehmenden Ländern den heimischen Alltag kaum beeinflusste. In den USA indes gab es nach dem vierjährigen Ringen nur wenige Familien, die nicht den Verlust eines Angehörigen zu beklagen hatten oder anschließend nicht einen oder mehrere Kriegsversehrte zu den Ihren zählten. Die Industrieproduktion wurde auf Kriegswirtschaft umgestellt – im Norden, wo der Bedarf der anschwellenden Unionsarmee einen Boom auslöste, der eine der Grundlagen für den Aufstieg der USA zu einer Wirtschaftsmacht legte. Dem Süden mangelte es an fast allem. Die Blockade seiner Häfen durch die U. S. Navy legte den Außenhandel der Konföderation lahm. Die

Hoffnung von Jefferson Davis und seiner Administration, dass Großbritannien auf ihrer Seite in den Krieg eintreten würde, da seine Textilindustrie nicht ohne Baumwolle aus dem Süden, *King Cotton*, würde auskommen können, erwies sich als verfehlt, auch wenn in britischen Regierungskreisen sowie im Hochadel und bei einigen Angehörigen der Wirtschaftselite durchaus Sympathien für die vermeintlich »aristokratische« Oberschicht der Konföderation bestand.

Der Eisenbahn kam eine ganz neue Rolle zu. Mit dem vor allem im Norden weit ausgebildeten Schienennetz war die Verschiebung großer Truppenteile über enorme Distanzen in kurzer Zeit möglich. Premiere hatten militärische Technologien, die im 20. Jahrhundert eine große Rolle spielen sollten. Am auffälligsten erscheinen im Nachhinein das erste Auftreten des Panzerschiffs und des U-Bootes. Beide Waffensysteme hatten erste Einsätze, die nicht ganz frei von Skurrilität waren. So trafen am 9. März 1862 unweit von Hampton Roads vor der Küste Virginias das den Namen dieses Staates tragende gepanzerte Dampfschiff der Konföderierten und der *Monitor* der U.S. Navy aufeinander, feuerten aus kürzester Distanz über mehrere Stunden großkalibrige Geschosse aufeinander, ohne dem jeweiligen Gegner nennenswerten Schaden zufügen zu können. Darauf trennten sich die *Virginia* und der *Monitor* – es war ein klassisches Unentschieden zwischen den Pionieren einer neuen Technologie. Keine direkten Konsequenzen, von der Tragik verlorener Menschenleben auf beiden Seiten abgesehen, hatte auch der erste Einsatz eines U-Bootes in einem Krieg. Die per Hand über Kurbeln angetriebene *CSS Hunley* brachte in der Nacht auf den 17. Februar 1864 unter Wasser zwar erfolgreich eine Sprengladung am Rumpf der den Hafen von Charleston blockierenden *USS Housatonic* an und versenkte das Unionsschiff. Die *Hunley* jedoch versank ebenfalls und riss ihre acht Besatzungsmitglieder in den Tod; auf der *Housatonic* kamen fünf Seeleute um.

Mit ganz anderen Zahlen von Toten und Verwundeten gingen

die Landschlachten des Bürgerkrieges einher – Zahlen, die eine nie dagewesene Herausforderung an das Sanitätswesen und die ärztliche Versorgung darstellten. Beide Seiten versuchten den in dieser Größenordnung nicht erwarteten Anforderungen gerecht zu werden. Im Laufe des Krieges dienten auf Seiten der Union 13 000 Ärzte in Feldlazaretten und in den großen Hospitälern, die in den Städten hinter der Front aus dem Boden schossen; auf Seiten der Konföderierten waren es um die 4000 überwiegend operativ tätige Ärzte. Ihre Ausbildung erhielten sie nur in verkürzter Form in den Hörsälen der Universitäten; meist erfolgte der Lernprozess in der Praxis des Kriegslazarettes. Viele Patienten dankten es ihnen. Die Öffentlichkeit indes war zu fasziniert vom »Heldentum« der Generäle, eines Joseph »Stonewall« Jackson und eines Robert E. Lee auf Seiten des Südens, eines Ulysses S. Grant auf Seiten des Nordens, um den Heroismus der Chirurgen wirklich gebührend zu würdigen.

Entgegen den Mythen und Legenden, die nach dem Bürgerkrieg erblühten, waren die Feldchirurgen keine gefühllosen und mehrheitlich inkompetenten Metzger, die ohne lange zu überlegen zur Knochensäge griffen, sondern Männer, die nach bestem Wissen und Gewissen arbeiteten und deren Tätigkeit oft – gemessen an den häufig miserablen Bedingungen – sogar erfolgreich war. Wie schon im Krimkrieg stellte eine »Innovation« zeitgenössischer Wehrtechnik die Chirurgie und das mit der Verwundetenversorgung betraute Sanitätspersonal vor eine gewaltige Herausforderung: das von dem Franzosen Claude-Étienne Minié entwickelte konische, relativ schwere Projektil. Von einem *minie ball* getroffene Knochen wurden meist zerfetzt; ein Schuss durch den Unterleib zerriss das Gedärm und bedeutete praktisch das Todesurteil für den Verwundeten. 70 Prozent der Verletzungen bei in Lazarette eingelieferten Verwundeten der Bürgerkriegsschlachtfelder betrafen die Extremitäten. Daher war die Amputation nach dem Verschluss einfacherer Wunden der wohl häufigste Eingriff und gab den Bürgerkriegschirurgen den Beinamen *sawbones*.

Die wenigen Fotos aus Feldhospitälern können kaum einen authentischen Eindruck von der Tätigkeit der Chirurgen wiedergeben; die meisten von ihnen sind nachträglich gestellt. »Wir operierten«, so erinnerte sich viele Jahre später ein Chirurg, »in alten, von Blut und Eiter beschmutzten Kitteln; wir benutzten nicht desinfizierte Instrumente aus nicht desinfizierten, mit Plüsch ausgestatteten Behältern. Wenn ein Schwamm (so wir überhaupt einen Schwamm hatten) oder ein Instrument zu Boden fiel, wurde es in dem Bassin mit Wasser abgespült und galt damit als sauber.«[6] Bei einem hochrangigen Patienten hatte die Verwundung einen signifikanten Einfluss auf den Kriegsverlauf. Der Kommandant der in Virginia kämpfenden konföderierten Hauptarmee, General Joseph Johnston, wurde durch einen Schuss in die Schulter verwundet. Johnston entging der Amputation, konnte aber sein Kommando nicht mehr ausüben. Er wurde durch Robert E. Lee ersetzt, dessen Feldherrngeschick dem Süden trotz der Unionsübermacht immer wieder Erfolge verschaffte – und der damit Krieg und Leiden tragischerweise verlängerte.

Bei der wichtigsten Schlacht des Bürgerkrieges, dem dreitägigen Ringen bei Gettysburg in Pennsylvania vom 1. bis 3. Juli 1863, war selbst das inzwischen weit verbesserte Sanitätswesen, das mittlerweile über ein durchweg funktionstüchtiges Ambulanzsystem verfügte, von der Größenordnung des Grauens überwältigt. Man musste sich um 14 500 verwundete Unionssoldaten und 12 600 verwundete Konföderierte (die nur einen Teil ihrer Blessierten beim Rückzug hatten mitnehmen können) kümmern. Außerdem harrten mehr als 3100 tote Nordstaatler und 4700 gefallene Südstaatler einer halbwegs würdigen Beerdigung. Immerhin gelang es der von der Regierung Lincoln eingesetzten und für die Verwundetenversorgung zuständigen Behörde, der U.S. Sanitary Commission, in kürzester Zeit große Mengen an Verbandsmaterial und Lebensmittel mit Sonderzügen zu schicken – und 1200 Krücken, was eine vernünftige Einschätzung des Bedarfs angesichts zahlreicher Amputationen war. Gettysburg endete mit dem Sieg der Unionsarmee, am gleichen Tag wurde die konföderierte Festung Vicksburg am Mississippi von der Streitmacht unter General Ulysses S. Grant genommen – der 4. Juli 1863 war nach Eintreffen dieser Nachrichten im Norden ein Feiertag, wie es schon lange keinen mehr gegeben hatte.

Die Versorgung der Verwundeten war nicht ausschließlich Männersache, auch wenn die operativ tätigen Chirurgen mit einer Ausnahme männlich waren. In den teilweise gigantischen Nothospitälern, die aus dem Boden gestampft werden mussten und in denen jene Soldaten betreut wurden, welche die Erstversorgung auf dem Kriegsschauplatz überlebt hatten, bestand ein immenser Bedarf an Pflegekräften. In den USA zahlte sich nun die Pionierarbeit der Florence Nightingale während des Krimkrieges aus: Der neu aufkommende Beruf der Krankenschwester in Krisenzeiten erfreute sich bald eines hohen Ansehens, auch wenn natürlich Puritaner zunächst Klage führten, der Anblick einer Frau könne in den blessierten Männern – zumindest in den nur leicht verletzten – die Gier nach ungebührlicher Fleischeslust auslösen. Die Armee des Nordens hatte insgesamt 18 000 bezahlte Krankenschwestern (von denen kaum eine über eine halbwegs angemessene medizinische Vorbildung verfügte) auf ihrer Soldliste. Die Zahl der freiwilligen Helferinnen, die in allen Teilen der Nation die Verwundeten aus christlicher Fürsorge und patriotischem Pflichtgefühl betreuten, dürfte noch höher gelegen haben.

Eine Chirurgin immerhin, die im Bürgerkrieg ärztlich tätig war, erreichte einen hohen Bekanntheitsgrad in einer Zeit, in der Ärztinnen eine absolute Ausnahme und in vielen, auch als fortschrittlich eingestuften Ländern undenkbar waren. Die 1832 geborene Dr. Mary Edwards Walker hatte am Syracuse Medical College Medizin studiert und versucht, in Cincinnati eine ärztliche Praxis zu führen, was ihr durch Vorurteile seitens der Patienten, vor allem aber der männlichen Kollegen schwer gemacht wurde. Bei Kriegsausbruch meldete sie sich freiwillig zur Armee, durfte aber lediglich als Krankenschwester arbeiten. Im September 1863 ernannte die Militärführung Walker schließlich zum *Acting Assistant Surgeon* und machte sie damit zur ersten weiblichen Militärärztin der USA. Walker, die auch im Privatleben gern Männerkleidung trug, wurde 1864 von den Konföderierten gefangen genommen – sie betreute gerade einen verwundeten Südstaatler. Bald wurde sie im Rahmen eines Gefangenenaustauschs wieder freigelassen. Walker wurde nach dem Krieg eine führende Suffragette, eine Kämpferin für das Frauenwahlrecht, doch ihre Militanz schreckte die meisten Gesinnungsgenossinnen ab, Männer sowieso. Zu ihren Visionen gehörte ein *Adamless Eden*, eine Art Kolonie oder Refugium ausschließlich für Frauen. Der Kongress verlieh ihr die höchste Tapferkeitsauszeichnung der USA, die Medal of Honor. Kurz vor ihrem Tod 1919 wurde diese ihr wieder aberkannt, aber 1977 von Präsident Jimmy Carter erneut bestätigt.

Gefahr drohte den Soldaten des Bürgerkrieges indes nicht nur von den feindlichen Kugeln und dem einer Amputation folgenden Wundfieber. Der Tod hielt auch dank der erschreckenden hygienischen Verhältnisse reiche Ernte, die in den Lagern der verschiedenen Armeen herrschte. Ganze Zeltstädte wurden entlang der Frontlinien aus dem Boden gestampft, und während die Versorgung der Soldaten mit Lebensmitteln, oft mithilfe schier endloser, die Straßen verstopfender Kolonnen von Ochsenkarren, meist ganz gut gewährleistet werden konnte, war das entgegengesetzte Ende des Ernährungsvorgangs oft ein unlösbares Problem. Es gab vor allem in den Anfangsjahren des Krieges kein geordnetes Prinzip, wie Latrinen oder andere Orte der Entsorgung einzurichten waren. Nicht selten exkrementierten die Soldaten in ein örtliches Gewässer, zum Beispiel in einen Fluss, wie den Rappahannock oder den Potomac, aus dem einige hundert Meter stromabwärts das Trinkwasser für die Regimenter geschöpft wurde. Eine Inspektion des Sanitätswesens der Unionsarmee beschrieb Ende 1861 deren Feldlager als »übersät mit Abfall, verrotteten Lebensmitteln und anderem Dreck, manchmal in einem ekelerregenden Zustand der Dekompostierung; Haufen von Kot und Tierkadavern befinden sich ganz nah am Camp.«[7] Die Folge: Durchfall (Diarrhoe) war in vielen Einheiten beinahe ein Dauerzustand, der mit Euphemismen wie *quickstep* und *flux* belegt wurde. Die Regimentsgeschichte einer Einheit aus Wisconsin stellt zutreffend fest: »Der schlimmste Feind, mit dem sich die Soldaten auseinanderzusetzen hatten, war die Lagerdiarrhoe. Unter ihrem Einfluss verschwanden schnell Kraft und Mut; die Männer wurden zu Skeletten und wenn sie ihren Dienst versahen, geschah es in Schwäche und leidend. Wenn sie chronisch wurde, was häufig geschah, hatten die armen Opfer eine Gesichtshaut wie aus geschrumpftem Pergament, die Lippen waren blutleer und sie waren durch Muskelschwäche geradezu gelähmt. Es war ein erbarmungswürdiger Anblick.«[8] Die verheerendste Durchfallerkrankung auf den Kriegsschauplätzen war indes der Typhus, der für beinahe ein Viertel aller nicht auf Kampfhandlungen zurückzuführenden Todesfälle verantwortlich war.

Die Kenntnisse von den Mikroorganismen, die derartige Leiden auslösen, waren rudimentär im Amerika der Bürgerkriegsjahre. Kaum ein Armeearzt dürfte von den Forschungen des Louis Pasteur in Frankreich gehört haben, und der Name von Joseph Lister, den wir im nächsten Kapitel kennenlernen werden, sagte niemandem etwas – sein historischer Durchbruch in Glasgow gelang wenige Monate, nachdem in Amerika die Waffen wieder schwiegen. Selbstverständlich waren den Armeeärzten auch nicht die mikrobiologischen Grundlagen eines anderen häufigen Leidens bekannt. Vor allem auf dem südlicher liegenden Kriegsschauplatz, am Mississippi, in Georgia und in Tennessee mit der dort im Sommer herrschenden schwülen Hitze, erlitten vielen Soldaten Fieber- und Schüttelfrostattacken. Es war die Malaria, von deren Übertragung durch Stechmücken die Mediziner nichts oder kaum etwas ahnten. Die medizinischen Unterlagen auf Seiten des Nordens registrierten 1,4 Millionen Fälle von Malaria mit 15 000 Toten; die unvollständigen Dokumente im Süden belegen allein für die beiden ersten Konfliktjahre 165 000 Fälle und 1300 Todesopfer.

Noch zwei weitere Infektionskrankheiten gehörten zum Schicksal der Kombattanten – Leiden, über die man nach der Heimkehr im Familienkreis tunlichst nicht sprach. Da der Gang ins Armeebordell oder in die aus dem Boden schießenden Rotlichtbezirke der frontnahen Städte eine beliebte Ablenkung von dem Grauen des Krieges und der Todesangst war, grassierten Gonorrhoe und Syphilis. Dieses Detail des Bürgerkrieges bereicherte übrigens die englische Sprache: Der Legende nach soll eine große Gruppe von Prostituierten die Armee von Unionsgeneral Joseph Hooker getreu begleitet haben und sich durch ihren Dienst an den Männern den Beinamen *Hooker's Brigade* erworben haben. Wahrscheinlich dürfte der General damit unwissentlich dem Terminus *hooker* für eine Prostituierte zum Durchbruch verholfen haben.

Eine der grausamsten Schlachten des Bürgerkrieges war die sogenannte Battle of the Wilderness, das sich über mehrere Tage im Mai 1864 hinziehende Gemetzel in einer kaum zugänglichen, durch Wildwuchs gekennzeichneten Region in Virginia, die fast nahtlos überging in die sich mit Unterbrechungen über fast zwei Wochen erstreckende Schlacht von Spotsylvania. In einem der Feldhospitäler auf Seiten der Union, in denen sich die Militärchirurgen fast ohne Unterbrechung um die Verwundeten kümmerten, arbeitete ein Mann in der blauen Uniform eines Armeearztes, ohne indes selbst zum Skalpell zu greifen. Seine Anwesenheit und seine sehr spezielle Tätigkeit waren den sich unter Schmerzen windenden Soldaten hochwillkommen: Es war William Thomas Green Morton, der im Krieg nach den seine Gesundheit aufzehrenden Streitereien über die Priorität der Narkoseentdeckung eine neue Aufgabe gefunden hatte. Morton ließ seine Kenntnisse im Umgang mit Äther den Verwundeten zugutekommen und war vielleicht der erste spezialisierte Militäranästhesist.

Das gut durchorganisierte Wirken des Sanitätsdienstes auf Seiten der Nordstaaten und seine eigene Rolle beschrieb er während der Battle of Spotsylvania in einem Brief an einen Freund: »Wann immer der Lärm von schweren Kämpfen zu hören ist, setzt sich das Ambulanz-Korps mit seinen Bediensteten in Richtung der nächstgelegenen Kampfzone und den dortigen Verwundeten in Bewegung. Die Ambulanzwagen halten so nah wie möglich, und die Sanitätssoldaten laufen mit Tragen zu den Verwundeten. Die Rebellen schießen normalerweise nicht auf diejenigen, die Ambulanzabzeichen tragen. Wenn der Zug der Ambulanzen am Feldhospital ankommt, werden die Wunden schnell untersucht, und diejenigen, die eine solche Fahrt vertragen können, werden nach Fredericksburg[9] gebracht. Dann wird entschieden, welche Art der Operation bei welchem Verwundeten vorgenommen werden muss; dies wird auf einem kleinen Stück Papier notiert, das dem Patienten an das Kopfkissen oder die Decke unter seinem Kopf geheftet wird. Wenn das geschehen ist, bereite ich die Patienten auf das Messer vor. Eine perfekte Anästhesie gelingt mir durchschnittlich binnen drei Minuten; darauf beginnen die Operateure, die die Eingriffe mit bewundernswerter Geschicklichkeit ausführen, während die Pfleger die Stümpfe [nach Amputationen] verbinden. Es ist erstaunlich zu sehen, mit welcher Fertigkeit und Geschwindigkeit viele chirurgische Eingriffe in derselben Zeit erfolgen, als würde man in friedlichen Regionen operieren.«[10]

Es wird Mortons Selbstwertgefühl nach all den zurückliegenden Enttäuschungen gutgetan haben, dass sein Wirken von dem Mann an der Spitze der Armee gewürdigt wurde: »Als General Grant in Washington war, bin ich ihm vorgestellt worden und jetzt hat er sich an mich erinnert und mich sehr freundlich begrüßt. Er sprach sehr offen über militärische Dinge und erklärte, die Rebellen würden so viel Krieg bekommen, wie sie wollten ... Der General wies mir ein Zelt und eine Ordonnanz zu und lud mich ein, die Mahlzeiten im Lager mit ihm zu teilen. Bei früheren Besuchen in Feldlagern hatte ich beobachtet, dass die Generäle besser speisten als die Gäste in

Washingtoner Hotels, aber unser Supper an diesem Abend bestand nur aus Kaffee, Brot und Butter. Die Butter, so sagte der General, werde direkt auf dem Schlachtfeld hergestellt.«[11] Ulysses S. Grant, der für seine Bodenständigkeit bekannte Befehlshaber der Army of the Potomac, der Unionsarmee auf dem Hauptkriegsschauplatz in Virginia, wurde zum Nationalhelden des Nordens. Drei Jahre nach Ende des Bürgerkrieges wählten die Amerikaner Grant zu ihrem 18. Präsidenten.

Mortons Einsatz brachte die *Associated Press* den Zeitungslesern im Norden in einem Bericht zur Kenntnis: »In dieser Zeit hat er mit eigenen Händen in mehr als 2000 Fällen Äther verabreicht. Der Medizinische Direktor [der Unionsarmee] antwortete gestern auf die Frage, bei welchen Operationen er auf den Gebrauch von Äther bestehe: ›In jedem Fall‹ ... Die Männer kämpfen besser, wenn sie wissen, dass die Qual [der Operation] nicht der Verwundung folgt und viele Leben, die der Schock des Messers gefordert hätte, sind für ihre Freunde und ihr Land gerettet worden.«[12]

Ungeachtet des Bürgerkrieges hielten die Staaten der Union zum von der Verfassung vorgegebenen Termin im November 1864 die anstehende Präsidentschaftswahl ab. Eine Verschiebung kam nicht in Frage, der Norden bekannte sich damit deutlich zu seinen demokratischen Idealen und zu Lincolns Vision, die er ein Jahr zuvor in seiner berühmtesten Rede, der Gettysburg Address, in die Worte gefasst hatte, dass *government of the people, by the people, for the people shall not perish from the earth.* Der Präsident war sich nicht sicher, ob ihn seine Landsleute nach mehr als drei Jahren eines verlustreichen Konfliktes wiederwählen würden, und machte sich durchaus mit dem Gedanken an eine Regierungsübernahme durch die Demokraten und ihren Spitzenkandidaten, General George McClellan, vertraut. Ihm war bewusst, dass ein solcher Wahlausgang wahrscheinlich einen Kompromissfrieden und die endgültige Spaltung der USA bedeuten würde. Die Anfang September eintreffende Nachricht von der Einnahme Atlantas, dem Eisenbahnknotenpunkt des Südens und der Hauptstadt von Georgia, durch General William Tecumseh Sherman (der bei seinem Marsch durch die Region mit der Taktik der breitflächigen Zerstörung der gesamten als ökonomisch bedeutsam eingestuften Infrastruktur ein weiteres Element »moderner« Kriege einführte), besserte die Stimmung im Norden beträchtlich. Lincoln gewann die Wahl mit rund 55 Prozent der Wählerstimmen; allerdings waren es diesmal im Gegensatz zu der Wahl von 1860 nur Stimmen aus dem Norden.

Bei seiner erneuten Vereidigung am 4. März 1865 war ein großes Ziel erreicht: Am 31. Januar hatte das Repräsentantenhaus dem 13. Verfassungszusatz zugestimmt, mit dem die Sklaverei in den USA verboten wurde. Lincoln beschwor eine nationale Versöhnung nach dem nun absehbaren Ende des Krieges – *With malice toward none; with charity for all* – und benutzte die medizinische Metapher des Heilens, als er die unmittelbare Zukunft des Landes skizzierte: ... *to bind up the nation's wounds*. Lincolns Bereitschaft, diese Heilung der Nation ohne bösen Willen gegen irgendjemanden, mit Wohlwollen für jedermann zu unternehmen, wurde nicht von allen Zeitgenossen und nicht einmal von allen Zuhörern an diesem Tag auf der östlichen Seite des Capitols geteilt. Am allerwenigsten hatte ein junger Mann Sinn für Versöhnung, der auf einem Foto von Lincoln während dieser seiner zweiten Antrittsrede ein paar Stufen über dem Präsidenten zu sehen ist. Es war der Schauspieler John Wilkes Booth. Der fanatische Anhänger der Konföderation und Befürworter der Sklaverei konnte den Gedanken an die inzwischen unmittelbar bevorstehende endgültige Niederlage von *Old Dixie* nicht ertragen.

Diese wurde mit der Kapitulation der Army of Northern Virginia am 9. April 1865 bei Appomattox manifest. Nach einem mit etwas schwerfälliger Höflichkeit geführten Gespräch über vergangene Zeiten – beide hatten als junge Offiziere im Krieg gegen Mexiko 1847 gekämpft, damals noch in derselben Uniform – unterzeichnete General Robert E. Lee gegenüber General Ulysses S. Grant das

Schriftstück, mit dem der blutige Konflikt de facto zu Ende ging, wenn auch nicht de jure – eine andere konföderierte Streitmacht weiter südlich setzte indes nicht, wie manche befürchteten, den sinnlos gewordenen Kampf noch weiter fort und legte ebenfalls die Waffen nieder. Grant vertrat vorbehaltlos den Versöhnungskurs seines Präsidenten und rief seinen Soldaten zu, dass die Feinde nun wieder »unsere Landsleute« seien.

Nur fünf Tage später erschütterte eine letzte Bluttat die Nation. Am Karfreitagabend verschaffte sich John Wilkes Booth unbemerkt Zugang zu der Loge im Ford's Theater in Washington, in der Abraham Lincoln mit seiner Frau und einem befreundeten Paar ein Lustspiel verfolgte. Mit einer kleinen Derringer-Pistole schoss Booth dem Präsidenten aus nächster Nähe eine Kugel in den Hinterkopf. Mehrere im Theater anwesende Militärärzte kümmerten sich um den bewusstlosen Lincoln, der in das gegenüberliegende Haus eines deutschen Einwanderers gebracht wurde. Alle anwesenden Mediziner wussten, dass ein Hirntrauma dieser Schwere nicht behandelbar war – Lincoln wäre auch mit den Methoden der heutigen Medizin nicht zu retten gewesen. Der 16. Präsident der USA, wahrscheinlich der größte unter ihnen, starb am Morgen des 15. April 1865.

Die Wunden der Nation mussten nun andere, weniger bedeutende und weniger versöhnungswillige Politiker verbinden. Das nun wieder politisch geeinte Land war wirtschaftlich gespalten und würde es auf Jahrzehnte bleiben. Die Zerstörungen im Süden waren eine Grundlage der Rückständigkeit, die sich dieser Teil der USA bis weit ins 20. Jahrhundert bewahrte. Der Norden und der Westen hingegen gingen mit ungebändigter Energie aus dem Bruderkrieg hervor. In den nächsten Jahren wurden weite Teile des Kontinents erschlossen und »zivilisiert« – worunter man auch die Vertreibung und Umsiedlung der Ureinwohner in Reservate auf minderwertigem Land verstand. Das sichtbarste Zeichen der Dynamik der Nation war der Schienenstrang, den die Central Pacific von Sacramento aus gen Westen und die Union Pacific von Omaha aus gen Osten verlegte. Mit dem Einschlagen eines letzten, eines goldenen Nagels wurde am 10. Mai 1869 die erste transkontinentale Eisenbahn fertiggestellt.

Diese historische Stunde erlebte ein Wegbereiter der Moderne nicht mehr. Vom Streit vor allem mit Jackson und der Rechtfertigung seiner Ansprüche vor diversen Kongressausschüssen zermürbt, körperlich wie geistig ausgebrannt, erlitt William Thomas Green Morton bei einer Ausfahrt mit einer Kutsche am New Yorker Central Park am Abend des 15. Juli 1868 eine Gehirnblutung. Seine Frau erinnerte sich an das Ende: »Wir wurden ins St. Luke's Hospital gebracht, wo sich sofort der Chefarzt der Chirurgie und alle Ärzte um meinen auf der Trage liegenden Mann versammelten. Der Chirurg erkannte ihn sofort und fragte: ›Ist das Dr. Morton?‹ Ich antwortete nur ›Ja‹. Nach einem Moment des Schweigens drehte er sich zu der Gruppe der in der Klinik lernenden Studenten um : ›Young Gentlemen, Sie sehen vor sich einen Mann liegen, der mehr für die Menschlichkeit und für das Mindern von Leid getan hat als jeder andere Mann, der je gelebt hat.‹ In der Bitterkeit dieses Momentes nahm ich drei Medaillen, von ausländischen Akademien verliehen, aus meiner Tasche, legte sie neben meinen Mann und sagte: ›Ja, und hier ist der ganze Dank, der ihm dafür zuteil wurde.«[13]

SCHICKSALE: JAMES MADISON DEWOLF

Auf einem der von kniehohem Präriegras bewachsenen Hügel im Süden des Bundesstaates Montana und in Sichtweite des träge dahinfließenden Gewässers, dessen merkwürdiger Name sich an einem einzigen Sommertag tief und bis heute anhaltend, aber auch faszinierend ins Bewusstsein der USA eingebrannt hat, befindet sich ein Gedenkstein. Seine Inschrift lautet: J. M. DeWolf. Actg Asst Surgeon. Soweit das Auge reicht, sind von hier aus viele sehr ähnliche Steine im Gras zu entdecken, einige in Talsenken, andere in starker Häufung auf einer karg bewachsenen Anhöhe, die von der Erinnerungsstätte an den »stellvertretenden Assistenzchirurgen« einen beträchtlichen Fußmarsch entfernt liegen. Eines haben all diese vielen Steine gemeinsam – das Datum: 25. Juni 1876.

Nur recht wenige Besucher finden den Weg zur dem Gedenkstein für den jungen Chirurgen James Madison DeWolf. Die meisten zieht es zu einem der Steine auf dem Hügel mit den dicht gesetzten »Markern« – er dürfte das am meisten fotografierte Objekt sein. Auf ihm steht jener Name, der mit der Region und vor allem dem sie durchströmenden Fluss, dem Little Big Horn River, für immer verbunden ist: George Armstrong Custer. Hier spielte sich eine Tragödie ab, der Zusammenprall zweier Kulturen. Während es nach damaliger Lesart eine Konfrontation zwischen der »Zivilisation« und den »Wilden« war, ist die heutige Interpretation ausgewogener. Neben den genormten Gedenksteinen für Custer, DeWolf und rund 270 andere Angehörige mehrerer Kompanien des 7. Kavallerieregiments der US Army finden sich modernere Tafeln mit einer Gravur, die der anderen Seite Tribut zollt. Unter den Namen stehen Texte wie »... ein Cheyenne-Krieger, der hier fiel, als er die Lebensweise seines Volkes verteidigte«.

Auch fast eineinhalb Jahrhunderte nach dem blutigen Geschehen erscheinen Bücher, werden Dokumentationen und Filme gedreht – die Schlacht am Little Big Horn dürfte das am häufigsten von Hollywood aufgegriffene Thema der US-Geschichte sein. Es ist ein amerikanischer Mythos, an dem auch drei Ärzte teilnahmen. Zwei von ihnen, George Edwin Lord und James DeWolf, teilten das Schicksal Custers und seiner Männer. Der dritte, Henry Rinaldo Porter, hatte das Glück, sich nicht bei Custers Kompanien, sondern in der Abteilung von Major Marcus Reno zu befinden. Diese Kavalleristen führten auf einem der vielen Hügel auf der dem eigentlichen Schlachtfeld gegenüberlie-

genden Seite des Flusses eine heftige Abwehrschlacht – im Gegensatz zu Custers Truppen überlebten die meisten. Einige Tage später, nachdem Verstärkung eingetroffen und die Indianer gen Norden gezogen waren, fand Porter die sterblichen Überreste seines Kollegen und Freundes DeWolf – und bei diesen ein einzigartiges Dokument: das Tagebuch des gefallenen Chirurgen. Es gibt ebenso wie die erhaltenen Briefe einen Einblick in das raue Leben eines jungen Arztes, der im noch Wilden Westen seine Patienten versorgte und ein tragisches Rendezvous mit der Geschichte hatte.

Die Vita des James Madison DeWolf ist auch die Geschichte eines Aufstieges dank Fleiß, Wissensdurst und der Begeisterung für die Medizin, denn Chirurg zu werden, war ihm nicht in die Wiege gelegt. DeWolf wurde am 14. Januar 1843 auf einer Farm in Mehoopany im Bundesstaat Pennsylvania geboren, und nichts deutete in seiner Jugend darauf hin, dass aus ihm etwas anderes als ein Farmer, der Broterwerb seiner Vorfahren, werden würde. Dann kam die große Wegscheide der amerikanischen Geschichte: der Bürgerkrieg. Wie viele andere junge Männer in Nord und Süd eilte auch James zu den Waffen, er wurde Mitglied einer Freiwilligenkompanie, die sich am 23. April in seinem Heimatort bildete. In der Zweiten Schlacht von Manassas/Bull Run im August 1862 erwischte es James DeWolf: Eine Kugel traf ihn in den rechten Arm. Aber er hatte Glück: Die damals so häufige Amputation blieb ihm erspart, und im Finley Hospital zu Washington erkannte er seine wahre Bestimmung: für Kranke und Verwundete zu sorgen. DeWolf wurde hospital steward, *eine Hilfskraft in einem der zahlreichen Hospitäler in der frontnah gelegenen Hauptstadt.*

Nach Ende des Bürgerkrieges blieb DeWolf in der Armee und wurde in den fernen Westen entsandt. Auf dem Armeeposten Camp Lyon im heutigen Oregon wurde er aufgrund seiner medizinischen Vorkenntnisse zum alleinigen Verantwortlichen für das Hospital Department *ernannt. DeWolf lernte förmlich* on the job. *Zwei Jahre blieb er in Camp Lyon, danach diente er fast vier Jahre als Hilfschirurg auf einem* anderen Posten, Camp Warner. Dort heiratete er am 3. Oktober 1871 die neun Jahre jüngere Fannie Downing. Es wurde eine glückliche Ehe, wie aus seinen liebevollen, zärtlichen Briefen an Fannie hervorgeht – Briefe, die er bis in die letzten Tage seines kurzen Lebens schrieb. Dann kam der nächste große Schritt: Im Mai 1872 ersuchte er den Surgeon General, den obersten Arzt der Streitkräfte, um vorübergehende Beurlaubung, um Medizin studieren zu können. Erstaunlicherweise – aus heutiger Sicht – wurde er trotz seines Mangels an formaler Schulbildung von der Harvard Medical School angenommen. Er war ein fleißiger Student, was zusammen mit seinen inzwischen beträchtlichen praktischen Kenntnissen dazu führte, dass er bereits nach zwei, statt der damals vorgeschriebenen drei Studienjahre sein Examen erfolgreich ablegen konnte.

Zusammen mit Fannie zog DeWolf ins ferne Dakota-Territorium, wo er in Fort Totten für die medizinische Betreuung der Soldaten zuständig war. Er ahnte, dass ihm alles andere als friedliche Zeiten bevorstanden: Die Armee rüstete für den – wie man glaubte – letzten großen Feldzug gegen die Indianer auf der nördlichen Prärie. Wie so viele andere indigene Völker seit Beginn der Besiedlung Nordamerikas durch meist europäischstämmige Einwanderer hatte man auch diese Stämme immer weiter gen Westen gedrängt. Die den Lakota und Cheyenne heiligen Black Hills wollte man ihnen auf alle Zeiten lassen – so eine der Versprechungen der amerikanischen Regierung, die typischerweise nicht lange Bestand hatten. In diesem Fall war es indes weniger vorsätzlicher Betrug durch den keineswegs indianerfeindlichen Präsidenten Ulysses S. Grant – die Ereignisse überrollten auch die besten Vorsätze. Die Kunde, dass in den Black Hills Gold gefunden wurde, lockte Tausende von nach dem Edelmetall gierende Weiße an – und die Indianer verteidigten ihr Land auf ihre Art. Folglich wurde der Ruf an die Armee laut, die Goldgräber und Siedler zu schützen. Custer und seine Männer sollten indes das Pech haben, dass dieses Mal, dieses eine Mal die indigenen Völker relativ einig und zur Verteidigung ihrer Heimat hoch motiviert waren. Und dass sie über

Führungspersönlichkeiten von historischem Rang, wie Sitting Bull und Crazy Horse, Two Moons und Spotted Eagle, verfügten.

Am 10. März nahm James DeWolf Abschied von seiner Fannie – für immer. Seine Briefe an Fannie und seine Tagebucheintragungen sind voll von Ereignissen, die abergläubische Menschen für ein schlechtes Omen halten würden. »Zwei Meilen von Fort Totten«, so lautet die erste Tagebucheintragung auf diesem Marsch in den Untergang, »stürzte mein Pferd und quetschte mir den rechten Fuß«.[1] Dann zog ein weiterer Blizzard am Ende dieses strengen Winters über die Kolonne, mehrere seiner Soldaten erlitten Erfrierungen vor allem an den Fingern und Nasen. An Fannie schrieb er: »Fast alle haben Erfrierungen; manchmal ist es nur die Fingerspitze oder die Nase oder das Ohr, kaum einer kam ohne davon, aber ich glaube nicht, dass jemand dienstunfähig ist.«[2] Die Zärtlichkeit gegenüber Fannie, auf deren Briefe er sehnsüchtig wartete, fehlt in keinem seiner Briefe, die meist enden mit love & kisses darling from your loving husband. Als sich das Wetter besserte, zog DeWolf mit seiner Einheit nach Fort Abraham Lincoln – es sollte das letzte feste Bauwerk als Domizil im Leben von Custer, seinem Chirurgen und vielen seiner Männer sein. Die auf dem Weg dorthin durchquerte heutige Hauptstadt des Staates North Dakota, die den Namen des damaligen deutschen Reichskanzlers trägt, fand keine Gnade vor DeWolfs Augen: »Bismarck ist ein Ort wie ein verkommener Scheißhaufen.«[3] Die langen und meist ereignislosen Tage verbrachte er in seinem Zelt auch mit autodidaktischer Weiterbildung: Er lese gerade über Physiologie, vertraute er dem Tagebuch Anfang Mai an.

Am 17. Mai brach die 7. US-Kavallerie in einer Stärke von etwa 700 Mann von Fort Abraham Lincoln auf; »Mrs. Custer kam noch ein Stück mit«[4], notierte DeWolf – Elizabeth (»Libby«) Custer würde während ihres langen Lebens (sie starb mehr als ein halbes Jahrhundert später im Jahr 1933) alles tun, um die Reputation ihres Mannes vor Kritik zu schützen. Viel zu tun gab es für DeWolf nicht – drei leicht Erkrankte betreute er am 23. Mai. Am 2. Juni kam plötzlich der

Schnee zurück: »Vor meinem Zelt brennt ein Feuer und es räuchert mir fast die Augen aus. Weißt Du, Darling, gelegentlich denke ich, wie schön es in einem Haus sein mag.«[5] Am 21. Juni, während der sich hinziehenden Suche nach dem großen Indianerlager, das gerüchteweise existieren sollte, notierte DeWolf seine epochale Fehleinschätzung in seinem Tagebuch: »Ich denke, es ist ganz klar, dass wir in diesem Sommer keinen einzigen Indianer zu Gesicht bekommen werden.«[6] Mit den Worten »my regards to all. from your loving Hub[7] J M DeWolf« endet der letzte Brief des Chirurgen. In sein Tagebuch notierte er am 24. Juni ein letztes Mal Details des Marsches: »... fanden neue Zeichen ... alte Lager in Auflösung ... sie fangen an, nicht so hoch zu sein ...«[8] Dann endet das Tagebuch des James Madison DeWolf. Nicht so hoch – es könnte ein Hinweis sein, dass die Spuren verlassener Indianerlager auf weniger Krieger deuten als angenommen. Es war ein fataler Irrtum. Am nächsten Tag würde Custer seine letzten Worte auf einen Papierfetzen notieren: »Großes Dorf, kommt schnell, bringt Nachschub.« Der Bote, der den Zettel zu Major Reno bringen sollte, war ein aus Italien eingewanderter Soldat namens John Martin, ursprünglich Giovanni Martino – er war der letzte Weiße, der Custer und seine Männer lebend gesehen hat.

James DeWolf starb relativ früh in der Schlacht am Little Big Horn, als sich Renos Einheiten über den Fluss zu retten versuchten, während Custer mit der Mehrzahl der Truppe in den Untergang ritt. Nach Zeugenaussagen soll der Arzt durch einen Schuss ins Herz direkt getötet worden sein. Für James Madison DeWolf erfüllte sich der Amerikanische Traum. Er brachte es aus eigenem Geschick aus sehr einfachen Verhältnissen zu einem angesehenen Beruf. Es war sein Schicksal, dass ihn dieser Traum in eine der größten amerikanischen Legenden, *Custer's Last Stand*, und damit in den eigenen Untergang führte.

12

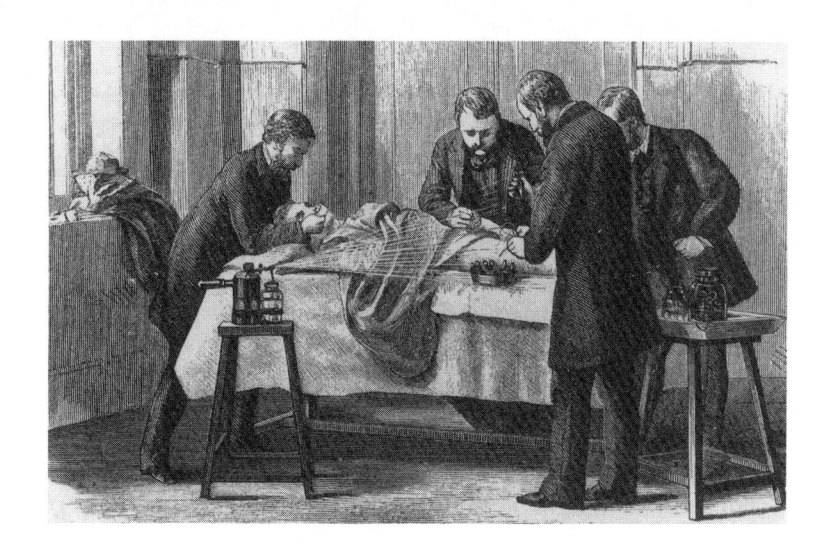

ANTISEPSIS

Für den elfjährigen James Greenlees versprach es ein neuer spannender Sommertag voller Abenteuer in einer brodelnden, geschäftigen Metropole zu werden: Glasgow. Die Industrialisierung hatte fast überall im Vereinigten Königreich zu Wachstum und Urbanisierung geführt, doch nirgendwo äußerte es sich so unbändig, so chaotisch wie in der schottischen Stadt, die schon seit 1451 über eine Universität verfügte. Zwischen 1800 und 1850 hatte sich die Einwohnerzahl Glasgows verdoppelt, was bis ins frühe 20. Jahrhundert ein weiteres Mal geschehen sollte. Die Industrieanlagen der *Second City of the Empire* warfen dunkle Rauchwolken in den meist bedeckten schottischen Himmel, die Kais des Hafens waren zu fast allen Tag- und Nachtzeiten ein Ort hektischer Geschäftigkeit. Die

Buchanan Street und andere große Straßen hallten wider vom Geklapper unzähliger Hufe und dem Gepolter der Räder – Tausende von Pferden zogen Hunderte von Kutschen, Einspännern und Lastkarren durch die Stadt, oft mit der höchsten den Tieren möglichen Geschwindigkeit.

Die Straßen inmitten dieser Geschäftigkeit zu überqueren war nicht ganz ungefährlich. Vielleicht war James Greenlees für einen Moment unaufmerksam, ließ er sich ablenken; vielleicht auch war das Kopfsteinpflaster vom letzten schottischen Sommerregen noch nass und schlüpfrig. Der Junge rutschte aus und wurde von einer Kutsche erfasst. James konnte nicht mehr schnell genug zur Seite springen. Sein linkes Bein geriet unter das metallbeschlagene Rad des Fahrzeugs. Passanten, die das Geschehen beobachtet hatten, schrien entsetzt auf; der Kutscher zog die Bremse, sprang von seinem Bock und eilte zu dem unter Schock stehenden James. Es war in der Tat für medizinische Laien ein entsetzlicher Anblick. Sein linkes Bein hatte einen offenen Bruch, ein Stück zersplittertes Schienbein – Tibia in der medizinischen Terminologie – ragte aus einer Wunde hervor. Man fand eine Trage, legte den kaum ansprechbaren James darauf und brachte ihn mit einer Kutsche ins Glasgow Royal Infirmary, das seit 1794 seinen Dienst an den erkrankten und verunfallten Bürgern Glasgows versehende Krankenhaus. Die Art der Verletzung ließ den dortigen Ärzten und Krankenwärtern ebenso wie den Zeugen an der Unfallstelle keine Zweifel. Eine solche Wunde war nicht heilbar, das Bein würde sich infizieren und würde amputiert werden müssen. Jeder wusste, was dies bedeutete: Der Junge würde von nun an als »Krüppel« gelten und eine Existenz am

◄ *Der Kampf gegen unsichtbare Infektionserreger bleibt eine der großen Herausforderungen für Medizin und Gesellschaft. Joseph Lister war der Pionier der Antisepsis; sein erster Erfolg mit seinem Karbolspray ersparte einem kleinen Jungen 1865 in Glasgow ein Leben als ›Krüppel‹.*

Rande der Gesellschaft, wahrscheinlich als Bettler, führen. Es war der 12. August 1865, und das Schicksal des kleinen James Greenlees war besiegelt.

Es wurde dennoch ein Glückstag für den Jungen. Denn der Arzt, der sich um ihn bemühte, war der leitende Chirurg des Krankenhauses, Joseph Lister. Ihn bedrückte die Hilflosigkeit der Heilkunde bei offenen Brüchen seit langem. Die eiternde Entzündung, das schmerzhafte Anschwellen der verletzten Extremität, in fortgeschrittenem Stadium schließlich das Gangrän, der das betroffene Bein oder den Arm dunkel verfärbende Fäulnisprozess ließen viele Chirurgen umgehend zur Knochensäge greifen. So konnte man nach geltender Lehrmeinung zumindest das Leben des Verunfallten retten, wenn auch nicht die verletzten Gliedmaßen. Knochen ist – dies ist ein in der heutigen Medizin bekannter Grundsatz – für Infektionen viel anfälliger als andere Körpergewebe. Joseph Lister ahnte, dass etwas Unsichtbares in die Wunde eindringt, den in letzter Konsequenz tödlichen Prozess auslöst. Er hatte von den Forschungen des französischen Chemikers Louis Pasteur über Fermentation und Fäulnis gehört und natürlich von der Detektivarbeit seines Landsmannes John Snow, die darauf basierte, dass sich im Trinkwasser etwas befindet, das Cholera verursacht. Für Lister, der mit Mikroskopen aufgewachsen war, stellte der Gedanke an für das menschliche Auge unsichtbare und allgegenwärtige Mikroorganismen etwas zutiefst Logisches dar. Seine Disziplin, die Chirurgie, litt wie keine andere – abgesehen von der Geburtshilfe – darunter, dass nach einem Eingriff ein »Wundbrand«, eine Infektion, einsetzte. Diese zu Fieber und schließlich ins Koma führenden schweren Entzündungen waren die Haupttodesursache in einer jeden chirurgischen Klinik. Sie setzten gleichzeitig der operativen Medizin enge Grenzen: Selbst berühmte Chirurgen operierten meist nur zwei- oder dreimal in der Woche.

Der Tod lauerte nicht nur in chirurgischen Abteilungen, wenn auch dort ganz besonders. Niemand, der es vermeiden konnte, begab sich in ein Krankenhaus. Die nach dem Krimkrieg in Großbritannien zu einer Art Nationalheilige gewordene Florence Nightingale hatte noch zwei Jahre vor dem Unfall des kleinen James festgestellt: »Die Mortalität in Hospitälern, vor allem jene in großen und überbevölkerten Städten, ist tatsächlich viel höher, als man sie bei der Berechnung der Sterblichkeit an der gleichen Art von Erkrankung bei Patienten erwarten kann, die außerhalb von Krankenhäusern behandelt werden.«[1] Der Schmerz als das große Hindernis der operativen Medizin war mit Äther und Chloroform überwunden, die unsichtbaren Feinde am Skalpell, an den Händen der Chirurgen, auf der Wunde, in der Luft waren es nicht.

Vielleicht, so überlegte Lister, konnte man diese bereits bekämpfen, wenn sie versuchen, in eine Wunde wie die des jungen James einzudringen. Und so griff Lister nicht zur Säge, sondern zu einem kleineren Skalpell. Er ließ den Jungen Chloroform einatmen und begann dann sorgfältig, die Wunde zu reinigen. Schmutz und Blutgerinnsel und verletztes Gewebe wurden abgetragen, das Schienbein wurde vorsichtig in seine normale Position gebracht. Währenddessen spülten Lister und sein Assistent Dr. Macfee die Wunde immer wieder mit einer aromatisch riechenden Flüssigkeit. Es war Karbolsäure. Mit dieser Substanz war auch ein Leinentuch getränkt, das die beiden Ärzte um das geschiente Bein wickelten. Baumwolle, ebenfalls vorher in Karbolsäure getaucht, bildete die nächste Schicht. Den Abschluss stellte eine dünne Metallfolie dar, die den ganzen Verband fest umschloss. Jetzt galt es zu warten. Zu warten, bis sich aus der Wunde jener abstoßende Geruch entwickelte, der ein sicherer Hinweis auf den Wundbrand war und damit zu dem verstümmelnden Eingriff führte, den Joseph Lister an diesem Augusttag nicht ohne einen Versuch unternehmen wollte – einen Versuch, etwas gänzlich Neues zu machen.

Joseph Lister wurde am 5. April 1827 im Dörfchen Upton, damals noch außerhalb Londons gelegen, in eine wohlhabende Quäkerfamilie geboren. Sein Vater Joseph Jackson Lister war ein erfolgreicher Importeur von Portwein und anderen Weinen, die das sich ausbreitende und zunehmend prosperierende Bürgertum als Ausdruck seines gehobenen Lebensstiles zum Dinner oder nach demselben in steigenden Quantitäten goutierte. Joseph Jackson indes hatte ein besonderes Hobby, dem er nachging, wann immer ihm seine Geschäfte Zeit dafür ließen. Er war begeistert von Mikroskopen, schliff Linsen und baute selbst diese Instrumente. Im Laufe der Zeit gelangen ihm Verbesserungen, auf welche Anwender der optischen Geräte – Botaniker, Zoologen und natürlich auch einige Ärzte – seit langem gewartet hatten. Mit den von Lister senior entwickelten achromatischen Linsen konnten sogenannte Aberrationen ausgeglichen werden, optische Phänomene wie farbige Schatten am zu untersuchenden Objekt und Halos, Lichthöfe, um helle Stellen.

Die Begeisterung färbte auf seinen Sohn ab. Als der Junge eine Krabbe unter eines der väterlichen Mikroskope legte, sah er beeindruckt das Herz des Tieres schlagen und, wie er sich später im Wissen um die korrekte anatomische Terminologie erinnerte, seine Aorta pulsieren. Die Listerschen Mikroskope waren in der Fachwelt so hoch angesehen, dass Vater und Sohn mit ihren Exponaten auf der Great Exhibition von 1851 im Crystal Palace vertreten waren. Vielleicht warf Queen Victoria auf ihrem Rundgang den beiden und ihren Instrumenten einen wohlwollenden Blick zu; mit dem jüngeren der in die simple Garderobe gläubiger Quäker gekleideten Männer würde die Königin noch persönlich zu tun bekommen.

Die Listers waren eine der Wissenschaft zugewandte und weltoffene Familie. Zu den engsten Freunden von Josephs Vater zählte der ebenfalls der Quäkergemeinde angehörende Pathologe Thomas Hodgkin, der eine Form des Blutkrebses entdeckte, die heute seinen Namen – Hodgkin-Lymphom – trägt. Auch einer der zahlreichen politischen Exilanten der Revolution von 1848 erfreute sich der Zuwendung durch Joseph Jackson Lister, der ungarische Freiheitskämpfer Lajos Kossuth, der seine Heimat verlassen musste, nachdem deren Streben nach Unabhängigkeit von russischen Truppen gewaltsam erstickt wurde; es war ein Schicksal, das dem europäischen Land nicht zum letzten Mal in seiner Geschichte widerfuhr. Dem Wunsch des jungen Joseph, Chirurg zu werden, setzten die Eltern keinen erkennbaren Widerstand entgegen, auch wenn ihnen eine Laufbahn als »richtiger« Arzt für den Sohn erstrebenswerter erschienen sein mag. Der Vater bestand lediglich darauf, dass Joseph eine Art Grundstudium der wesentlichen traditionellen Fächer wie den klassischen Sprachen und der Botanik absolvierte. Mit 17 Jahren immatrikulierte sich sein Sohn am University College in London, eine Institution, die im Gegensatz zu einigen klassischen Universitäten wie Oxford und Cambridge nicht auf Zugehörigkeit zur Church of England bestand und auch Mitgliedern von religiösen Gruppen wie den Quäkern offenstand.

Noch während Joseph Lister seine Kurse für den Erhalt des Baccalaureats absolvierte, verschaffte ihm ein Glaubensbruder Zugang zu einem historischen Ereignis. Der acht Jahre ältere Edward Palmer war Assistent des berühmten Londoner Chirurgen Robert Liston und so saß der gerade 19-jährige Lister auf der Zuschauertribüne des Operationssaals, als Liston am 21. Dezember 1846 die berühmte erste Operation unter Äthernarkose in Europa durchführte und in seinen begeisterten Ausruf über den *Yankee dodge*, den Yankee-Trick, ausbrach. Listers Begeisterung für die Chirurgie war größer denn je, doch sein Studium verlief nicht ganz reibungslos. Eine gesundheitliche Krise ließ ihn eine längere Auszeit nehmen. Die solide wirtschaftliche Situation seiner Familie und deren vorbehaltlose Unterstützung für Joseph ermöglichten ihm eine lange, fast ein Jahr dauernde Reise zur Rekonvaleszenz durch Großbritannien und über den europäischen Kontinent.

Am Krankenhaus des University College nahm er anschließend seine Spezialisierung auf; nach einigen Monaten wurde ihm eine Stelle als Assistent des Chirurgen John Eric Erichsen angeboten, die er dankend annahm – es war jener Mann, der mit seinen Forschungen über Railway Spine zu einem Pionier sowohl von traumatischen

Leiden der Wirbelsäule als auch stressbedingter Krankheiten wurde. Erichsen sah die Grenzen der Chirurgie, ohne ahnen zu können, dass sein junger Mitarbeiter mit seinem Lebenswerk, der Antisepsis, eben diese einreißen und langfristig auch die für Erichsen als sakrosankt geltenden Organe einer Intervention zugänglich machen würde: »Es wird nicht immer frische Felder geben, die vom Skalpell erschlossen werden; es wird Teile des menschlichen Körpers geben, die für immer geschützt sein werden vor seinem Eindringen, zumindest in der Hand des Chirurgen. Dass wir bereits diese finalen Hürden, wenn auch vielleicht noch nicht ganz, erreicht haben, steht außer Zweifel. Der Bauchraum, die Brust und das Gehirn werden dem weisen und menschlich denkenden Chirurgen für immer verschlossen bleiben.«[2]

Im September 1853 zog Lister gen Norden. Er begann als Assistent in Edinburgh bei dem berühmten Chirurgen James Syme. Lister bekam die bestmögliche Aus- und Weiterbildung, und auch für Syme war die Zusammenarbeit ein Gewinn, erkannte er doch die Fähigkeiten des jungen Mannes und seine hohe Motivation, die Chirurgie auch als Wissenschaft voranzubringen. Der beruflichen Zusammenarbeit folgte eine private Verbindung: Im April 1856 heiratete Lister die ältere Tochter seines Mentors, Agnes Syme. Wie bei wohlhabenden britischen Jungvermählten nicht ganz ungewöhnlich, zogen sich die Flitterwochen über vier Monate hin. Es gab die bei englischen Touristen so beliebte Reise entlang des Rheins mit seinen zahlreichen Schlossruinen und zu den verschiedenen Schweizer Seen.

Doch die Hochzeitsreise hatte auch eine berufliche Komponente. Lister besuchte einige der bedeutendsten europäischen Kliniken und wurde von Koryphäen unterschiedlicher Fachrichtungen – zweifellos hatte Syme vorher einige Empfehlungsschreiben verfasst – kollegial und freundlich aufgenommen. So lernte er mehrere der wichtigsten Persönlichkeiten der zeitgenössischen Medizin kennen: in Berlin, Dresden und Frankfurt; in Amsterdam, Paris und Prag. Vor allem aber in einer Hochburg der Heilkunde: in Wien. Das Ehepaar wurde von Herrn Hofrat Rokitansky und Gattin willkommen geheißen. Zu den Themen, die in den abendlichen Gesprächen zwischen Lister und dem berühmten Pathologen unzweifelhaft erörtert wurden, gehörten Wundfieber und Wundbrand – Infektionen aus moderner Sicht – nach Unfällen, Operationen, Geburten. Und Gegenstand des Austauschs bei einem österreichischen Wein dürften die Maßnahmen gewesen sein, die ein ehemaliger Mitarbeiter des Allgemeinen Krankenhauses in Wien, ein Herr Semmelweis, dagegen zu treffen versucht hatte.

Diese Thematik bewegte Lister auch nach seiner Rückkehr und während seiner nun Fahrt aufnehmenden Karriere. Lister wurde Mitglied des Royal College of Surgeons und anderer Fachgesellschaften und erwarb sich hohes Ansehen bei Kollegen wie Patienten. Seine menschliche Wärme und seine Zuwendung erleichterten den Kranken die Rekonvaleszenz nach den Eingriffen. Sein Wahlspruch lautete: »Jeder Patient, selbst der heruntergekommenste, sollte mit der gleichen Sorge und Achtung behandelt werden wie der Prince of Wales.«[3] 1860 wurde er zum Professor für Chirurgie in Glasgow berufen. In der Industriestadt waren Arbeitsunfälle an der Tagesordnung, in den Fabriken oder Werften erworbene Verletzungen stellten das Gros der Patienten, die ins Glasgow Royal Infirmary kamen und einer chirurgischen Versorgung bedurften. Allzu oft, dessen war sich Lister bewusst, war die Prognose dieser Menschen schlecht: »Die Häufigkeit desaströser Konsequenzen bei offenen Frakturen, die im Gegensatz steht zur kompletten Immunität für Leben und Extremität bei geschlossenen Frakturen, ist eine der auffallendsten, aber auch melancholischsten Tatsachen in der chirurgischen Praxis.«[4]

Längst war Lister, vor allem nach Lektüre der Schriften von Pasteur, davon überzeugt, dass etwas in solche Wunden eintritt; ein Fäulniserreger, der weder identifiziert war noch einen Namen hatte. Er untersuchte mit seinen Mikroskopen, die sein Vater auf den bestmögliche technischen Stand gebracht hatte, zahlreiche Gewebeproben von infizierten Wunden und erkannte die Ähnlichkeit mit fauligem Fleisch, das die Metzger Glasgows gelegentlich zu lange in der ungekühlten Schaufensterauslage hatten liegen lassen. Das Verderben, so schrieb er wenige Jahre später, liege nicht »im Sauerstoff oder anderen gasförmigen Bestandteilen der Luft, sondern in den kleinen in dieser enthaltenen Partikeln, nämlich den *germs* von verschiedenen niedrigen Lebensformen, die schon seit längerem vom Mikroskop entdeckt sind, die man aber als rein zufällig bei der Eiterung anwesend betrachtet hat«.[5]

Lister suchte nach einer Möglichkeit, diesen Keimen den Garaus zu machen, bevor sie in größerer Zahl in eine offene Wunde einzudringen vermochten. Der Zufall half ihm. Er hörte von den Erfolgen, die man in der Industriestadt Carlisle im Norden Englands erzielt hatte, als die dortigen Behörden den Gestank der Abwässer mit einer Anfang des 19. Jahrhunderts entdeckten Chemikalie erfolgreich bekämpften – und gleichzeitig, unerwartet aber hochwillkommen, ein veterinärmedizinisches Problem lösten: »Im Laufe des Jahres 1864 wurde ich auf den Bericht aufmerksam, welche bemerkenswerten Erfolge man in der Stadt Carlisle mit Karbolsäure bei den Abwässern erzielt hat. Die Hinzufügung einer kleinen Menge davon hat nicht nur auf den mit dieser Kloake bewässerten Feldern den Gestank verhindert, sondern – so wurde berichtet – auch jene Entozoa zerstört, welche normalerweise die auf solchen Feldern grasenden Kühe infizieren.«[6]

So wurde James Greenlees der erste Patient, bei dem Lister die Substanz – Phenol ist ein anderer und heute gebräuchlicherer Name für Karbolsäure – zur Prophylaxe einer Wundinfektion anwandte. Über die nächsten drei Tage nahm Lister jeweils vorsichtig die Metallfolie ab und schüttete erneut etwas Karbolsäure über den Verband. James war schwach, er hatte viel Blut als Folge des Unfalls verloren, aber er fieberte nicht. Am vierten Tag nach dem Unfall kam der entscheidende Moment. Lister entfernte langsam den Verband und legte die Wunde frei. Der Chirurg hielt einen Moment inne, weil etwas fehlte, das ihm allzu vertraut war: der Geruch, nein, der Gestank von Eiter und Fäulnis. Was die sensible Nase Listers stattdessen wahrnahm war – Karbolsäure. Die Wunde hatte angefangen zu verschorfen, die Haut um sie herum war gerötet, doch von Eiter war keine Spur zu sehen. Lister atmete tief durch. Wahrscheinlich ahnte er, was er in diesem Moment vor sich sah. Ein neues Zeitalter der Heilkunde dämmerte herauf. Eine Vermeidung dieser so häufigen Komplikation war möglich. Der Erfolg gebührte nicht Lister allein, zahlreiche Ärzte hatten versucht, dem Wundbrand Herr zu werden – doch der Glasgower Chirurg hatte einen Durchbruch erzielt. Daher war die Behandlung des jungen James Greenlees durchaus so etwas wie die Geburtsstunde der Antisepsis. Lister verfolgte das Geschehen bei seinem Patienten jeden Tag mit neuerlicher Spannung, war sich nie restlos sicher, ob es nicht doch noch zum Auftreten einer Infektion kommen würde. Er erkannte, dass Karbolsäure die Haut reizte – die des Patienten und auch seine eigene – und verdünnte die Chemikalie mit Olivenöl. Allmählich ging die Rötung an des Jungen Bein zurück, die Wunde schloss sich vollständig und – der Begriff schien nun angemessen – sauber. Nach sechs Wochen verließ James Greenlees das Krankenhaus, an Krücken zwar, aber auf zwei eigenen Beinen.

Es wirkt wie eine makabre Ironie, dass nur 24 Stunden zwischen Listers Pioniertat, dem Anlegen des antiseptischen Verbandes auf dem Bein des jungen James, und dem tragischen Ende des Mannes liegen, der den Weg für Hygiene und Sauberkeit in der Medizin freigekämpft und damit eine Grundlage der heutigen hohen Lebenserwartung gelegt hatte. Ignaz Philipp Semmelweis hatte in den frühen 1860er Jahren in steigendem Maße Verhaltensauffälligkeiten gezeigt. Eine genaue psychiatrische Diagnose ist nicht möglich; in der Literatur über Semmelweis wird von Depressionen, bipolaren Störungen, Manifestationen der Neurolues (syphilitischer Befall des Zentralnervensystems), Entzündung des Gehirns (Enzephalitis) und anderen Symptomatiken gemutmaßt. Viel Spekulation gibt es auch zum Ablauf der Ereignisse in seinen letzten Lebenswochen. Zweifellos haben ihn mehrere Budapester Kollegen für geisteskrank erklärt. Offenbar konnte man Semmelweis überreden, zu einer »Kur« zu fahren und sich bei Kaltwasseranwendungen zu erholen. Es steht außer Frage, dass er getäuscht wurde; ein Manöver, bei dem auch seine Frau Maria und sein alter Wiener Kollege Ferdinand von Hebra eine Rolle gespielt haben dürften.

Statt in einem Kurort fand sich Semmelweis am 31. Juli 1865 in der Landesirrenanstalt Döbling bei Wien wieder. Aufbrausend, wie er immer häufiger war, dürfte er sich gegen seine Isolierung und Inhaftierung gewehrt haben. Er wurde in eine Zwangsjacke gesteckt und offenbar vom Pflegepersonal misshandelt. Unklar bleibt, ob er sich dabei Verletzungen zuzog, die sich infizierten, oder ob Semmelweis bereits mit einer entzündeten Wunde am rechten Mittelfinger als Folge einer Schnittverletzung in der Klinik in die psychiatrische Einrichtung eingeliefert wurde. Hier verschlechterte sich sein Zustand allmählich; er bekam Fieber und einen schnellen Puls, die rechte Hand entwickelte ein Gangrän. Einsam in seiner Zelle starb Ignaz Philipp Semmelweis am Abend des 13. August 1865 – an dem Tag, da im fernen Glasgow Joseph Lister erstmals neue Karbolsäure auf den Verband von James Greenlees goss.

Seinen letzten Weg trat Semmelweis auf jenen Obduktionstisch an, auf dem 18 Jahre zuvor sein Freund Kolletschka und im Laufe der Jahre unzählige Frauen aus der Geburtshilflichen Klinik gelegen hatten. Im Obduktionsbericht des Ignaz Philipp Semmelweis ist von einem faustgroßen Abszess im Brustkorb, dem stinkende Gase entwichen, die Rede, von einem Abszess an der Niere, von eitrigen Entzündungen der Knochen (Osteomyelitis) und anderen Symptomen einer generalisierten Infektion. Der Arzt, der mit der simplen Maßnahme des Händewaschens so vielen seiner Patientinnen das Leben rettete, war an genau jenem Leiden, der Pyämie oder Sepsis, gestorben, gegen die anzukämpfen sein Lebenswerk gewesen war.

Widerstände und Anfeindungen musste auch Joseph Lister überwinden, Rückschläge traten auch unter seinen antiseptischen Maßnahmen ein. Doch Lister befand sich in einer ungleich günstigeren Situation im Kampf für eine Neuerung, für eine Revolution in der Medizin, als sein unglücklicher ungarischer Vorläufer und Kollege. Im Gegensatz zu Semmelweis war er kein Außenseiter in seinem beruflichen Umfeld, sondern gehörte zum Establishment – in welchem er über Freunde und Förderer verfügte, nicht zuletzt seinen Schwiegervater James Syme. Lister war von ausgeglichenem Wesen und einer inneren gefestigten Ruhe, die ihm anders als der aufbrausende und leicht verbitterte Semmelweis eine Stabilität auch bei Gegenwind verlieh. Ganz wesentlich indes war, dass Lister die Kommunikationsmöglichkeiten und -notwendigkeiten in der Medizin richtig einzuschätzen wusste. Er verstand, dass eine wesentliche Neuerung, gar ein Durchbruch zeitnah und gut dokumentiert einem breiten Fachpublikum in einer Publikation nahegebracht werden muss – in einer möglichst angesehenen Publikation.

Lister wählte eine der angesehensten und ältesten Fachzeitschriften. Zwischen März und Juli 1867 erschienen in *The Lancet* sechs Artikel aus seiner Feder, die umgehend großes Aufsehen erregten; eine Zusammenfassung der wichtigsten Erkenntnisse publizierte Lister noch vor Jahresende im *British Medical Journal* unter dem Titel *On the Antiseptic Principle in the Practice of Surgery*. Lister beschrieb den Verlauf bei dem kleinen James, schilderte aber auch Fälle, bei denen die Applikation der Karbolsäure die Wundinfektion nicht verhindern konnte. An seiner optimistischen Grundeinschätzung ließ er indes keinen Zweifel:

»Einen Punkt kann ich nicht unangesprochen lassen, und das ist der Einfluss dieser Behandlungsmethode auf die allgemeine Gesundheit in einem Krankenhaus. Vor ihrer Einführung waren die beiden Stationen, auf denen die meisten meiner Fälle von Operationen und Unfällen behandelt worden waren, die ungesundesten in der ganzen chirurgischen Abteilung des Glasgow Royal Infirmary.

Dies resultierte offenbar aus der ungünstigen Lage in Bezug auf die Zufuhr von frischer Luft. Ich habe mich geschämt, wenn ich meine klinischen Ergebnisse präsentieren musste, tauchten dort doch so häufig Begriffe wie Hospitalgangrän und Pyämie auf. Es war interessant und doch melancholisch zu beobachten, dass sich in allen oder fast allen Betten mit offenen Wunden diese Befunde mit hoher Sicherheit zeigen würden. Ich habe mich regelrecht über Patienten mit unkomplizierten Frakturen gefreut, auch wenn diese für die Studenten nicht sehr interessant waren – aber sie verringerten den Anteil an offenen Brüchen unter meinen Patienten. Seit jedoch die antiseptische Behandlung bei uns in vollem Schwung ist, seit Wunden und Abszesse die Luft nicht länger mit ihren putriden Ausdünstungen vergiften, haben meine Stationen – auf denen alles andere unverändert ist – doch ihren Charakter vollständig verändert. Innerhalb der letzten neun Monate hat es keinen einzigen Fall von Pyämie, Hospitalgangrän oder Erysipel auf ihnen mehr gegeben. Da kein Zweifel an der Ursache dieses Wandels besteht, kann die Bedeutung dieser Tatsache kaum übertrieben werden.«[7]

Er beließ es nicht bei karbolsäuregetränkten Verbänden. Er führte ein System der Antisepsis ein, das bald in ganz Europa und in anderen Teilen der Welt mit seinem Namen verbunden war. Karbolsäure (und später andere desinfizierende Substanzen) wurde benutzt, um die Instrumente der Chirurgen zu säubern, um die Hände der Operateure weitgehend keimfrei zu machen, und schließlich wurde der gesamte OP-Bereich in eine karbolsäurehaltige Atmosphäre getaucht: Lister entwickelte Sprühapparate, die einen konstanten Karbolsäureschleier über den Bereich legten, an dem die Chirurgen gerade arbeiteten, seien es die Extremitäten oder sei es später mit den Fortschritten in der operativen Technik die eröffnete Bauchhöhle.

Auch bei der zweiten großen Innovation der operativen Medizin im 19. Jahrhundert – erst der Anästhesie, nun der Antisepsis – wurde Queen Victoria buchstäblich zu einer Kronzeugin, vielleicht auch zu einer Werbeträgerin. Lister wurde nach Balmoral im schottischen Hochland gerufen und gehörte zum Ärzteteam der Königin, als diese einen Abszess in der Achselhöhle entwickelt hatte, den sie höchst zutreffend als *both painful and undignified* beschrieb. Ihrer Tochter Victoria berichtete die Queen: »Dr. Lister vertrat die Ansicht, dass die Schwellung eröffnet werden sollte ... Ich war schrecklich nervös, da ich Schmerz so schlecht ertrage. Ich hätte gern Chloroform genommen, aber nur ein wenig, da es mir hinterher nicht so gut gehen würde, und daher bat ich, dass dieser Teil angefroren werde[8] ... Darauf einigte man sich. Sir William ließ mich ein paarmal Chloroform schnüffeln, Mr. Lister kühlte den Bereich. Dann hielt Dr. Marshall meinen Arm und Sir John Foreman meine Schulter. Der 6 Inch im Durchmesser große Abszess wurde geschnitten, und ich habe kaum etwas gespürt außer ganz am Schluss, worauf man mir etwas mehr Chloroform gab. Sofort verspürte ich Erleichterung.«[9] Am Tag darauf würdigte Queen Victoria die Methode des inzwischen in London wirkenden Chirurgen: »Hatte eine Tasse Kaffee, bevor dieses schrecklich lange Verbinden der Wunde geschah. Dr. Marshall assistierte Dr. Lister, dessen großartige Erfindung, das alle organischen Keime zerstörende ›karbolische Spray‹ zum Einsatz kam, bevor der Verband entfernt und ein neuer angelegt wurde.«[10]

SCHICKSALE: JOSEPH MERRICK (DER ELEFANTENMANN)

Fortschritt mag man an Innovationen bemessen – an Erfindungen und neuen Methoden, die im besten Fall das Leben aller zu verbessern vermögen. Doch Fortschritt – nicht wissenschaftlicher oder technischer Natur, sondern gesellschaftlicher und ethischer Art – offenbart sich auch im Umgang mit anderen Menschen, mit Menschen, die aus dem

Rahmen dessen fallen, was als »Normalität« betrachtet wird. Dies gilt vor allem für jene, deren Äußeres auffallend ist wie Kleinwüchsige oder an seltenen entstellenden Krankheiten Leidende. Die Vergangenheit war voller abschreckender Beispiele des Umgangs mit körperlich auffallenden und körperlich behinderten Menschen, von der schlimmsten Variante, der Ermordung unter dem Vorwurf, Hexe oder »Besessener« zu sein, bis zur milderen, aber dennoch aus späterer Sicht zutiefst inhumanen Form der Darstellung solcher Besonderheiten zum Entertainment des Publikums, oft auch zu dessen Grusel auf Jahrmärkten und in Freak Shows. *Das Leben des Joseph Merrick legt Zeugnis unter den spezifischen gesellschaftlichen und mentalen Bedingungen der Verhältnisse im viktorianischen Großbritannien ab von einem Übergang, dem Wandel vom Sensationalismus zur humanen Betreuung.*

Der berühmte britische Chirurg Sir Frederick Treves beschrieb später sein erstes Zusammentreffen mit Joseph im Vorführraum eines Schaustellers, der dem zahlenden Publikum Kuriositäten darbot, an einem Abend des Jahres 1884: »Der Schausteller rief, als spräche er mit einem Hund: ›Steh auf!‹ Das Ding erhob sich langsam und ließ die Decke, die seinen Kopf und Körper bedeckt hatte, zu Boden fallen. Dort stand vor uns das grässlichste Exemplar von Mensch, das ich je gesehen habe. Im Laufe meines Berufslebens habe ich beklagenswerte Deformitäten des Kopfes aufgrund von Krankheiten und Verletzungen gesehen und Verstümmelungen des Körpers aus den gleichen Gründen, doch zu keinem Zeitpunkt hatte ich eine so erniedrigte, pervertierte Version des Menschseins erblickt wie diese einsame Figur.« Treves fuhr fort, das Aussehen des Unglücklichen zu beschreiben. Er war klein und mit verbogener Wirbelsäule, der Kopf war »enorm und missgestaltet, von den Brauen hing eine knochige Masse wie ein Laib Brot herab. Der Kopfumfang war so groß wie der seiner Taille. Vom Oberkiefer hing eine weitere Knochenmasse herab. Der Hinterkopf war von einer schwammigen, pilzähnlichen Masse bedeckt, der aussah wie brauner Blumenkohl.«[1] Der Anblick von Joseph Merrick war in der Tat nichts für schwache Nerven, wenn er selbst bei einem erfah-

renen Chirurgen wie Treves solche Erschütterung auszulösen vermochte. Den Menschen in England galt Merrick als The Elephant Man.

Joseph Merrick war 1862 in Leicester geboren und schien zunächst ein gesundes Baby zu sein. Im zweiten Lebensjahr entwickelten sich dann allmählich die vielen Missbildungen, die man später für lange Zeit als extreme Ausdrucksform einer Neurofibromatose betrachtete, einer verschiedene Organe befallenden Krankheit, die durch zahlreiche tumoröse Veränderungen geprägt ist. Nach heutigem Kenntnisstand oder Vermutung könnte Merrick das sehr seltene Proteus-Syndrom gehabt haben, vielleicht in Kombination mit einer Neurofibromatose – das Proteus-Syndrom allerdings ist normalerweise durch Großwuchs gekennzeichnet, und dieser lag bei Joseph wirklich nicht vor. Er selbst führte seine Gestalt darauf zurück, dass sich seine Mutter während der Schwangerschaft vor einem Elefanten, der in einem Zirkus in Leicester vorgeführt wurde, zu Tode erschreckt habe. Was immer die Ursache der Missbildungen gewesen sein mag, Treves ließ nicht zu, dass Joseph weiter zur Schau gestellt wurde. Er nahm ihn unter seine Fittiche und entdeckte, dass bei ihm eine normale Intelligenz vorlag – und ein tiefer christlicher Glaube. Er begann den jungen Mann, dem er eine Wohnung im London Hospital besorgte – ein Heim, worauf Joseph seit seiner Kindheit hatte verzichten müssen –, zu bewundern: wegen der Würde, mit der er sein Leiden und die täglichen Demütigungen ertrug. Joseph war künstlerisch begabt und stellte aus Holz- und Pappteilen Modelle her, darunter eines des Mainzer Doms – nur seine linke Hand konnte er normal gebrauchen, die Finger der rechten Hand waren massiv aufgetrieben.

Treves sorgte dafür, dass Joseph regelmäßig ins Theater gehen konnte, wo er in einer privaten, von anderen Gästen nicht einsehbaren Loge vor deren Blicken geschützt war. Dem Chirurgen vertraute Merrick einen bemerkenswerten Wunsch an: Er würde gern in einem Blindenheim leben und arbeiten, unter Menschen, die ihn und seine Deformitäten nicht sehen konnten und ihn nicht danach beurteilen würden. Treves stellte Joseph in Ärztekreisen vor, wo ihm zwar wissenschaftliches Interesse, aber erkennbar auch compassion, Mitfühlen, entgegenschlug. Joseph erreichte eine gewisse Prominenz, so dass sich auch interessierte Persönlichkeiten aus der Oberschicht um ihn zu kümmern begannen. Ein Höhepunkt war der Besuch von Alexandra, der Frau des Thronfolgers Edward. Treves erinnerte sich viele Jahre später:

»Ihren Höhepunkt erreichte seine gesellschaftliche Entwicklung eines ereignisreichen Tages, als Königin Alexandra – damals noch Princess of Wales – in das Hospital kam, um ihm einen besonderen Besuch abzustatten. Mit der Güte, die jede Handlung in ihrem Leben bestimmt hat, betrat die Königin Merricks Raum und schüttelte ihm voller Wärme die Hand. Merrick war vor Freude außer sich. Dies war mehr, als er sich je in seinen kühnsten Träumen hätte ausmalen können. Die Königin hat viele Leute glücklich gemacht, aber ich kenne keine großmütigere Tat von ihr, die mehr Freude ausgelöst hätte als der Moment, da sie Merricks Raum betrat, sich auf einem Stuhl bei ihm niederließ und zu ihm als einem Menschen sprach, den zu treffen sie sich freute.«[2] Die aus Dänemark stammende Alexandra wusste, was es bedeutet, anders zu sein – sie war hörbehindert. Die von Treves geschilderte Szene erinnert an eine unkonventionelle Princess of Wales der jüngeren Vergangenheit, die sich nicht scheute, schwerkranken, an den Rand der Gesellschaft gedrängten Menschen die Hand zu geben, exakt einhundert Jahre später, als die ersten Patienten mit AIDS ausgegrenzt zu werden drohten.

Joseph Merrick starb am 11. April 1890. Wahrscheinlich hatte er zum ersten Mal versucht, so zu schlafen wie andere auch: auf dem Rücken liegend und nicht wie bisher im Sitzen, seinen überdimensionalen Kopf auf die Knie stützend. Sein schweres Haupt war offenbar nach hinten gefallen und hatte ihm entweder das Genick oder die Luftröhre gebrochen. Es liegt viel Symbolik in diesem Ende: Er fühlte sich endlich als normaler Mensch.

13.

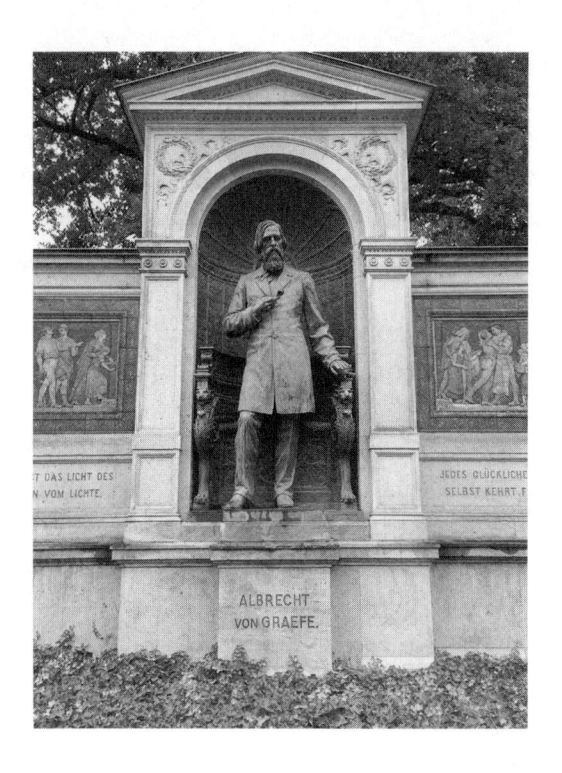

AUGENLICHT

Wer im heutigen Berlin den Campus der Charité an der Kreuzung von Luisenstraße und Schumannstraße betritt, kann einen Blick auf ein bemerkenswertes Denkmal werfen – oder, besser noch, stehen bleiben und die steingewordene Erinnerung an ein Lebenswerk auf sich wirken lassen. Im Gegensatz zu anderen in jener Epoche (es stammt aus dem Jahr 1882) erschaffenen Monumenten zeigt es keinen General hoch zu Ross, keinen preußischen König und auch nicht den Reichsgründer Otto von Bismarck. Im Zentrum – nicht auf einem Sockel, sondern in einer Nische – steht ein schlanker, großgewachsener Mann mit langem, fast wirrem Haar. Dies und sein etwas eingefallenes Gesicht deuten die Tragik seiner Vita an: ein sich für seine Aufgabe und seine Patienten verzehrender Arzt, der ein epochales Lebenswerk – die Begründung einer vermeintlich »kleinen«, für unser Wohlbefinden und unsere Lebensqualität hingegen unendlich wichtigen medizinischen Disziplin – unter dem Damoklesschwert einer schweren Krankheit vollbrachte. Er wirkte mit einem Leiden in seinem in der Endphase ausgemergelten Körper, das als charakteristisch für das Jahrhundert galt: die Schwindsucht, die Phthisis oder – unter dieser Bezeichnung ist die Krankheit besser bekannt – die Tuberkulose. In seiner Hand hält die Figur ein kleines Instrument, einen Augenspiegel. Umgeben ist sie von der Darstellung zahlreicher Menschen, die zu dem Arzt pilgern – in der Hoffnung auf Heilung, auf Bewahrung und auf Wiederherstellung der wichtigsten menschlichen Sinneswahrnehmung: des Sehens.

Als das Monument eingeweiht wurde, sprach ein Kollege des Dargestellten in der auf uns Heutige etwas pathetisch wirkenden Sprache der Epoche die Worte: »Ehre dem Staat, in dessen Metropole ein solches Denkmal errichtet wurde. Der Mann, dessen Andenken wir feiern, hat nicht ein Volk regiert, er hat nicht Schlachten geschlagen, er hat nicht mit dem Pinsel, nicht mit dem Meißel Kunstwerke geschaffen: Er hat seine Lorbeeren errungen, indem er bemüht war, Menschen-Elend zu mindern, zu heben, zu verhüten. Tausende und Tausende, welche vor ihm unrettbar der Erblindung verfielen, können fortan durch die Kunst, die er gelehrt hat, gerettet

◄ *Am Eingang zum Campus der Charité in Berlin steht dieses Denkmal zu Ehren von Albrecht von Graefe. Der Sohn eines großen Chirurgen schuf die Grundlagen der modernen Augenheilkunde – und starb früh an der Tuberkulose.*

werden.«[1] Der Arzt war Albrecht von Graefe; über seine Erinnerungsstätte im Herzen Berlins schreibt der Tübinger Augenarzt und Spezialist für die Geschichte der Augenheilkunde Prof. Jens Martin Rohrbach in seiner neuen und höchst lesenswerten Biografie von Graefes zutreffend: »Das Monument ist eines der schönsten, die weltweit für einen Arzt errichtet wurden.«[2]

Um die Mitte des 19. Jahrhunderts hatte nicht nur das medizinische Können, sondern auch das Wissen zugenommen – über die Grundlagen des Lebens und der Krankheiten, über den menschlichen Körper und seine Interaktionen mit der Umwelt. Dazu kamen in einem Zeitalter, in welchem die Industrialisierung in den Weltteilen, die in diesem Buch dominieren, auf Hochtouren lief, Verbesserungen des Instrumentariums für die Wissenschaften, darunter auch für die Medizin. Den großen Durchbrüchen, von denen wir hier einige verfolgen, wie die Anästhesie und die Antisepsis, der Entdeckung von Krankheitserregern und Krankheitsmechanismen, standen zahllose auf den ersten Blick weniger dramatische, indes für das Gesamtbild wertvolle Innovationen, Entdeckungen und Erkenntnisgewinne zur Seite. Dazu gehörten die Nachweise, dass alle Organismen aus Zellen bestehen, durch Theodor Schwann, und dass in den pathologischen Veränderungen in diesen Zellen die Grundlage aller Krankheiten zu sehen ist, das Konzept der »Cellularpathologie«, durch Rudolf Virchow. Ärzte begannen die Entstehung von Krebs und Entzündungen, vor allem aber – wie noch gezeigt werden wird – von Infektionen besser zu verstehen. Grundlagen der Genetik und damit auch der Vererbung von Krankheiten wurden aufgezeigt – in aller Prägnanz nicht von einem Universitätsprofessor, sondern von dem in Brünn seine Privatstudien betreibenden Augustinermönch Gregor Mendel.

Die Vorstellung vom Aufbau der verschiedenen Organsysteme, die Anatomie und Physiologie, erlebte einen ungeheuren Aufschwung; einige der in dieser Ära zum ersten Mal aufgelegten Lehrbücher werden, mit zeitgemäßen Anpassungen, bis in die Gegenwart zum

Unterrichtsmaterial für Medizinstudenten. Und auch dieses Studium wurde reformiert und dem explodierenden Wissen der Epoche angepasst. Einer der Schrittmacher war Preußen, das 1861 – fast zeitgleich mit dem Amtsantritt der herausragenden Politikerpersönlichkeit des Zeitalters, Bismarck – ein neues, modernes Curriculum einführte. Statt der bislang obligatorischen Geisteswissenschaften wurde im vorklinischen Abschnitt nun der Schwerpunkt auf die Naturwissenschaften gelegt, auf Physik, Chemie und Biologie, daneben natürlich auf Anatomie und Physiologie. Andere deutsche Länder zogen nach, spätestens mit der von ebenjenem preußischen Ministerpräsidenten vollzogenen deutschen Einheit von 1871.

Auf einigen Gebieten der Heilkunde hatte sich das Wissen in einem Umfang vermehrt, dass eine Spezialisierung unvermeidbar war. Ärzte waren bislang entweder Generalisten wie die »Hausärzte« im weitesten Sinne (und deckten damit auch das ab, was heute als Innere Medizin gilt) oder Chirurgen; eine der wenigen etablierten weiteren Disziplinen war, wie das Beispiel des Ignaz Semmelweis zeigt, die der Geburtshelfer und Frauenärzte, zumindest in den Metropolen und den Universitätsstädten – bei den meisten Geburten waren indes noch auf Jahrzehnte Hebammen oder Allgemeinpraktiker, zum Beispiel der mit der Kutsche zur Niederkunft anreisende Landarzt, am Lager der Schwangeren zu finden. Um die Mitte des Jahrhunderts war es indes unverkennbar, dass zur Betreuung von Menschen mit Leiden der Sinnesorgane, der Psyche (des »Gemüts« im Sprachgebrauch) oder der Haut ein sehr spezifisches Fachwissen notwendig war. Unter den sich nunmehr – und in verschiedenen Ländern in unterschiedlicher Schnelligkeit – etablierenden Spezialfächern ragt die Augenheilkunde nicht nur exemplarisch heraus.

Das Sehen hat für jeden eine herausragende Bedeutung; die Furcht vor einem Verlust dieser Funktion, der Erblindung, ist eine der elementarsten Ängste in unserem Leben und war es im Dasein unserer Vorfahren noch mehr, da Blinde in großer Zahl zum alltäglichen Bild gehörten und ähnlich wie die »Krüppel« – das Schicksal, dem der kleine James Greenlees entging – oft am Rande der Gesellschaft lebten. Operationen des Auges wurden seit Jahrhunderten vor allem von reisenden Starstechern vorgenommen, die bei ihren Patienten in erster Linie den sogenannten Grauen Star behandelten, die getrübte Linse des Augen »stachen«, sie mit einem nadelförmigen Instrument aus ihrer Aufhängung rissen – und meist zum nächsten Ort weiterzogen, bevor die zu erwartenden Komplikationen, vor allem Infektionen, manifest wurden. Der große Komponist Johann Sebastian Bach verstarb möglicherweise an den Folgen der Wundinfektion nach einem solchen Starstich – »hitsiges Fieber« diagnostizierten seine Ärzte vor seinem Ableben im Juli 1750.

Der Mann, der als Begründer der modernen Augenheilkunde gilt, wurde in eine berühmte Arztfamilie hineingeboren und war mit seinem familiären Hintergrund wohlhabend genug, dass er bei Eröffnung seiner ersten, nur aus zwei Räumen bestehenden Praxis im Jahr 1850 eine Anzeige in zwei Berliner Zeitungen setzen konnte mit dem Hinweis: »Unbemittelte Augenkranke behandelt unentgeltlich Dr. A. v. Graefe, Behrenstr. 48.«[3] Albrecht von Graefe wurde am 22. Mai 1828 in der im damaligen Berliner Tiergarten, dem heutigen Hansa-Viertel gelegenen Sommerresidenz »Finkenherd« des berühmten Chirurgen und Charité-Professors Carl Ferdinand von Graefe geboren. Es sagt einiges über die gesellschaftliche Stellung der Familie aus, dass der preußische König Friedrich Wilhelm III. nomineller Taufpate des kleinen Albrecht war. Der Vater war einer der bedeutendsten Ärzte der ersten Hälfte des 19. Jahrhunderts und unter anderem ein Pionier der Plastischen Chirurgie. Ein Beispiel dafür: Carl Ferdinand von Graefe legte in Mitteleuropa die Grundlagen der Rhinoplastik, der Rekonstruktion durch Verletzung oder Krankheiten zerstörter Nasen. Einer seiner weiteren operativen Schwerpunkte war die Kataraktchirurgie, die Operation des Grauen Stars, bei der inzwischen die getrübte Linse aus dem Auge entfernt und nicht länger »gestochen« wurde, was für die Heilungsaussichten eine gewaltige Verbesserung war.

Carl Ferdinand von Graefes exzellenter Ruf trug indirekt zu seinem vorzeitigen Ende bei. Er wurde zum englischen Kronprinzen gerufen, um diesen von dem Augenleiden zu befreien; auf der Reise erkrankte Carl Ferdinand von Graefe an Typhus und starb mit nur 53 Jahren. Das Schicksal eines zu frühen Heimgangs würde auch seinem Sohn beschieden sein und ließ einen seiner Schüler eine Würdigung verfassen, die man als Nachruf auf Akademiker humoresk-makaber oder vielleicht doch nicht ganz unangemessen empfinden mag: »Was kann es Besseres geben, als in der Mitte einer glänzenden Laufbahn abberufen zu werden, beklagt und ersehnt? Es gibt Professoren, die so lange leben, dass die Studenten sagen, wenn sie sich ausstopfen ließen, so würden sie der Welt gerade so nützlich sein wie jetzt.«[4]

Der große Name des Vaters war für Albrecht von Graefe Verpflichtung bei der Berufswahl. Albrecht besuchte das Französische Gymnasium in Berlin; darin und in seinem geburtsurkundlich bezeugten Namen dürfte sich die Weltoffenheit der Familie von Graefe und mit dieser eine Frankophilie spiegeln, die in seinen letzten Lebensmonaten im dramatischen Sommer von 1870 in Berlin kaum denkbar war: Frédéric Guillaume Ernest Albert. Diese Weltanschauung zeigt sich auch in einem Schwerpunkt seiner Weiterbildung nach erfolgreichem Abschluss des Medizinstudiums, das er in seiner Heimatstadt absolvierte. Von Graefe ging für einige Monate nach Paris und lernte bei mehreren auf das Auge und seine Krankheiten spezialisierten Ärzten, darunter Julius Sichel. Dieser in Frankfurt am Main geborene Arzt hatte 1832 die erste Augenklinik in der französischen Metropole gegründet, zu seinen Patienten zählte der in Paris lebende Dichter Heinrich Heine. Neben Paris war auch für von Graefe Wien eine wichtige Station, auch er war – wie einige Jahre später Joseph Lister – Gast bei dem großen Pathologen Carl von Rokitansky.

Die 1850 in der Behrenstraße – in einem seiner Familie gehörenden Haus – eröffnete Praxis für Augenkranke war nur eine vorübergehende Wirkungsstätte. Der junge Arzt erwarb schnell eine Reputation, die Patienten in allen Stadien von Augenerkrankungen, von der Entzündung bis zur längst eingetretenen Blindheit, zu ihm trieb. Nur zwei Jahre später zog Albrecht von Graefe um. In der Karlstraße 46 (heute Reinhardtstraße) eröffnete er eine Augenklinik, die letztlich über 120 Betten verfügen sollte und Ärzte aus aller Welt anzog. Es ist nicht übertrieben zu behaupten, dass in diesen Räumlichkeiten eine ganze Generation der führenden Augenspezialisten von Graefe assistierte, bei ihm hospitierte, seine Untersuchungs- und Operationstechniken erlernte – »Schüler von Albrecht von Graefe« wird als Qualitätsmerkmal in zahlreichen Arztbiografien der zweiten Hälfte des 19. Jahrhunderts herausgestellt.

Albrecht von Graefes Einstieg ins Berufsleben fiel zeitlich mit einer Innovation zusammen, die das von ihm auserwählte Spezialgebiet revolutionierte. Der höchst vielseitige Arzt, Physiologe und Physiker Hermann Helmholtz erfand 1851 ein kleines optisches Gerät, mit dem es möglich wurde, mit Hilfe einer externen Lichtquelle – in der Regel eine Kerze – in das Innere des Auges, auf die hinter der Pupille liegenden Strukturen zu schauen. Mit diesem Augenspiegel, dem Ophthalmoskop, und seinen schnell entwickelten Nachfolgemodellen brachte es Albrecht von Graefe zu einer wahren Meisterschaft. Zum ersten Mal war es möglich, bei einem lebenden Menschen auf die Netzhaut und die Einmündung des Sehnervs zu blicken. Von Graefe erkannte, dass bei einer häufigen, als »Grüner Star« bekannten Augenerkrankung – heute als Glaukom bezeichnet – der Sehnerv eine charakteristische Eindellung, eine Excavation, aufweist, verursacht durch einen zu hohen Druck im Auge. Mit dem Augenspiegel ließen sich erstmals menschliche Blutgefäße völlig nicht-invasiv in Aktion beobachten, die Arterien und Venen der Netzhaut.

Als einer der Ersten erkannte Albrecht von Graefe das weitergehende diagnostische Potential: An diesen Gefäßen lassen sich bestimmte Allgemeinerkrankungen wie Bluthochdruck und Diabetes mellitus feststellen – das Auge war nicht nur, wie Dichter es beschrieben haben, ein Fenster zur Seele, sondern auch ein Fenster zur Beurteilung der Gesundheit mancher Patienten. Nach seinen Forschungsarbeiten über das Wesen des Grünen Stars erfand von Graefe die Iridektomie, einen Eingriff, der zahlreichen Glaukompatienten half und ihr Sehvermögen rettete. Das Verfahren zur Operation des viel häufigeren Grauen Stars verbesserte er – die Berichte von Patienten, die aufgrund dieser Erkrankung de facto erblindet waren und nach einem Eingriff bei ihm in der Karlstraße wieder sehen konnten (wofür postoperativ noch eine sogenannte »Starbrille« notwendig war), machten von Graefe zu einer Legende, weit über Berlin und Preußen hinaus.

Von Graefes Arbeitspensum war geradezu unfassbar. Neben der Versorgung der Heerscharen von Patienten nahm er sich die Zeit, um zu forschen und seine Erkenntnisse zu verbreiten. Seine wissenschaftlichen Aufsätze umfassten insgesamt über 2000 Seiten; zahlreiche Symptome und klinische Charakteristika sind von ihm erstmals beschrieben worden. Um die Informationsflut zu bündeln, gründete oder mitbegründete er zwei Fachzeitschriften, *Graefes Archiv* und die *Klinischen Monatsblätter für Augenheilkunde* – beide bestehen noch heute. Zum wissenschaftlichen Austausch gehörte für ihn mehr als die Lektüre von Fachartikeln und gegebenenfalls das Verfassen eines Leserbriefes. Er hielt gerade angesichts der dynamischen Entwicklung der Heilkunde eine persönliche Diskussion, einen Erfahrungsaustausch von Arzt zu Arzt für notwendig.

Für den überschaubaren Kreis der Augenspezialisten in Deutschland, Österreich, der Schweiz, den Niederlanden und einigen anderen europäischen Ländern regte er in dieser Epoche, in der es nur wenige internationale Kongresse gab, an, »dass gewisse eifrige Jünger der Ophthalmologie sich alljährlich an einem schönen Punkte, z. B. in Heidelberg träfen und einige Tage des Beisammenseins, zum

Teil in wissenschaftlichen Bestrebungen und Mitteilungen, zum Teil in harmloser Muße verbrächten ... Die Naturforscherversammlung[5] hat ein zu chaotisches Gepräge, um eine befriedigende Innigkeit des Verkehrs und eine befriedigende Intensität der wissenschaftlichen Anläufe zu gestalten«.[6] Dem Vorschlag kamen bei einer ersten Zusammenkunft im September 1857 in Heidelberg zehn oder zwölf Kollegen nach. Die Tagung gilt als Geburtsstunde der Deutschen Ophthalmologischen Gesellschaft, der wahrscheinlich ältesten medizinischen Fachgesellschaft der Welt. Albrecht von Graefes Tätigkeitsfeld erweiterte sich noch, als ihm 1868 auch in der Charité Betten zur Krankenbetreuung zur Verfügung gestellt wurden, inklusive einer eigenen Kinderabteilung.

Das gewaltige Arbeitspensum nahm ein Mann vor, der kaum jemals in seinem Berufsleben wirklich gesund war. Seit 1854 hatte er Symptome eines Lungenleidens; zwei Jahre später schrieb er während eines Erholungsaufenthaltes in Nizza einem Freund: »Von meinem Befinden kann ich Dir leider nicht viel Erfreuliches berichten, da ich nunmehr seit 3 Wochen an einem heftigen und sehr angreifenden Lungenhusten laboriere ... Im Übrigen wiederhole ich, dass ich es keineswegs für etwas Desparates halte, aber allerdings durch die Hartnäckigkeit und Kräfteabnahme in der Diagnose eines einfachen Bronchialkatarrhs etwas zweifelhaft werde.«[7] Er dürfte mehr als geahnt haben, wie berechtigt diese Zweifel waren und dass er tatsächlich doch etwas »Desparates« hatte. Als keine Zweifel an der Diagnose einer Tuberkulose bestanden, verbrachte er regelmäßig einige Wochen der Erholung in Heiden in der Schweiz – der vermeintlichen Erholung, denn auch dort stellten sich Augenkranke ein, die von dem berühmten Arzt Hilfe und Heilung erhofften.

Mit der Krankheit dürfte von Graefe wahrscheinlich seine Frau angesteckt haben, die aus Dänemark stammende Anna Gräfin von Knuth, welche er im Juni 1862 ehelichte, nachdem die Hochzeit wegen seiner Gesundheit bereits hatte verschoben werden müssen. Es war ein Jahr, mit dem eine neue politische Ära in von Graefes Heimat anfing, der Beginn einer Entwicklung, die ein Angehöriger der Oberschicht wie er aus nächster Nähe und oft sorgenvoll mitverfolgte. Im September ernannte der preußische König Wilhelm I. den bisherigen Gesandten des Landes in Paris, Otto von Bismarck, zum Ministerpräsidenten. Bismarck galt als Erzreaktionär; der Vorgänger und Bruder des Königs, der in geistiger Umnachtung gestorbene Friedrich Wilhelm IV., hatte während der Revolution von 1848 die vielsagende Notiz an den Rand einer Vorschlagsliste möglicher Minister gemacht: »Riecht nach Blut, *später* zu gebrauchen.«[8] In der Tat bezog sich der neue Ministerpräsident kurz nach seinem Amtsantritt in einer Rede vor dem preußischen Abgeordnetenhaus am 30. September 1862 auf diese Körperflüssigkeit, als er den berühmten Ausspruch tat: »… nicht durch Reden oder Majoritätsbeschlüsse werden die großen Fragen der Zeit entschieden – das ist der große Fehler von 1848 und 1849 gewesen – sondern durch Eisen und Blut.«[9]

Die Aufschreie der Empörung beeindruckten den Machtmenschen ebenso wenig wie die teilweise massive Ablehnung, auf die er nicht nur im Parlament, sondern auch bei Hofe – vor allem bei Königin Augusta, aber auch beim Kronprinzen und dessen Frau Victoria, der Tochter der Queen – stieß. Bismarck scheute den sich über mehrere Jahre hinziehenden konstitutionellen Ausnahmezustand nicht, über den einer seiner Biografen schreibt: »Im Grunde war der Verfassungskonflikt der Jahre 1862–1866 ein Versuch der Opposition, die preußische politische Führung auszuwechseln, ohne dass dabei eine strukturelle Veränderung ihrer dualistischen Konstitution beabsichtigt gewesen wäre. Die Liberalen hofften, indem sie ihm das Regieren unmöglich machten, Bismarck zum Rücktritt und die Krone (ob unter Wilhelm I. oder unter dessen Nachfolger) zur Berufung einer neuen Regierung zwingen zu können, die bereit wäre, die verfassungsmäßigen Rechte des Parlaments zu respektieren.«[10] Dieses Kalkül ging nicht auf, die Liberalen und andere Oppositionsparteien würden stattdessen die nächsten 28 Jahre mit Bismarck zu tun haben.

Ausgelöst worden war dieser Verfassungskonflikt durch die Frage der Armeereform und der Finanzierung eines vergrößerten Heeres. Im Konzert der fünf großen europäischen Mächte war Preußen eindeutig die Nummer fünf. Bismarck und Kriegsminister Albrecht von Roon verstärkten die Streitmacht ohne eine Budgetbewilligung des Parlamentes. Und der Ministerpräsident fand bald Gelegenheit, dieses Machtinstrument einzusetzen. Binnen sechs Jahren gelang es ihm mit hohem diplomatischen Geschick und strategischem Weitblick, drei Kriege zu initiieren, die zur deutschen Einigung führten – und die aus Bismarck, einem oft verspotteten, bei manchen regelrecht verhassten Politiker, einen Nationalhelden machten. Die beiden ersten Kriege waren jeweils binnen weniger Wochen und unter verhältnismäßig geringen Verlusten vorüber. Im Frühjahr 1864 zogen Preußen und Österreich zusammen gegen das militärisch wie wirtschaftlich weit unterlegene Dänemark zu Felde, formaler Anlass war der Streit um den Status der beiden Herzogtümer Schleswig und Holstein.

Zwei Jahre später standen sich die beiden Verbündeten gegenüber. Im Krieg von 1866 wurde die »Deutsche Frage« entschieden – ob im deutschsprachigen Mitteleuropa zwei Großmächte, Preußen und Österreich, vor allem aber Österreich den Ton angeben würden oder ob sich die »kleindeutsche« Lösung mit Preußen als alleiniger Führungsmacht durchsetzen würde. Die von Generalstabschef Helmuth von Moltke brillant ausgearbeiteten Kriegspläne mit Einbindung moderner Logistik – vor allem detaillierter Fahrpläne für die Eisenbahn, mit der große Armeekontingente mit bislang ungeahnter Schnelligkeit verschoben werden konnten – führten zu der im wahrsten Sinne des Wortes generalstabsmäßig konzipierten Schlacht bei Königgrätz in Böhmen am 3. Juli 1866. Das preußische Heer schlug die Österreicher entscheidend, wenn auch nicht vernichtend, und Bismarck zeigte sein überlegenes strategisches Denken, als er gegen den Widerstand seines Monarchen – König Wilhelm wollte als Triumphator in Wien einziehen und dort eine

Siegesparade abhalten – auf einen milden Frieden drängte. Österreich durfte nicht gedemütigt werden; es war ein potenzieller zukünftiger Verbündeter. Im nächsten sich vor Bismarcks Augen am fernen Horizont abzeichnenden Konflikt mit Frankreich als Gegner wäre allein Österreichs Neutralität bereits unschätzbar – auch diese Rechnung Bismarcks sollte aufgehen. Weit weniger Milde bekamen die anderen Staaten des Deutschen Bundes zu spüren, die im Deutschen Krieg auf das sprichwörtliche falsche Pferd gesetzt hatten. Zu den bislang souveränen Staaten, die jetzt von Preußen annektiert wurden, gehörten unter anderem das Königreich Hannover und die Freie Stadt Frankfurt am Main.

Die Tatsache, dass eine bedeutende machtpolitische Angelegenheit in Mitteleuropa ohne Mitwirkung und Konsultation von sowie ohne Territorial- oder Prestigegewinn für Frankreich geregelt wurde, verärgerte Napoleon III. zutiefst. »*Revanche pour Sadowa!*« war ein in der französischen Öffentlichkeit laut werdender Schrei – vor allem in der veröffentlichten Meinung und Meinungsmache, nämlich in den Gazetten. Sadowa war die in Frankreich gebräuchliche Bezeichnung für die Schlacht bei Königgrätz (Sadová ist dessen Nachbarort) und die Forderung nach Rache für ein Ereignis, an dem man selbst gar nicht beteiligt war und durch das man keinerlei Schaden hatte, sagt einiges über das mancherorts in der Epoche herrschende chauvinistische Geistesklima aus.

Das sich verschlechternde Verhältnis zwischen Frankreich und Preußen ließ eine zweitrangige dynastische Frage zu einem Kriegsanlass werden. Spanien suchte nach der Abdankung von Königin Isabella II. einen neuen Monarchen. Zu den Kandidaten für dieses im europäischen Hochadel angesichts der Rückständigkeit des Landes nicht sehr begehrten Amtes gehörte Prinz Leopold von Sigmaringen aus einer katholischen Seitenlinie der Hohenzollern. Der Gedanke, südlich der Pyrenäen einen Verwandten des preußischen Königshauses auf einem Thron sitzen zu sehen, löste in Frankreich wohl orchestrierte Empörung aus. Wilhelm I. wollte keinen Krieg und drängte Leopold angesichts der französischen Proteste dazu, diese Kandidatur aufzugeben. Im Gegensatz zu Bismarck verfügte der französische Kaiser nicht über eine der wichtigsten Fähigkeiten eines Politikers: zu wissen, wann man aufhören muss. Der diplomatischen Niederlage Preußens musste unbedingt noch eine Demütigung folgen.

Der französische Botschafter in Preußen, Vincent Benedetti, reiste nach Bad Ems, wo der inzwischen 73-jährige Wilhelm zur Kur weilte, und verlangte bei einem Gespräch auf der Promenade vom König, sein Haus solle für alle Zeiten auf eine solche Kandidatur für den spanischen Thron verzichten. Wilhelm war irritiert und schickte am Abend des 13. Juli 1870 ein Telegramm an Bismarck, in dem er fast ein wenig ratlos die Unterredung mit dem französischen Diplomaten schilderte und unter anderem den Wunsch äußerte, dass die Presse informiert werde. Bismarck tat dies – auf seine Art: Er redigierte das Telegramm, das zur historischen Emser Depesche wurde, in einer Weise, dass es wesentlich schroffer erschien als vom König beabsichtigt. Der letzte Satz klang nach einem drastischen Einschnitt: »Seine Maj. der König hat es darauf abgelehnt, den Franz. Botschafter nochmals zu empfangen, und demselben durch den Adjutanten vom Dienst sagen lassen, dass S. Majestät dem Botschafter nichts weiter mitzuteilen habe.«[11]

Die Öffentlichkeit in Frankreich und die politische Klasse reagierten mit der von Bismarck wohl einkalkulierten Empörung. Am 19. Juli erklärte Frankreich Preußen den Krieg. Napoleon III. stand damit als Aggressor da, was die übrigen deutschen Staaten zum Anlass nahmen, den Bündnisfall als gegeben anzusehen und sich an Preußens Seite zu stellen. Diese Entwicklung füllte die Seiten der Berliner Zeitungen. So war es nur eine Randnotiz, weiter hinten in den Blättern zu finden, die vom Tod eines der angesehensten Bürger der Stadt kündete. Gegen 3 Uhr morgens war am 20. Juli 1870 Albrecht von Graefe der Tuberkulose erlegen; der Arzt, für den es in seinem Wirken keine Grenzen in Europa gab.

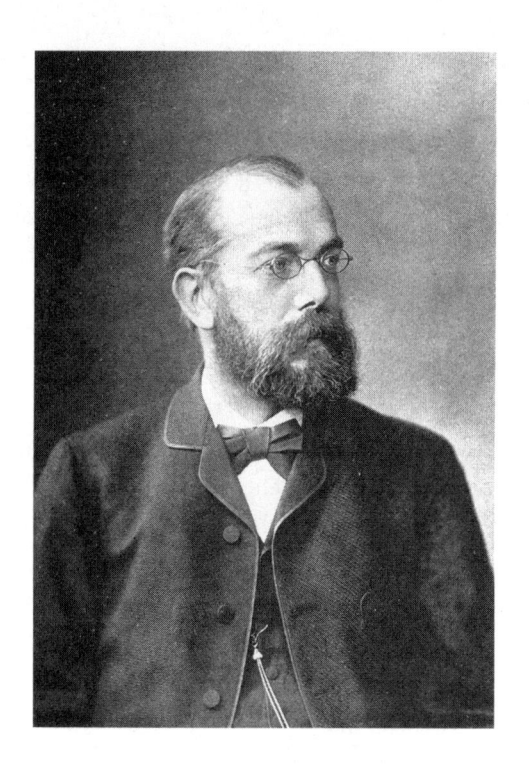

14.

ERBFEINDE

Es ging alles sehr schnell. Noch nicht einmal drei Wochen nach der französischen Kriegserklärung stießen die Heere der deutschen Staaten und der Franzosen zum ersten Mal aufeinander, bei Weißenburg im Elsass am 4. August 1870. Die Mobilisierung der Streitkräfte war mit der Effizienz vonstattengegangen, welche die Technologien der Epoche, allen voran die Transportkapazitäten und das Schienennetz der Eisenbahn sowie die beinahe in Echtzeit mögliche Kommunikation der Telegrafie, erlaubten. Die deutsche Seite verstand diese Technologien besser in ihre Organisationsstrukturen zu integrieren als der Gegner: Anfang August hatten die deutschen Staaten (bei Weißenburg kämpften neben den Preußen vor allem Bayern) bereits 484 000 Mann im Feld, die Franzosen erst 343 000 Mann. In rascher Abfolge kam es mit dem Vordringen der deutschen Armeen auf französisches Territorium zu Schlachten, die für beide Seiten außerordentlich verlustreich waren – wie bei Mars-la-Tour am 16. August.

Ein junger preußischer Armeearzt schrieb wenige Tage später von dieser Walstatt an seine Frau, dass »… unsere Armee mit großen Verlusten gekämpft [hat], schließlich aber doch das Schlachtfeld behauptet hatte. Leichengeruch, viele tote Pferde und Haufen von tausenden Tornistern, Gewehren und Helmen neben der Landstraße war alles, was man davon in der Dunkelheit wahrnehmen konnte. Da wir zuletzt den Weg nicht mehr finden konnten, suchten wir eins der vielen Wachtfeuer zu erreichen, die uns in weiter Runde umgaben, und brachten schließlich die Nacht unter freiem Himmel am Feuer einer Feldwache zu. Wie leicht man sich an solches Leben gewöhnt, magst Du daraus ersehen, dass ich trotz Kälte, Wind und Regen sehr gut schlief. Am anderen Morgen erfuhren wir, dass wir dicht bei Doncourt [Doncourt-les-Conflans], dem Hauptquartier des Prinzen Friedrich Karl [2. Armee], übernachtet hatten. Am folgenden Tage fuhren wir unter strömendem Regen auf St. Privat zu und kamen bald auf das Schlachtfeld vom 18. August. Auch hier waren die Toten schon begraben und nur einzelne Kreuze auf großen Grabhügeln zeigten die Stellen an, wo sie friedlich nebeneinander

◂ *Robert Koch erlebte einen kometenhaften Aufstieg vom Landarzt zum Star des Wissenschaftsbetriebes. Mit dem Nachweis des Tuberkuloseerregers wies er den Weg zur Bekämpfung von Seuchen: Identifizierung des Keims, dann die Suche nach Wegen der Prävention und der Therapie.*

ruhten, aber Waffen aller Art, Kleidungsstücke, tote Pferde und Wagen in wirrem Durcheinander sowie die Schussspuren an den Häusern des Dorfes St. Marieaux-Chênes und namentlich in St. Privat deuten auf die vielleicht blutigste Schlacht dieses ganzen Krieges. St. Privat selbst ist wenigstens zur Hälfte verbrannt oder durch Granaten zerschossen.«[1]

Wie drei seiner Brüder – Albert, Ernst und Hugo Koch –, die sich im Jubel des Kriegsausbruchs zum Fronteinsatz gemeldet hatten, war auch Robert Koch Patriot genug, um seinem Land, dem Königreich Preußen, in diesem Konflikt zu dienen. Wegen seiner Kurzsichtigkeit war er nicht wehrtauglich, doch seiner medizinischen Fähigkeiten bedurfte das preußische Heer, das eine bemerkenswert große Zahl von Ärzten mobilisierte, darunter auch einige der großen Medizinernamen der Epoche wie die berühmten Chirurgen Theodor Billroth und Friedrich Esmarch. Robert Koch hingegen war Landarzt und nicht berühmt. Noch nicht.

Der am 11. Dezember 1843 in Clausthal im Harz (heute Clausthal-Zellerfeld) geborene Robert Koch hatte nicht weniger als sieben Brüder, von denen zwei nach Amerika ausgewandert waren. Von fernen Ländern träumte auch er, doch sollte er diese erst in reiferem Lebensalter selbst erleben können. Er immatrikulierte sich an der nicht weit von seinem Heimatort gelegenen Universität Göttingen und fand im ersten Semester schnell heraus, dass der zunächst angestrebte Lehrerberuf wohl nicht das Richtige für ihn sein würde. Koch wechselte zur Medizin und entdeckte noch als Student seine Freude am wissenschaftlichen Arbeiten, vor allem am Institut des Anatomen Friedrich Henle, einem der zahlreichen herausragenden jüdischen Mediziner der Epoche. Nach bestandenem Examen 1866 ging Koch für einige Monate nach Berlin, seiner späteren Wirkungsstätte, und war von der preußischen Hauptstadt auf den ersten Blick angetan, wie er seinem Vater schrieb: »Am gestrigen Tage habe ich mir die Stadt angesehen, mit ihren wunderschönen Straßen, Plätzen, Palästen und anderen prachtvollen Gebäuden, ferner die vielen Statuen, Monumente und dergleichen, die Freskogemälde am Museum, kurz eine Menge von herrlichen Gegenständen, die meine frühere Vorstellung von der Schönheit Berlins, die ich mir nach Maßgabe von Hannover und Hamburg gemacht hatte, weit übertreffen ließen.«[2]

Nach Stationen in Hamburg und in Langenhagen bei Hannover ging Koch mit seiner Frau Emmy, die er seit Kindertagen kannte, nach Rakwitz in Posen und begann seine Tätigkeit als Landarzt in der etwas abgelegenen Region. Dass er den örtlichen Aristokraten, einen Baron von Unruhe-Bomst, zu heilen vermochte, nachdem dieser sich versehentlich mit einem Revolver selbst angeschossen hatte, trug zweifellos zu seiner Reputation bei der Bevölkerung bei. Der Ausbruch des Krieges mit Frankreich im Juli 1870 brachte nicht nur eine willkommene Abwechslung, sondern führte Koch auch an sein künftiges Metier heran, die Erforschung von Infektionskrankheiten. Im Lazarett bei Metz und später in einem vom Militär genutzten Krankenhaus in Neufchâteau erlebte Robert Koch, wie Typhus und Ruhr unter den Soldaten wüteten, vor allem unter Verwundeten, die auf engstem Raum untergebracht waren. Am Typhus allein sollen im Verlauf des Krieges rund 73 000 deutsche Soldaten erkrankt sein.

Koch beobachtete, dass die medizinische Betreuung der Armeen trotz aller Schwierigkeiten besser organisiert war als in früheren Konflikten. Die deutschen Staaten hatten rund 5500 Ärzte und etwa 3000 Krankenpfleger und -schwestern rekrutiert. Das gut ausgebaute Eisenbahnnetz war auch bei der Verwundeten- und Krankenversorgung höchst wertvoll. Viele Blessierte oder Kranke konnten nach einer Erstversorgung an oder direkt hinter der Front im wahrsten Sinne des Wortes zügig in grenznahe Städte mit ihren (zivilen) Krankenhäusern wie Karlsruhe, Frankfurt oder Koblenz verlegt werden.

Als segensreich stellte sich eine prophylaktische Maßnahme der deutschen Staaten für ihre Soldaten heraus: Sie mussten gegen Pocken geimpft sein – die einzige damals existierende Impfung, die mehrere Menschenalter zuvor, im Jahr 1798, von dem englischen Landarzt Edward Jenner eingeführt worden war. Ein moderner Historiker unterstreicht die Bedeutung dieser für den Verlauf des Konfliktes mitentscheidenden Maßnahme: »Manche Regierungen verkannten, anders als Napoleon[3], die Bedeutung einer *massenhaften* Impfung. So entstanden Asymmetrien von größter Bedeutung: Die 1870 gegen Frankreich ins Feld ziehenden deutschen Soldaten standen nahezu komplett unter dem Schutz einer zweifachen Vakzination. In Frankreich hingegen war ein großer Teil der Soldaten ungeimpft. Gleichzeitig flackerten die Pocken in mehreren Landesteilen wieder auf. Der Deutsch-französische Krieg fand also inmitten einer akuten epidemischen Krise statt. Der asymmetrische Schutz trug zur französischen Niederlage bei. Während des Krieges verlor die französische Armee achtmal mehr Pockentote als das deutsche Heer. Zusätzlich sind 1869–71 in Frankreich möglicherweise 200 000 Zivilisten an Pocken gestorben. Mit Kriegsgefangenen wurden die Pocken dann jedoch nach Deutschland eingeschleppt. Dort waren Zivilisten viel schlechter geschützt als Soldaten. Einer schweren Epidemie fielen daher in den Jahren 1871 bis 1874 mehr als 180 000 Menschen zum Opfer. Im Stand des Pockenschutzes spiegelt sich keineswegs das Niveau der wirtschaftlichen Entwicklung. So war das arme Jamaika um Jahrzehnte früher pockenfrei als das reiche Frankreich.«[4]

Militärisch war der Krieg mit der Kapitulation der französischen Hauptstreitmacht bei Sedan bereits am 2. September 1870 entschieden. Zu den mehr als 100 000 französischen Gefangenen gehörte auch Napoleon III. , der für die verbleibende Kriegsdauer in Kassel unter seinem bisherigen Rang angemessen komfortablen Umständen »zu Gast« war. Bisheriger Rang – sein Kaisertum überlebte die militärische Katastrophe keine 48 Stunden; am 4. September wurde in Paris wieder einmal eine Französische Republik ausgerufen. Die macht-, wenn nicht gar weltpolitische Konsequenz des Krieges war die Ausrufung des preußischen Königs zum Deutschen Kaiser und damit die Gründung eines Deutschen Kaiserreichs am 18. Januar 1871 im Spiegelsaal von Versailles.

Formell endete der Krieg mit dem am 10. Mai 1871 im Hotel Schwan abgeschlossenen Frieden von Frankfurt. Die Abtretung von Elsass und Lothringen an Deutschland sowie die Zahlung von fünf Millionen Goldfrancs ließen in Frankreich praktisch sofort den Ruf nach *revanche* laut werden. Dieser Rachedurst erfasste auch einen Wissenschaftler, der dem nach Friedensschluss eine Stelle als Kreisphysikus (Amtsarzt) in Wollstein – heute Wolsztyn im westlichen Polen – antretenden Robert Koch über viele Jahre sowohl Inspiration als auch Nemesis sein sollte. Alle seine künftigen Briefe werde er mit den Worten »*Haine à la Prusse. Vengeance. Vengeance*[5]«[6] unterzeichnen, äußerte der Chemiker Louis Pasteur. Seine Ehrendoktorwürde der Universität Bonn gab er bereits in den Anfangsmonaten des Konflikts zurück.

Pasteur, 1822 im Department Jura geboren, war Doktor der Naturwissenschaften und hatte zur Erlangung dieses Grades zwei Dissertationen verfasst, eine in Physik, eine in Chemie. Nach Lehrtätigkeiten in Dijon und Lille wurde er 1857 an die *École Normale* in Paris berufen. Dort richtete er sich ein Labor ein, in dem er Experimente zur Gärung durchführte, die ihn noch in jenem Jahr berühmt machten – zunächst vor allem in Fachkreisen. Pasteur wies in einer Reihe von Experimenten nach, dass Gärung – ob bei der Herstellung von Alkohol, bei Buttersäure, bei Essig – auf die Aktivität von Mikroorganismen zurückgeht; kleine Lebewesen, deren Wirkung Pasteur analysierte, die er indes zu diesem Zeitpunkt nicht sehen konnte. Fäulnis war im Prinzip nichts anderes als eine Gärung; allenfalls mit dem Unterschied, dass die Mikroorganismen hier Gase freisetzten, die weit weniger appetitlich rochen als jene aus der alkoholischen Gärung. Berühmt wurden Pasteurs Versuche, mit denen er die Aktivität dieser Mikroorganismen nachwies – und wie man diese stoppen konnte. So kochte er Flüssigkeiten wie Zuckerwasser kurz ab und verschloss sie luftdicht; damit war über lange Zeiträume die Fäulnis verhindert. Eine solche vorbehandelte Flüssigkeit brachte er in ein Gefäß mit einem offenen, aber gewundenen Hals (»Schwanenhals«). Es bildete sich kein Schimmel, die Luft transportierte auf diesem verschlungenen Weg offenbar keine Bakterien. Brach er diesen Hals ab, setzte bald Gärung oder Schimmelbildung ein – ein Beleg dafür, dass nunmehr Mikroorganismen mit der Luft eindringen konnten.

Pasteurs Behandlung von Lebensmitteln und von Wein, die in einem kurzen Erhitzen auf Temperaturen knapp unter 100 Grad Celsius bestand, setzte sich schnell durch, um Nahrungsmittel länger haltbar zu machen – als Pasteurisierung trägt die Methode bis heute seinen Namen. Die Allgegenwart von Mikroorganismen sollte nach Pasteurs Einschätzung Konsequenzen für die ärztliche Tätigkeit haben – jene Konsequenzen, die zuerst Semmelweis und dann vor allem Lister eingeführt hatten. Dass Lister ausdrücklich betonte, von Pasteurs Forschungen zur Gärung auf den Weg zur Antisepsis geführt worden zu sein, hörte Pasteur mit großem Stolz. Er betonte: »Hätte ich die Ehre, ein Chirurg zu sein, würde ich – so überzeugt ich bin von den Gefahren durch Erreger, die auf der Oberfläche eines jeden Objekts sich befinden, gerade in Krankenhäusern – nicht nur absolut saubere Instrumente benutzen, sondern nach sorgfältigster Händereinigung würde ich nur Verbandsmaterial und Schwämme verwenden, die vorher einer Hitze von 130° bis 150° ausgesetzt waren.«[7]

Am Krieg nahm Pasteur, der 1867 an die Sorbonne berufen worden war, im Gegensatz zu dem um 21 Jahre jüngeren Robert Koch nicht teil, sondern verbrachte diese Monate fernab des Kriegsgeschehens in seiner alpinen Heimatregion, um die Grundlagen des Bierbrauens zu erforschen, eines seit Jahrtausenden praktizierten und auf Fermentierung beruhenden Vorgangs. Er konzipierte ein Lagerbier, dem er einen seinen Gemütszustand widerspiegelnden Namen gab: *Bière de la Revanche Nationale.*[8] Politisch ein Reaktionär, als Chef im Labor ein Schleifer, verrichtete Pasteur große Teile seines enormen wissenschaftlichen Lebenswerkes unter körperlicher Beeinträchtigung: 1868 hatte er einen Schlaganfall erlitten, von dem er einseitige Lähmungserscheinungen zurückbehielt.

Die junge Französische Republik hatte Aufgaben für Pasteur, die in der Abwendung von Gefahren für die Landwirtschaft bestanden. In den 1860er Jahren hatte Pasteur die Krankheiten von Seidenraupen erforscht, die der französischen Textilindustrie und der anderer Länder beträchtlichen Schäden zufügten. Nicht zum letzten Mal gab es dabei Plagiatsvorwürfe gegen Pasteur, der auch bei seinen späteren Forschungen milde ausgedrückt verschiedentlich zumindest etwas fahrlässig mit der Dokumentation der Beiträge anderer – eigener Mitarbeiter wie unabhängiger Forscher – umging; in der Gegenwart gilt er Wissenschaftshistorikern als »kontroverse Figur in der Debatte um Ethik in der Wissenschaft«.[9] Eine weitere Heimsuchung der Agrarwirtschaft war die Geflügelcholera, gegen die Pasteur schließlich bis 1880 ein Impfserum entwickelte.

Im Gegensatz zu diesen Nutztiererkrankungen war der Milzbrand eine Seuche, die Tier und Mensch wechselseitig befiel. Unter der Bezeichnung Anthrax ist das Leiden im 21. Jahrhundert vor allem ein Gegenstand von Szenarien möglicher bioterroristischer Angriffe; in den USA sorgten bald nach den Anschlägen des 11. September 2001 mehrere Briefe mit Anthraxpulver für Besorgnis über eine neue Dimension von Terrorismus. Im 19. Jahrhundert waren vor allem Menschen von den Varianten der Erkrankung, dem Haut-, Darm- oder Lungenmilzbrand, betroffen, die in der Landwirtschaft oder in verwandten Industrien arbeiteten. Insbesondere der Lungenmilzbrand, der vor allem durch das Einatmen von die Sporen des Erregers enthaltendem Staub hervorgerufen wird, war ein grausames, tödliches Leiden. Binnen weniger Stunden entwickelten die Betroffenen die Symptome einer Lungenentzündung mit oft blutigem Auswurf; in der Ära vor Einführung der Antibiotika – die in größerem Umfang erst nach Ende des Zweiten Weltkrieges begann – trat meist nach wenigen Tagen der Tod ein. Für Louis Pasteur war Milzbrand ein alter Bekannter: Sein Vater war Gerber, ein Berufszweig, in dem immer wieder Mitarbeiter an der Infektion erkrankten. Den Erreger zu identifizieren, hatte sich schon ein anderer Forscher zum Ziel gesetzt: Robert Koch.

Der Kreisphysikus von Wollstein hatte sich neben seiner gut gehenden, manchmal regelrecht überlaufenen Praxis ein kleines Labor eingerichtet, das die Autoren der umfassendsten Biografie des Wissenschaftlers – gleichzeitig ein exzellentes Werk zur Seuchengeschichte –, Johannes Grüntzig und Heinz Mehlhorn, anschaulich beschreiben: »Auf einem kleinen Tisch am Fenster des Laboratoriums stand das Mikroskop. Von innen ließ sich das Fenster durch Holzläden lichtdicht abschließen. Ein kleiner, viereckiger Ausschnitt diente zur Belichtung bei mikrophotographischen Aufnahmen. Er konnte schnell von Koch geöffnet werden, wenn ihm seine Frau oder Tochter vom anderen Fenster her den Augenblick geeigneter Beleuchtung zuriefen; eine Mitwirkung, für die sie die anerkennende Bezeichnung ›Wolkenschieber‹ erhielten. Nahe am Fenster stand eine Blechwanne zum Spülen photographischer Platten, ein filzbekleideter Brutschrank für die Kulturen und in der hinteren Ecke eine enge, hölzerne, schwarz ausgeschlagene Kammer mit rot verglastem Fenster, die als Dunkelkammer diente, immerhin so groß, dass seine Tochter ihm bei der Arbeit zuschauen konnte. Nur ihr und der Mutter war das Betreten des kleinen Laboratoriums erlaubt, in dem er u. a. mit dem höchst gefährlichen Erreger des Milzbrandes experimentierte.«[10]

Ab 1873 arbeitete Koch daran, den Erreger des Milzbrands mit seinem neuen, leistungsfähigeren Mikroskop zu identifizieren. Er fand schließlich eine bemerkenswerte Lebensform, eine Bakterie, die sich unter ungünstigen Umständen wie Trockenheit und Kälte in praktisch immobile Sporen umwandelt, um dann beim Eindringen in die Tierkörper erneut in eine vermehrungsfähige und die Krankheit auslösende Form überzugehen. Es gelang Koch, den Erreger, dem er den Namen *Bacillus anthracis* gab, in Reinkultur zu züchten und bei Versuchstieren mit der Injektion einer die Bazillen enthaltenden Lösung den Milzbrand auszulösen. Freilich war sich Koch bewusst, dass ein einfacher Landarzt, der weit entfernt von einer Universität als Einzelkämpfer seine Forschungen betrieb, kaum die Aufmerksamkeit der Fachwelt würde erwecken können. Er brauchte einen angesehenen Förderer und fand ihn in dem an der Universität Breslau am Institut für Pflanzenphysiologie lehrenden Ferdinand Julius Cohn. Dieser hatte 1872 eine mehrteilige Schrift mit dem Titel *Untersuchungen über Bakterien* herausgegeben, die zusammen mit Kochs Arbeiten als ein Gründungsdokument der Bakteriologie gilt.

Koch fuhr schwer beladen mit der Eisenbahn nach Breslau; er schleppte nicht nur die aus heutiger Sicht hochbedenklichen Anthraxkulturen mit sich im Gepäck, sondern auch mehrere Versuchstiere. Nach einem freundlichen Vorgespräch am Tag seiner Ankunft, einem Sonntag, in Cohns Haus begann er am Montag mit seinen Experimenten unter den wachsamen Augen seines Gastgebers, dessen Mitarbeiter und zahlreicher Kollegen, darunter der Pathologieprofessor Julius Cohnheim und auch dessen Doktorand, ein junger Student namens Paul Ehrlich. Die Demonstration der mikroskopischen Präparate, von denen Cohn umgehend Zeichnungen anfertigte, und die Übertragung auf die Tiere hinterließen einen hervorragenden Eindruck. »Meine Experimente wurden wohl aufgenommen«,[11] konnte Koch in sein Tagebuch notieren. Er wurde noch am Abend in das großbürgerliche Heim der Cohns zur abendlichen Tafel eingeladen und konnte sich der Unterstützung durch den großen Botaniker sicher sein. Im Oktober 1876 erschien Kochs Arbeit über den Milzbranderreger und dessen Zyklen in einer von Cohn herausgegebenen Fachzeitschrift.

Da dies eine Publikation primär für Biologen, nicht für Mediziner war, schickte Koch Kopien an Koryphäen wie den Münchner Hygieniker Max von Pettenkofer. Auch die Leitfigur der zeitgenössischen deutschen Heilkunde versuchte er zu überzeugen, was sich als Fehlschlag erwies, wie Grüntzig und Mehlhorn anschaulich schildern: »Doch trotz dieser glänzenden wissenschaftlichen Erfolge gibt es für Koch kein berufliches Fortkommen an einer deutschen Universität. Ungewollt hatte er vielleicht den Neid von Rudolf Virchow erweckt. Dieser galt als das ungekrönte Oberhaupt der deutschen Medizin. Koch demonstrierte ihm am 3. August 1878 in der Charité-Klinik seine einzigartigen Milzbrandpräparate: Das Dienstzimmer des berühmten Pathologen ähnelte einem Museum, überall lagen Skelette und Schädel herum. Vor Aufregung, so die Überlieferung, stößt Koch gleich beim Eintreten einen der zahllosen Schädel vom Tisch. Virchow habe ihn daraufhin böse angeknurrt, seine Milzbrandpräparate nur oberflächlich betrachtet und ihn – ohne jegliche Anerkennung – verabschiedet. Virchows Assistenten verspotteten Koch sogar wegen seines provinziellen Äußeren. Als er die Demonstration mit der höflichen Redewendung beendet: ›Hat noch einer der Herren eine Frage?‹, schweigt Virchow. Einer der geschniegelten Assistenten höhnte jedoch unter brüllendem Gelächter der anderen: ›Können Sie mir die Adresse Ihres Schusters verraten?‹«[12] Es bedurfte einer weiteren Pioniertat Kochs, diesmal in Bezug auf eine noch weit verbreitetere Erkrankung als den Milzbrand, um als herausragender bakteriologischer Forscher akzeptiert zu werden.

Ob und wann Louis Pasteur von Kochs Forschungen zum Milzbrand hörte oder ob er diese ignorierte, lässt sich nicht zweifelsfrei feststellen. Pasteur gelang mit der Entwicklung eines veterinärmedizinischen Impfstoffes gegen Anthrax ein weiterer Durchbruch – zusammen mit dem Serum gegen die Hühnercholera waren dies die ersten Impfstoffe, die seit den Tagen Edward Jenners, also nach mehr als 80 Jahren, hergestellt wurden. Nachdem Berichte über die Versuche Pasteurs in seinem Labor an der Rue d'Ulm in Paris an die Öffentlichkeit gelangt waren, lud ihn im Frühsommer 1881 eine örtliche Agrarbehörde zu einer öffentlichen Demonstration in Pouillyle-Fort, knapp 50 Kilometer außerhalb von Paris, ein. Es wurde vor recht großem Publikum eines der klassischen Experimente der Wissenschaftsgeschichte. Pasteur und seine Mitarbeiter impften auf einem dortigen Bauernhof 25 Schafe (nach einem anderen Bericht 24 Schafe, sechs Kühe und eine Ziege) mit dem Milzbrandimpfstoff. Zwei Wochen später erfolgte die zweite Vakzination der Tiere. Abermals zwei Wochen darauf injizierte er mit seinen Helfern bei diesen Tieren und einer gleich großen, aber nicht geimpften Kontrollgruppe Lösungen voller frischer, vitaler Anthraxkulturen. Binnen zwei Tagen waren 23 Schafe in der nicht geimpften Gruppe tot; unter den geimpften Tieren war lediglich ein Schaf erkrankt – wahrscheinlich an einem gänzlich anderen Leiden.

Das erste persönliche Zusammentreffen Kochs und Pasteurs verlief respektvoll und beinahe freundlich; später trugen die beiden oft ins Persönliche gehende Kontroversen aus, die von der Presse in den beiden Ländern mit nationalistischen Untertönen zu einem Wettstreit der Nationen dramatisiert und verschärft wurde. Auf dem Internationalen Medizinkongress in London 1880, an dem rund 3000 Ärzte teilnahmen und der unter der Schirmherrschaft des Prince of Wales stand – der als König Edward VII. später die Vorzüge der zeitgenössischen Heilkunde aus Sicht eines chirurgischen Patienten zu schätzen lernte –, wurden beider Forschungsbeiträge gewürdigt. Es war Joseph Lister, inzwischen einer der angesehensten Ärzte in Großbritannien, wo sich der Widerstand gegen die Antisepsis weitgehend gelegt hatte, der dafür Sorge trug, dass sowohl Koch als auch Pasteur eingeladen wurden.

Während des Kongresses demonstrierte Koch in Listers Labor seine Fortschritte, vor allem die von ihm und seinem Assistenten entwickelten Nährböden zur Anlage von Zellkulturen und die von ihm verbesserte Mikrophotographie, die – wie geschildert – Alfred Donné fast vierzig Jahre zuvor begründet hatte. Es waren Techniken, mit denen Koch nun endlich unter wirklich professionellen Bedingungen arbeiten konnte, nachdem er zum Außerordentlichen

Mitglied des Kaiserlichen Gesundheitsamtes in Berlin berufen worden war. Koch zeigte den an Bakteriologie interessierten Kongressteilnehmern unter Listers wachsamen Augen seine Präparate; sein rhetorisches und didaktisches Geschick wird als begrenzt beschrieben, seine etwas murmelnde Stimme konnten nur die direkt in seiner Nähe Stehenden vernehmen, wenn er über eines seiner Mikroskope gebeugt kurze Beschreibungen der fixierten und angefärbten Bakterienspezies abgab. Pasteur war beeindruckt genug, um ihm anschließend mit den Worten die Hand zu schütteln: »*C'est un grand progrès, Monsieur.*«[13]

Dass Koch jedwedes Talent zur Show fehlte, nahm seinem vielleicht größten öffentlichen Auftritt kaum etwas von seiner Wirkung. Sein wissenschaftliches Hauptaugenmerk hatte er auf den Erreger der Tuberkulose gerichtet. Einen Durchbruch stellte die von dem jungen Paul Ehrlich entwickelte Methode der Anfärbung mit Methylenblau dar, zu dem Koch einen zweiten, bräunlichen Farbstoff hinzufügte. Nach unzähligen Versuchen ließen sich damit leicht gekrümmte Stäbchen in tuberkulösem Material unter dem Mikroskop erkennen. Am Abend des 24. März 1882 hielt Koch im Institut für Physiologie in Berlin einen Vortrag mit dem auf den Einladungen wenig sensationell wirkenden Titel *Aetiologie der Tuberkulose*. Gerechnet hatte man mit einem oder zwei Dutzend Teilnehmern, doch mehr als einhundert waren gekommen; zahlreiche Zuhörer mussten mit Stehplätzen hinter den Stuhlreihen des Hörsaals vorliebnehmen.

Koch begann seine Ausführungen mit dem Hinweis auf die epidemiologische Bedeutung der Schwindsucht: »Wenn die Bedeutung einer Krankheit für die Menschheit in der Zahl der Opfer bemessen wird, dann muss die Tuberkulose als wichtiger eingestuft werden als gefürchtete Infektionskrankheiten wie Pest und Cholera. Einer von sieben Menschen stirbt an Tuberkulose. Wenn man nur produktive Gruppen mittleren Alters betrachtet, dann tötet die Tuberkulose jeden Dritten oder mehr von ihnen.«[14] Dann präsentierte er den Anwesenden seine Ergebnisse. Seine Assistenten hatten eine Reihe von Mikroskopen im Hörsaal aufgestellt, durch die jeder einen Blick auf diesen Feind der Menschheit werfen konnte: den Tuberkelbazillus. Als Koch seine Ausführungen beendet hatte, war es still im Saal. Kein Beifall brandete auf – zu tief saß bei den Zuhörern das Bewusstsein, einer historischen Stunde beigewohnt zu haben. Paul Ehrlich sprach später davon, dass dieser Abend das bedeutendste wissenschaftliche Erlebnis seines Lebens gewesen sei. Die Zeitungen machten aus Robert Koch in den nächsten Wochen einen Nationalhelden, der Kaiser ernannte ihn zum Geheimen Regierungsrat. Der Landarzt aus Pommern war nun das Aushängeschild der Wissenschaft im jungen Deutschen Kaiserreich.

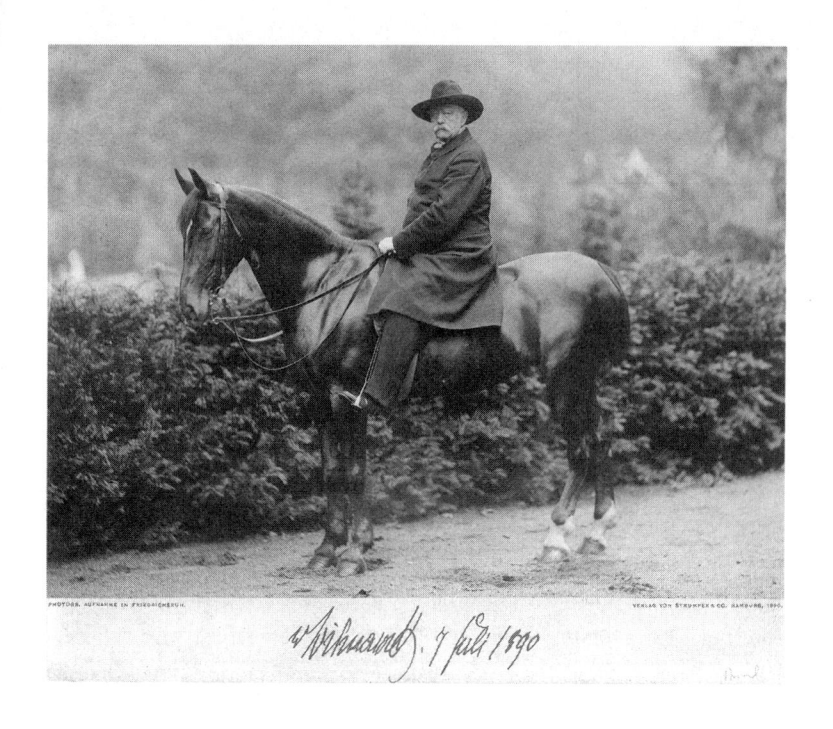

15.

WISSENSCHAFTSNATION

Eine eminente Person gratulierte Koch nicht zu seinem Vortrag am 24. März 1882 und rührte keine Hand zum Beifall. Rudolf Virchow war die Lichtgestalt der deutschen Wissenschaft, er galt vielen als höchste Autorität und als Medizinpapst – auch wenn er im Laufe seines langen Gelehrtenlebens fast nie Patienten behandelte; zu ihm, dem bedeutendsten Pathologen der Epoche, kam man in aller Regel erst nach dem eigenen Exitus und wenn der Grund für diesen ein interessanter zu sein schien. Nach einer kurzen Episode als Unterarzt an der Chirurgischen Klinik der Universität in Berlin wurde Virchow umgehend nach Absolvierung des Studiums Prosektor an der Charité; einer Institution, der er mit Ausnahme weniger Jahre als Professor für Pathologie in Würzburg bis zu seinem Lebensende verbunden blieb.

Zum Ordinarius für Pathologie 1856 nach Berlin zurückberufen, legte Virchow zwei Jahre darauf das berühmteste Werk aus seinem über Jahrzehnte extrem ertragreichen publizistischen Wirken vor; ein Wirken, das neben der Pathologie zahlreiche andere Bereiche wie Hygiene, Anthropologie, Archäologie, Sozialethik, öffentliches Gesundheitswesen und Medizingeschichte umfasste. Mit dem auf seine Vorlesungen zurückgehenden Buch *Die Cellularpathologie in ihrer Begründung auf physiologische und pathologische Gewebelehre* traf er die für dieses Goldene Zeitalter der Medizin so zentrale Feststellung: »Wir befinden uns inmitten einer großen Reform der Medizin. Zum ersten Male seit Jahrtausenden ist in unserer Zeit das gesamte Gebiet dieser so umfangreichen Wissenschaft der naturwissenschaftlichen Forschung unterworfen worden.«[1] Die von Virchow begründete Zellularpathologie sah in Veränderungen der Körperzellen – wie zum Beispiel deren überschießendem und fehlerhaftem Wachstum bei Krebserkrankungen – die Ursache von Krankheiten. Der Siegeszug dieser Erkenntnis Virchows war ein gewaltiger Fortschritt und setzte der überkommenen, seit der Antike bestehenden irrlichternden Vorstellung von dem Ungleichgewicht verschiedener Körpersäfte als Krankheitsursache – der Humoralpathologie in Unterscheidung von der Zellularpathologie – endlich ein Ende.

◄ *Otto von Bismarck war ein Machtmensch, der seine Politik mit Weitsicht verfolgte und seine eigene Gesundheit nicht schonte. Das von ihm geschaffene Deutsche Reich wurde zum Industriegiganten – und zu dem Land, in das Studenten und Wissenschaftler aus aller Welt strömten.*

Das große Kennzeichen der neuen Zeit, in der wenn nicht alles, so denn doch so vieles an der Welt heilbar schien, war für Virchow die objektive und gnadenlose Hinterfragung von antiquierten Weisheiten und Pseudowissen: »Lehrsätze, welche zu den ältesten Überlieferungen der Menschheit gehören, werden der Feuerprobe nicht bloß der Erfahrung, sondern noch mehr des Versuches ausgesetzt. Für die Erfahrung werden Beweise, für den Versuch zuverlässige Methoden gefordert.«[2] Virchow war sich bewusst, welche Bedeutung seine Lehre auf das Verständnis vom Gedeihen, Siechen und Sterben des menschlichen Körpers hatte und wie sehr sich dieses Zeitalter damit, auch durch ihn, von seinen Vorgängern zu unterscheiden begann: »Alle Versuche der früheren Zeit, ein einheitliches Prinzip zu finden, sind daran gescheitert, dass man zu keiner Klarheit darüber zu gelangen wusste, von welchen Teilen des Körpers eigentlich die Action ausgeht, welcher Teil tätig, welcher leidend ist. Dieses ist die Kardinalfrage aller Physiologie und Pathologie. Ich habe sie beantwortet durch den Hinweis auf die Zelle als auf die wahrhafte organische Einheit ... dass die Zelle wirklich das letzte Form-Element aller lebendigen Erscheinung sowohl im Gesunden als im Kranken sei, von welcher alle Tätigkeit des Lebens ausgehe.«[3]

Virchows Wissen über krankhafte Veränderungen, über die vielfältigen Erscheinungsformen der Pathologie im Makroskopischen wie im Mikroskopischen war enzyklopädisch. Seine Sammlung von Präparaten (in Spiritus oder Formaldehyd eingelegt) und Knochen (darunter jener Schädel, den der nervöse Robert Koch versehentlich vom Virchowschen Schreibtisch gestoßen haben soll) dürfte die umfassendste weltweit gewesen sein. Eine Aufnahme Virchows in seinem Arbeitszimmer in der Charité aus dem Jahr 1895 wirkt wie ein Bild aus einem Naturkundemuseum: Der Boden ist übersät von Kartons mit menschlichen Schädeln; neben dem nicht allzu groß gewachsenen Virchow steht eine Gruppe von Skeletten, teilweise mit schweren Verkrümmungen der Wirbelsäule. Am Ende seines langen Wirkens umfasste Virchows Sammlung mehr als 20 000 Exponate, die mehrheitlich heute an seiner langjährigen Wirkungsstätte, der Charité, im dortigen Medizinhistorischen Museum aufbewahrt werden.

Die Charité war im frühen 18. Jahrhundert, damals noch vor den Toren Berlins, als Pesthaus und Hospiz gegründet worden, aus dem sich eine Ausbildungsstätte für Militärärzte entwickelte. Ab Mitte des 19. Jahrhunderts wurde das Gelände Standort mehrerer Kliniken der Universität Berlin, so dass diese beiden Begriffe allmählich synonym wurden. Offiziell wurden die Charité und das Universitätsklinikum erst 1951 zu einer einheitlichen Institution. Allerdings ist der heutige Campus nicht mehr jener der 1880er und 1890er Jahre – die damaligen Gebäude wurden von 1896 an abgerissen und bis 1917 durch die auch nach den zahlreichen Bombenangriffen des Zweiten Weltkrieges immer noch stehenden roten Backsteinbauten ersetzt.

Virchows bis heute bestehende hohe Reputation erlitt über die Jahre kaum Schaden, obwohl in seinem Lebenswerk neben unzweifelhaften Verdiensten auch Irrtümer, Fehleinschätzungen und Dogmatismus reichlich vertreten sind. Die von Koch entdeckten Tuberkulosebakterien nahm er nicht ernst – die Krankheit war für Virchow ein Tumorleiden. Die 1856 im Neandertal bei Düsseldorf gefundenen Knochen waren für ihn keine distinkte Spezies, sondern pathologisch veränderte Knochen moderner Menschen. Charles Darwins Evolutionstheorie stand er ablehnend bis skeptisch gegenüber, was auch für die Lehren des Ignaz Philipp Semmelweis gilt. Die Liste ließe sich fortsetzen. Kurzum: Rudolf Virchow legte die Grundlagen für das Verständnis der Pathologie zahlreicher Erkrankungen; gegenüber einigen der großen Fortschritte der Epoche war der Mann, der auf Porträts in fortgeschrittenem Alter mit einigem Recht und etwas Phantasie als eulenhaft, weise und doch voller Rätsel, beschrieben werden kann, ein Bremsklotz, fast ein Starrkopf.

Die in den zahlreichen Biografien Virchows bis heute oft spürbare Verehrung für den Vielseitigen hat zweifellos in seiner berühmtesten Nebentätigkeit ihre Wurzeln. Virchow war auch Politiker, vertrat seinen Berliner Wahlkreis über viele Jahre in der Stadtverordnetenversammlung, im Preußischen Abgeordnetenhaus (dort repräsentierte er zusätzlich noch einen saarländischen Wahlkreis) und schließlich von 1880 bis 1893 auch im Reichstag. Berühmt wurde er in den beiden letztgenannten Institutionen als scharfer Kritiker des preußischen Ministerpräsidenten, der ab 1871 auch Reichskanzler war, Otto von Bismarck.

Aus der Sichtweise der heutigen Epoche – und dies dürfte ganz wesentlich zu den Sympathiebekundungen durch moderne Biografen und Institutionen beitragen – stand Virchow als Mitbegründer der Freisinnigen Partei und Teilnehmer der 1848er-Revolution auf der richtigen, der fortschrittlichen, der liberalen Seite, während Bismarck als preußischer Landjunker und »Reaktionär« im 21. Jahrhundert eher fremd, auf manche Gemüter auch abstoßend wirkt. Dass die Nazis Bismarck verherrlichten und Virchow – zumindest in zwei um 1940 entstandenen Spielfilmen, Biopics über Robert Koch und über Bismarck – eher als zwielichtige Witzfigur darstellten, scheint ebenfalls sehr für Virchow zu sprechen. Einige seiner in den Parlamenten vorgetragenen Ansätze und Ideen weisen in der Tat mehr in die ferne Zukunft als in seine imperiale Gegenwart, wie das Konzept einer europäischen Einigung, von den Rechten für Minderheiten und von einer durch den Staat gewährleisteten medizinischen Grundversorgung – für die dann ausgerechnet Bismarck den Grundstein legte.

Seinem Gegenspieler Bismarck setzte Virchow im Preußischen Abgeordnetenhaus so zu, dass der Ministerpräsident den Wissenschaftler im Sommer 1865 zum Duell forderte, wozu es indes nicht kam, da Virchow erklärte, diese Art der Auseinandersetzung lehne er ab. Aufsehen erregte die Forderung des schnell cholerisch werdenden Bismarck dennoch: »Die Auseinandersetzung spaltete das

Land: stürmische Sympathiekundgebungen für Virchow auf der einen Seite, auf der anderen Seite Verständnis für Bismarck ... Natürlich machte dieser ganze Eklat in Windeseile auch Schlagzeilen. Das Echo in der Presse war enorm. Virchow selbst bewahrte eine Auswahl von mindestens 29 Zeitungsartikeln aus verschiedenen Blättern zu diesem Ereignis auf.« In der Presse wurden hierbei der Sinn des Duells generell und die Satisfaktionsfähigkeit Virchows diskutiert. »Neben diesen mehr oder weniger offiziellen Verlautbarungen der Journalisten meldeten sich auch viele Privatpersonen zu Wort. Allein in Virchows Nachlass im Archiv der Berlin-Brandenburgischen Akademie der Wissenschaften fanden sich 35 kommentierende Briefe und ein Telegramm aus verschiedenen Städten Deutschlands und dem Ausland. Freunde schrieben – aber auch völlig Fremde ... Einige der Briefe tragen Hunderte von Unterschriften: Man spricht seinen Dank für die Ablehnung des Duells aus und anerkennt unter anderem, dass Virchow ›als hervorragendes Beispiel unserer gesetzgebenden Versammlung [seinen] Mitbürgern ein schönes Beispiel der Heilighaltung unserer Gesetze‹ gegeben habe.«[4]

Sie standen – oder saßen – sich noch oft im Plenum gegenüber, wobei Bismarck nach der Reichseinigung einen Nimbus hatte, den Virchow nur noch schwer angreifen konnte. Der Mediziner mag sich beim Anblick des Reichskanzlers seine Gedanken gemacht haben. Denn der Vollblutpolitiker Bismarck muss auf den Pathologen wie die Personifizierung eines ungesunden Lebenswandels gewirkt haben, eines – wie es in der modernen medizinischen Terminologie heißt – Lifestyles, der zu zahlreichen der von Virchow studierten Leiden prädisponierte. Nicht nur setzte Stress, der Auslöser vor allem von Herz- und Gefäßleiden, Bismarck so massiv zu, dass er immer wieder Nervenkrisen und nervöse Zusammenbrüche erlitt. Diese enthielten im Verhältnis zu seinem Dienstherrn Wilhelm I. möglicherweise auch eine appellative Komponente, wenn Bismarck des alten Herrn Widerstände gegen Neuerungen – Verzicht auf eine

Siegesparade in Wien 1866, Zustimmung zur deutschen Einheit 1871 – zu überwinden hatte. Die Symbiose der beiden drückte der Monarch in dem Seufzer aus, dass es nicht leicht sei, unter solch einem Kanzler Kaiser zu sein.

Mehr als die Psychosomatik stimmte bei Bismarck die körperliche Verfassung nachdenklich. Das Erscheinungsbild des gewaltigen Mannes sprach für Virchow, aber auch für medizinisch wenig bewanderte Beobachter Bände über die ungesunde Ernährungsweise Bismarcks. Der Kanzler war offenbar eine Mischung aus Genussmensch und Frustesser. Seine Art des Frühstücks – in Berlin, mehr aber noch auf seinem Landgut in Pommern – war an Opulenz kaum zu überbieten. Gänsebraten, Roastbeef, Hering und Kaviar waren in größeren Quantitäten nicht unüblich, dazu reichlich Champagner und andere Alkoholika. Ein Mitarbeiter notierte im März 1880 entnervt, dass der Chef wieder einmal entsetzlich aussehe; nach den Worten seiner Frau habe er am Abend zuvor »… unendliche Massen von Waldmeister-Bowlen-Eis zu sich genommen und dazu sechs Eier mit Butter gegessen«. Sorgen machte sich auch die Frau des Württembergischen Gesandten in Berlin, Hildegard Freifrau von Spitzemberg: »Wenn diese Riesennatur nur einigermaßen vernünftig Diät hielte im Essen und Trinken und Schlafen. Er würde uns alle überleben. Aber jahrelang mittags zwei Uhr aufstehen, von da bis abends dreimal aufs reichlichste essen und trinken, dazwischen aufregende Staatsgeschäfte bis 23.30, dann rauchen und Leute sehen bis nachts ein bis zwei Uhr, natürlich darauf schlaflos im Bette liegen bis gegen morgen und die Nachtruhe unter Tage nachholen.«[5] Bismarck litt an einer Vielzahl von Beschwerden. Zu den sicherlich ernährungsbedingten Magenschmerzen und Gallenkoliken kamen eine Gürtelrose und Ischiasbeschwerden, für die er Morphium einnahm. Immerhin war er sich der Gefahr für seine Gesundheit bewusst und begann ab 1880 zunehmend, wenn auch mit Rückfällen, auf seine Ärzte Eduard Cohen und Ernst Schweninger zu hören, die ihn auf Diät setzten und sein Gewicht erfolgreich von 124 Kilo auf etwa 103 Kilo bei seiner beträchtlichen Körpergröße von 1 Meter 93 zu reduzieren vermochten.

In einer für das weitere Schicksal Deutschlands und Europas wegweisenden Angelegenheit hatte der Machtmensch Bismarck wenig Einfluss und spielte praktisch keine Rolle. Diese hatte Rudolf Virchow – und es war keine glückliche. Im Laufe des Jahres 1887 wurde deutlich, dass der Kronprinz Friedrich Wilhelm, der darauf wartete, dass sein nunmehr bereits im neunzigsten Lebensjahr stehender Vater, Kaiser Wilhelm I., irgendwann das Zeitliche segnen und ihm den Thron überlassen würde, krank war – sehr krank. Der inzwischen bereits 56 Jahre alte Monarch im Wartestand galt vielen, darunter auch Virchow, als eine Art liberaler Hoffnung, als ein Staatsmann, der sich – einmal an die Macht gekommen – vom konservativen Untertanenstaat Bismarckscher Prägung unter dem Einfluss der preußischen Junkerelite abkehren und Deutschland in eine fortschrittliche konstitutionelle Monarchie, vielleicht gar eine wirkliche Demokratie umwandeln würde. Das Vorbild des Kronprinzen war (so wurde zumindest kolportiert und fest geglaubt) das Großbritannien der Königin Victoria, deren gleichnamige Tochter seine Frau und damit die zukünftige Kaiserin war, und der durch Parlamentsarbeit und Bürgersinn geprägten Regierungschefs wie Benjamin Disraeli und William Gladstone.

Das lange und dramatische Leiden des ungeheuer tapferen, zahlreiche schmerzhafte Interventionen ertragenden Kronprinzen, der ausbrechende Streit zwischen deutschen und englischen Ärzten, den man als Menetekel auf das in den Weltkrieg führende Auseinanderdriften der beiden Großmächte sehen kann, sind an anderer Stelle im Detail beschrieben worden.[6] Der Hohenzoller hatte Kehlkopfkrebs in einem der Operation nicht mehr zugänglichen Stadium. Dass mit einem nach damaligem Kenntnisstand schweren und möglicherweise tödlichen Eingriff zu lange gezögert wurde, lag auch an Virchows orakelhaftem Verhalten. In mehreren Gewebeproben aus der Geschwulst des Patienten vermochte der berühmteste Pathologe der Welt wiederholt keinen Hinweis auf Krebs erkennen. Selbst ein in der Endphase von Friedrich Wilhelms Leben von dem Schwerkranken ausgehustetes Gewebestück zeigte Virchow unter dem Mikroskop keine Krebszeichen. Seine Diagnosen sprachen von warzenähnlichen Veränderungen. War der Wunsch der Vater des Gedankens, wollte Virchow nicht erkennen, welches Schicksal dem prominenten Patienten und mit ihm der Hoffnung auf Liberalisierung drohte?

Friedrich Wilhelm musste schließlich tracheotomiert werden, bekam einen Luftröhrenschnitt, um überhaupt noch atmen zu können. Als er am 9. März 1888 – dem Dreikaiserjahr – endlich auf den Thron kam, war er ein stummer Kaiser. Die Ärzte der Charité begleiteten den körperlichen Verfall des neuen Kaisers täglich hautnah. Der Bart des Monarchen versteckte die silberne Kanüle der Tracheotomie vor den Blicken der Öffentlichkeit, die Mediziner indes erlebten die schrecklichen Manifestationen der Krankheit, reinigten die Kanüle von übelriechendem Ausfluss. Voller Frustration darüber, dass er bereits ein Dreivierteljahr zuvor die düstere Prognose gestellt hatte, aber an einer Operation auch aufgrund der (Fehl-)Diagnosen Virchows gehindert wurde, rief der berühmte Chirurg Ernst von Bergmann – er hatte die schwierige Kehlkopfoperation eigens für den hohen Patienten an der Leiche geübt – kurz vor der Thronbesteigung des Todkranken aus: »Jetzt kann jeder sehen, dass das, was aus dem Munde des Kronprinzen fließt, Krebsjauche ist!«[7] Die Regierung Friedrichs III. (dies war sein Name als Kaiser) dauerte exakt 99 Tage. Der Kaiser starb am 15. Juni 1888.

Auch wenn das Deutsche Reich mit dem Sohn des 99-Tage-Kaisers, Wilhelm II., einen mehr als problematischen Herrscher bekam, war die Leistungsbilanz Deutschlands und damit auch seiner Regierungen um 1890, dem Jahr, in dem der junge und sprunghafte Monarch auf die Dienste Otto von Bismarcks verzichten zu können glaubte und damit nach den Worten und der berühmten Karikatur der englischen Zeitschrift *Punch* der Lotse von Bord ging, und danach beeindruckend. Deutschland war nicht nur ein wirtschaftliches und industrielles *Powerhouse*, das bei zahlreichen ökonomischen Eckdaten sogar das Weltreich Großbritannien überholte. Es war ein Mekka der Innovation – wie es beispielsweise der Anstieg der jährlichen Patentanmeldungen von rund 7000 im Jahr 1880 auf etwa 45 000 im Jahr 1910 zeigt – und der Wissenschaften. Grundlage waren die erblühenden Universitäten, die dank des abgestuften und fortschrittlichen Schulsystems auch immer mehr Landeskindern aus sogenannten einfachen Schichten offenstanden. Die medizinischen Fakultäten hatten Weltruf und zogen Studenten sowie weiterbildungswillige Ärzte von allen Kontinenten an, darunter ganz besonders Amerikaner und auch zahlreiche Japaner.

Die Forschungen Kochs und seiner Mitarbeiter an dem 1891 gegründeten, den Namen des Arztes bis heute tragenden Instituts, die Bemühungen Max von Pettenkofers in München um urbane Hygiene trugen ebenso wie die Pioniertaten eines John Snow, eines Louis Pasteur zu einem europaweiten, wenn nicht gar globalen Umdenken über das Verhältnis des Menschen zu den als am bedrohlichsten empfundenen Krankheiten, den großen Infektionen, bei. Moderne Historiker sehen eine in dieser Epoche sich etablierende und in das nächste Jahrhundert ausstrahlende »Bereitschaft, Seuchen nicht länger als Geißeln Gottes oder Konsequenzen individuellen wie kollektiven Fehlverhaltens aufzufassen, also eine Entmoralisierung des medizinischen Weltverständnisses. In dem Maße wie deutlich wurde, dass Seuchen auf gesellschaftliche Intervention reagierten, wuchs die Unterstützung für staatlich betriebene Programme zum Aufbau öffentlicher Gesundheitssysteme. Die entscheidende Neuerung waren vermutlich – Städte wie London und New York gingen hier weltweit voran – Netzwerke lokaler Gesundheitsbehörden unter zentraler Oberleitung, aber mit großem Spielraum, auf örtliche Besonderheiten zu reagieren. Man erwartete nun sauberes Trinkwasser aus der Leitung und die organisierte Beseitigung des neuerdings gefürchteten und verabscheuten Schmutzes. Und die

Konsumenten waren bereit, für gesundheitsfördernde Einrichtungen Geld auszugeben.«[8]

Die Spitzenmedizin, die in Berlin und im Deutschen Reich betrieben wurde, war für Menschen aus den unterschiedlichsten Schichten erreich- und bezahlbar; die Heilkunde des späten 19. Jahrhunderts wirkt in diesem Punkt humanitärer und egalitärer als jene des frühen 21. Jahrhunderts in Ländern, wo die Medizin hochkommerzialisiert und für breite Bevölkerungsschichten aufgrund fehlender oder die Kosten nicht übernehmender Versicherungen nicht zugänglich ist, wie vor allem in den USA mit ihrem Millionenheer von Nichtversicherten. Für den zum wissenschaftlichen sich gesellenden sozialen Fortschritt, der tatsächlich Heilung für alle zu versprechen schien, war ausgerechnet Otto von Bismarck verantwortlich. Bismarck schwebte ein »soziales Königtum« vor, und so begann er mit Beginn der 1880er Jahre, eine Sozialversicherungsgesetzgebung zu planen, die weltweit Pioniercharakter hatte. Neben der Unfall- und der Rentenversicherung war die Krankenversicherung, als deren Geburtsstunde der 15. Juni 1883 gilt, eine Säule eines weltweit einmaligen Sozialversicherungssystems – ein immenser Fortschritt, dem es nichts von seiner Bedeutung für das Leben der Menschen jener Epoche und der nachfolgenden nimmt, wenn man sich daran erinnert, dass Bismarck damit vor allem die Arbeiter stärker an den Staat zu binden und der Sozialdemokratie das Wasser abzugraben hoffte.

16.

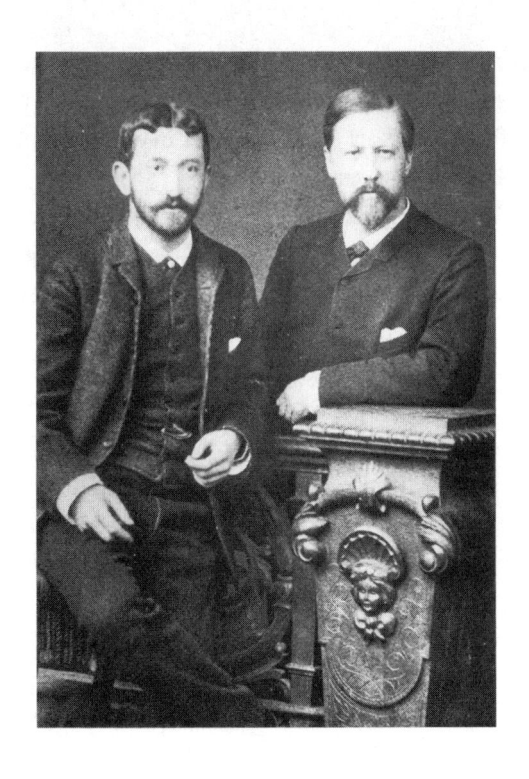

KOKAIN

Es dürfte sich bei einem gemeinsamen Spaziergang während der Mittagspause über die ausgedehnte Anlage des Wiener Allgemeinen Krankenhauses zugetragen haben. Die beiden befreundeten jungen Ärzte standen am Anfang ihrer Karriere und teilten das Gefühl, in der Hauptstadt eines Vielvölkerreichs ungeachtet allen gesellschaftlichen Fortschritts in einer Außenseiterrolle zu stehen. Sowohl Sigmund Freud als auch Carl Koller waren Juden, und Antisemitismus hatte in Wien nicht nur eine lange Tradition, sondern stand auch vor einer neuen Blüte, was ganz wesentlich an den Umtrieben des Politikers Karl Lueger lag, der in einigen Jahren Bürgermeister der Hauptstadt werden sollte.

Der 26-jährige Carl Koller hatte klare Vorstellungen von seinem zukünftigen Beruf. Er wollte Augenarzt werden und hoffte darauf, eine – von nur zwei existierenden – Assistentenstelle beim Wiener Lehrstuhlinhaber für dieses Fach, Ferdinand von Arlt, zu bekommen. Arlt hatte Koller deutlich gemacht, dass er sich einen wissenschaftlichen Beitrag von ihm erhoffen würde; eine eigenständige Leistung, vielleicht gar eine Entdeckung würden seiner Bewerbung einen starken Rückhalt geben, sobald eine der Assistentenstellen frei würde. Der Professor ließ den jungen Mann auch wissen, wo es in dem jungen Spezialfach Augenheilkunde noch ganz besonders Bedarf für eine wesentliche Verbesserung gab. Es war die Schmerzlosigkeit bei augenärztlichen Operationen. Die Narkose mit Äther und Chloroform wirkte auf den ganzen Körper und war nicht ungefährlich; bei einer Operation des Grauen Stars oder dem von Albrecht von Graefe eingeführten Eingriff bei einem Glaukom benötigte man indes nur eine Schmerzausschaltung in einem sehr begrenzten Bereich, an einem recht kleinen Organ. Hinzu kam, dass Patienten unter allgemeiner Betäubung oft nicht völlig ruhig blieben, unbewusste Bewegungen vollführten und husteten – diese Dinge mochten bei einem »großen« chirurgischen Eingriff vielleicht nicht so sehr ins Gewicht fallen, an einem Organ, wo es während einer Operation um Millimeter ging, waren auch kleinste Bewegungen des Patienten störend und gefährlich.

Der ein Jahr ältere Sigmund Freud hatte keine so genauen Vor-

◄ *Sigmund Freud und Carl Koller hatten eine Reihe von Gemeinsamkeiten. Als junge Ärzte am Wiener Allgemeinen Krankenhaus kamen sie auf die Idee, ein Genussmittel der indigenen Menschen in Südamerika auszuprobieren – genauer gesagt: dessen Nebenwirkung.*

stellungen über seine weitere Zukunft wie Koller. Schon während des Medizinstudiums hatte er Vorlesungen auch in anderen Fächern belegt, und seine bisherige ärztliche Tätigkeit war in diesem Sommer 1884 bislang wenig zielstrebig gewesen. In der Chirurgie hatte es ihm nicht gefallen, auf der Geschlechtskrankenabteilung ebenfalls nicht, und nun arbeitete er ohne größere Begeisterung in der Klinik für Innere Medizin des Allgemeinen Krankenhauses. Zu seiner eher betrüblichen Einschätzung der eigenen Situation trug nicht unerheblich bei, dass er von der schönen Martha Bernays, mit der er sich vor zwei Jahren heimlich verlobt hatte, weit getrennt war. Martha war mit ihrer Mutter, die eine Heirat der Tochter mit einem mittellosen Assistenzarzt verhindern wollte, nach Wandsbek bei Hamburg gezogen – eine alles andere als unbeträchtliche Entfernung von Wien. Und so befand sich auch Freud in einer Situation, die jener seines Freundes Carl Koller nicht unähnlich war. Er brauchte einen Durchbruch, er brauchte Ansehen und mit diesem einhergehend finanzielle Mittel.

Bei dem letztlich folgenreichen, aber nicht genau datierbaren mittäglichen Gespräch der beiden Freunde in den parkähnlichen Innenhöfen des Allgemeinen Krankenhauses erzählte Freud von Experimenten, die er gerade vornahm. Ihr Gegenstand war eine Substanz mit der Bezeichnung Kokain. Die spanischen Konquistadoren um Francisco Pizarro, die in den 1530er Jahren das Inkareich in Südamerika eroberten und mit Hilfe von durch die Europäer eingeschleppten Seuchen große Teile seiner Bevölkerung ausrotteten, hatten die Angewohnheit der Eingeborenen beobachtet, Coca-Blätter zu kauen, welche ihre Leistungsfähigkeit steigerten und oft auch ihre Gemütslage verbesserten. Aus diesen Blättern gelang es zwei deutschen Chemikern, Friedrich Gaedcke und Albert Niemann, in den 1850er Jahren eine Substanz zu isolieren, für die Niemann den Namen »Kokain« einführte. Fast zur gleichen Zeit, 1859, publizierte der italienische Chirurg Paolo Montegazza, der lange Jahre in Südamerika gearbeitet und den Gebrauch der Pflanze dort beobachtet hatte, einen Fachartikel, in dem er deren euphorisierende Wirkung beschrieb und sie als Mittel würdigte, das gegen Müdigkeit eingesetzt werden konnte. Nur am Rande beschrieb er, dass das Kauen der Blätter im Mund und an der Zunge ein für einige Zeit bestehendes Taubheitsgefühl verursacht.

Dieses hatte auch Sigmund Freud bemerkt, nachdem er sich von dem einzigen Hersteller des Kokains, der Darmstädter Firma Merck, eine nur wenige Gramm große Dosis beschafft und diese in Lösung auch selbst ausprobiert hatte. Sein eigentliches Motiv war es, einem Freund, dem Arzt Ernst Fleischl von Marxow, zu helfen, der morphinsüchtig geworden war. Diese Versuche erwiesen sich zunächst als erfolgreich. In der meisterlichen und leicht romanhaften, damit aber nicht unbedingt faktisch unzutreffenden Erzählung von Jürgen Thorwald tritt die Euphorie Freuds über seine Entdeckung und die Erleichterung seines Patienten in den Vordergrund: »Als Freud ihm die Einnahme von Kokain vorschlug, griff Fleischl mit der Gier des Ertrinkenden nach dem Kokain. Da er über genügend Geldmittel verfügte, sicherte er Freud die Bezahlung jeder Menge Kokain zu, die sich von der Firma Merck beschaffen ließ. Nach kurzer Zeit nahm er täglich bereits ein Gramm zu sich. Er fühlte sich auf eine scheinbar wunderbare Art und Weise erleichtert. Die Anfälle von Geistesverwirrung verschwanden. Die Bewusstseinsverluste und Delirien blieben aus. Eine neue, unbekannte Spannkraft erfüllte ihn. Freud fühlte sich von einer Woge der Zuversicht getragen. Um mehr Erfahrungen zu sammeln, verteilte er Kokain an Kollegen, Freunde, Patienten und an seine eigenen Schwestern. Er selbst nahm jetzt regelmäßig Kokain zu sich. Eine größere Dosis sandte er sogar an Martha, um sie ›zu kräftigen‹.«[1]

Freud begann im Kokain ein Wundermittel zu sehen und blickte plötzlich etwas optimistischer in die Zukunft, was aus seinen Zeilen an Martha im fernen Hamburg deutlich hervorgeht: »Wenn es gut ausgeht, dann will ich meinen Aufsatz darüber schreiben und erwarte dann, dass das Mittel sich seinen Platz in der Therapie erobert neben und über dem Morphin. Ich habe noch andere Hoffnungen und Absichten damit, ich nehme es regelmäßig gegen Verstimmungen und gegen Druck im Magen mit dem glänzendsten Erfolg in sehr kleinen Dosierungen ... Kurz, Liebchen, Liebchen, ich fühle mich erst jetzt als Arzt, seitdem ich einem Kranken geholfen habe und noch vielen weiteren zu helfen hoffe.«[2]

Eine kleine Probe des vermeintlichen Wundermittels gab Freud auch Carl Koller, dem er die Wirkung eingehend beschrieben hatte. Was Kollers Aufmerksamkeit bei jenem Spaziergang erweckte, war nicht die Beschreibung des stimulierenden, das Gemüt aufhellenden Effektes. Freud erzählte ihm – wie einst Montegazza in seinem Artikel *en passant* – von der Taubheit der Zunge und der Linderung der von einer Zahnfleischentzündung ausgelösten Schmerzen nach oraler Aufnahme des Mittels. Bald nach diesem Gespräch packte Freud seinen Koffer, um endlich, endlich Martha wiederzusehen. Der junge Arzt fuhr nach Hamburg und verabschiedete sich damit aus der Geschichte der Anästhesie.

Carl Koller indes hatte Feuer gefangen. Sein erstes Versuchstier war ein Frosch, dem er einen Tropfen einer Kokainlösung in ein Auge träufelte. Zusammen mit einem Kollegen, Gustav Gärtner, beschritt Koller Neuland, was Gärtner später rückblickend würdigte: »Nach einer Wartezeit von ein paar Sekunden wurde der Reflex der Hornhaut mit einer Nadel getestet ... Es kam der historische Moment; ich zögere nicht, ihn als solchen zu bezeichnen. Der Frosch ließ die Berührung und selbst die Verletzung der Kornea[3] ohne auch nur eine Spur eines Reflexes oder dem Versuch, sich zu schützen geschehen, während das andere Auge den üblichen Reflex bei der leichtesten Berührung zeigte. Mit der größten und angesichts der Implikationen berechtigten Erregung wurde das Experiment fortgesetzt. Die gleichen Versuche wurden bei einem Kaninchen und einem Hund mit ähnlich guten Resultaten durchgeführt ... Jetzt mussten wir einen Schritt weiter gehen und das Experiment an einem Menschen wiederholen. Wir träufelten uns die Lösung gegenseitig unter das hochgehobene Oberlid ein. Dann setzten wir uns vor einen Spiegel, nahmen eine Nadel in die Hand und versuchten die Kornea mit ihrem Kopf zu berühren. Fast gleichzeitig konnten wir uns gegenseitig erfreut versichern: Ich spüre überhaupt nichts! Wir konnten die Hornhaut ohne die leichteste Empfindung oder gar ein unangenehmes Gefühl eindrücken. Damit war die Entdeckung der lokalen Anästhesie komplett. Ich bin glücklich, dass ich Dr. Koller als einem Wohltäter der Menschheit als Erster gratulieren konnte.«[4]

Koller ging mit dieser Erkenntnis zu August Leopold von Reuss, dem Direktor der Zweiten Wiener Universitätsaugenklinik, der das Potenzial der Entdeckung sofort erkannte. Im Beisein Kollers wurde am 11. September 1884 erstmals ein Patient in Lokalanästhesie am Auge operiert. Die Kunde von der Innovation verbreitete sich noch schneller als jene von der ersten Vollnarkose 38 Jahre zuvor – diesmal war kein Ozean zu überqueren, sondern nur die Strecke nach Heidelberg zurückzulegen. Dort nämlich tagte wie inzwischen in jedem Jahr die Deutsche Ophthalmologische Gesellschaft, deren Vorläufer jene zehn bis zwölf Augenspezialisten gewesen waren, die auf Anregung Albrecht von Graefes dort 1857 erstmals zusammengekommen waren. Carl Koller verfügte nicht über die finanziellen Mittel, spontan ins Badische zu reisen, doch er konnte den aus Triest kommenden und auf der Fahrt nach Heidelberg kurz in Wien Station machenden Augenarzt Joseph Brettauer überzeugen, an seiner Stelle der Kollegenschaft zu berichten. Am 15. September 1884, und damit nur vier Tage nach der ersten Operation unter örtlicher Betäubung, verlas Brettauer vor der Versammlung Kollers Bericht mit dem Titel *Ueber die Verwendung des Cocain zur Anaesthesierung am Auge*. Am nächsten Tag wurde im Hörsaal vor den versammelten Augenärzten an einem Patienten der Heidelberger Universitätsaugenklinik, der sich nur zu gern dafür zur Verfügung stellte, eine erfolgreiche Operation in »örtlicher Betäubung« vorgenommen. Es gab stehenden Beifall im Auditorium.

Das Konzept, nur das Organ zu anästhesieren, an dem operiert werden soll, wurde von der Medizin des späten 19. Jahrhunderts dankbar aufgegriffen. Nach dem Auge war der Kehlkopf, den man mit kokainhaltigen Lösungen besprühen oder einpinseln konnte, ein für die Lokalanästhesie besonders zugänglicher Körperteil. Und natürlich war die Zahnheilkunde das ideale Metier für diese Innovation, was noch heute jeden sich auf einem Zahnarztstuhl einer Intervention unterziehenden Patienten, vom einfachen Bohren über die Wurzelkanalbehandlung bis zur Extraktion der Weisheitszähne, zu einer stillen Danksagung an Carl Koller veranlassen sollte. 1889 bereits konnte die *Deutsche Monatsschrift für Zahnheilkunde* die Erfahrungen mit mehr als 3000 lokalen Betäubungen durch Kokainlösung publizieren. Noch bevor das Jahrhundert zu Ende ging, wurden zwei Varianten eingeführt: die Infiltrationsanästhesie, das Unterspritzen der Haut in der zu operierenden Region, 1892 durch Carl Ludwig Schleich, und die Spinalanästhesie, die Eingabe eines Anästhetikums in den Wirbelkanal, 1898 durch August Bier.

Vom Besuch bei Martha nach Wien zurückgekehrt, war Sigmund Freud überrascht von der Aufmerksamkeit, der Begeisterung, die Koller erzielt hatte. Freud, der bis Mitte der 1890er Jahre Kokain in Form von Nasenspray regelmäßig gegen seine Migräne einnahm, im Gegensatz zu dem unglücklichen Fleischl indes nicht kokainsüchtig wurde, schwankte über viele Jahre zwischen Lob und Anerkennung für Koller und einer leichten Verärgerung darüber, dass er nicht selbst durch die Lokalanästhesie zu einem bedeutenden Arzt, einer Berühmtheit geworden war. Er würde sich etwas anderes einfallen lassen.

17.

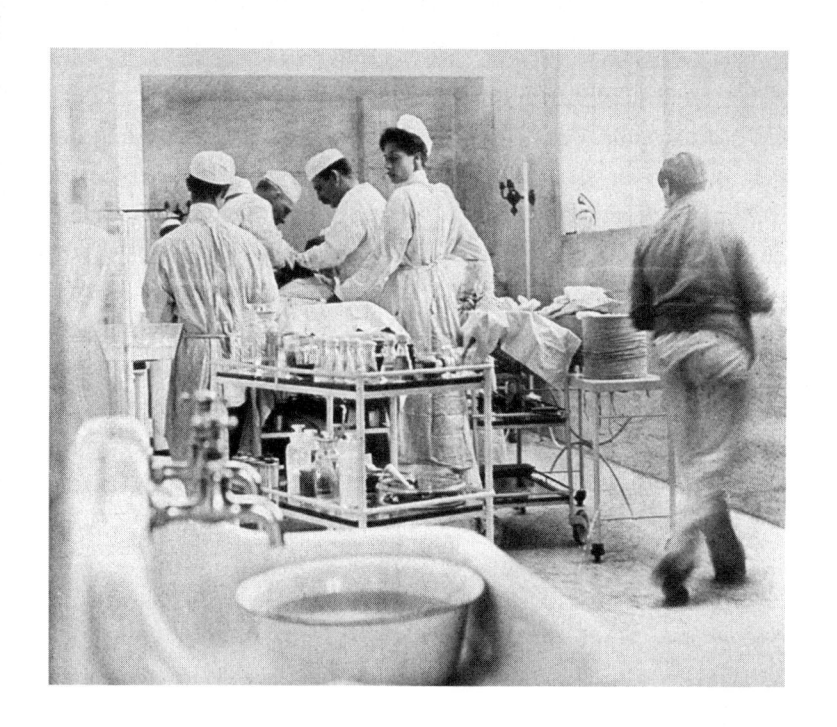

SCHWESTER CAROLINES HANDSCHUHE

Sigmund Freud hatte Glück, dass der Gebrauch des Kokains bei ihm nicht zur Sucht führte. William Steward Halsted machte eine ganz andere Erfahrung. Über viele Jahre seines Lebens war er abhängig, vom Kokain und auch vom Morphium. Dies macht sein Lebenswerk, das ihm den Beinamen »Vater der amerikanischen Chirurgie« einbrachte, umso bemerkenswerter. Neben verschiedenen von ihm erstmals in den USA eingesetzten – und meist in

Europa erlernten – chirurgischen Techniken wie der Operation der Bauch- und Leistenhernien (sog. »Leistenbruch«) und der radikalen Mastektomie, der heute weitgehend obsoleten Entfernung der gesamten Brust samt darunter liegender Muskulatur bei einem Mammakarzinom (Brustkrebs), war es vor allem seine Innovation – einfach im Gedanken, brillant in Ausführung und Effektivität –, mit der er der Antisepsis, dem Streben nach Keimfreiheit bei operativen Eingriffen, eine Art *finishing touch*, eine Vervollkommnung gab. Halsted nahm jenes Keimreservoir ins Visier, das weit schwieriger antiseptisch zu halten ist als ein chirurgisches Instrument oder als die Luft im OP-Raum, und um das schon fast ein halbes Jahrhundert zuvor die Gedanken von Ignaz Semmelweis gekreist waren: die Hände des Arztes. Es war eine Frau, die den genialen, aber persönlich schwierigen Chirurgen auf den richtigen Weg führte.

William Steward Halsted wurde im September 1852 in eine reiche New Yorker Familie hineingeboren, deren Residenz eine prächtige Villa an der Fifth Avenue war. Er wurde auf teure Privatschulen geschickt, darunter die Academy von Andover, die im Laufe des 19. und 20. Jahrhunderts mehrere spätere amerikanische Präsidenten zu ihren Schülern zählte. Danach ging er mit größter Selbstverständlichkeit an die im benachbarten Connecticut gelegene Yale University. Das Studium generale betrieb er offenbar nach dem Laissez-faire-Prinzip; Geselliges und reichlich Sport standen im Zentrum, während er – wie ein Biograf staunend bemerkte – in vier Jahren offenbar kein einziges Buch aus der Universitätsbibliothek auslieh.[1] Fotos aus seiner Jugendzeit zeigen einen elegant gekleideten und extrem blasiert wirkenden jungen Mann mit großen, abstehenden Ohren.

Im letzten Jahr in Yale entwickelte Halsted ein Interesse an der

◄ *Im OP-Saal der Johns Hopkins University führte William Halsted das ein, was Jürgen Thorwald in seinem Klassiker zur Geschichte der Chirurgie »Handschuhe der Liebe« nannte.*

Medizin; zweifellos zur Enttäuschung seines Vaters, der gehofft hatte, der junge William würde seine Handelsgesellschaft übernehmen. Stattdessen besuchte er die Medizinische Fakultät der Columbia University im heimischen New York City und legte nun einen bedeutend größeren Ehrgeiz an den Tag als in Yale. Prägend für ihn sollte ein einjähriges Praktikum in der Chirurgie des Bellevue Hospitals werden, wo er erste eigene Erfahrungen sammelte, vor allem aber begeistert war von den Listerschen Prinzipien der Antisepsis, die zu dieser Zeit – man schrieb das Jahr 1877 – auch in den USA angelangt waren. Das Team im Bellevue war gespalten; einige Chirurgen waren für die umfangreichen Vorkehrungen zur Beseitigung der unsichtbaren Krankheitserreger, andere waren dagegen. Halsted wurde ein glühender Anhänger der Listerschen Lehren und praktizierte sie zeitlebens mit einer Entschlossenheit, die an Fanatismus grenzte.

Dem einen Jahr am Bellevue schloss sich ein weiteres am New York Hospital an, und damit war Halsted nach den gültigen Vorschriften ein approbierter Arzt. Ihm kamen diese Anforderungen für einen Beruf, in dem es um Leben und Tod von Menschen geht, eher mickrig vor, wie ihm auch das ungeregelte Ausbildungswesen in der amerikanischen Medizin der Epoche höchst unzulänglich erschien. In zahlreichen amerikanischen Bundesstaaten konnten Personen von fraglicher Kompetenz *Medical Schools* eröffnen und gegen Bezahlung andere Personen mit vergleichbar dubiosen Kenntnissen und Fähigkeiten zu Heilkundigen ausbilden. Eine Reform des Systems und die Festlegung einer verbindlichen Weiterbildungsordnung, gerade für Chirurgen und andere operativ tätige Spezialisten, waren später über viele Jahre einer seiner Schwerpunkte.

Da es in den USA weder ein solches Programm zur Spezialisierung gab noch allzu viele wirklich angesehene Chirurgen, ging Halsted nach Europa. Finanzielle Mittel hatte er reichlich, so dass er sich Zeit lassen konnte. Rund zwei Jahre zog er durch den Kontinent und lernte bei herausragenden Chirurgen wie Theodor Billroth in Wien, Richard von Volkmann in Halle, Friedrich von Esmarch in Kiel sowie bei Anatomen wie Albert von Kölliker in Würzburg und Emil Zuckerkandl in Wien. Halsted kehrte 1880 in die USA zurück und arbeitete in den nächsten Jahren in verschiedenen Krankenhäusern in New York als Chirurg. Zu den Eingriffen, die er als Erster oder als einer der ersten Chirurgen in den USA in moderner Technik durchführte, gehörte die Entfernung der Gallenblase wegen in diesem kleinen Hohlorgan sich ansammelnder Steine. Ganz ähnlich wie die (später in Zusammenhang mit einem berühmten Patienten geschilderte) Blinddarmentfernung war – und ist – eine wegen Steinbildung entzündete Gallenblase ein häufiges und stark schmerzendes Leiden (»Gallenkolik«), das damals bis vor kurzem, bis zur Einführung von Anästhesie und Antisepsis, außerhalb der Möglichkeiten der Chirurgie gelegen hatte. Halsted war von einem kaum zu erschütternden professionellen Selbstvertrauen: Er vollführte 1882 eine der ersten Gallenblasenentfernungen in den USA um zwei Uhr nachts – bei seiner Mutter und auf einem Küchentisch. Tragisch: Exakt dieses Leiden und das Pech, auf keinen so begnadeten Chirurgen wie ihn selbst zu treffen, würde einst – im Jahr 1922 – Halsted das Leben kosten. Wagemutig war er auch bei seiner Schwester, die bei einer Niederkunft viel Blut verloren hatte und dem Tode nahe schien. In einem kühnen Entschluss transfundierte er eigenes Blut auf seine Schwester und operierte sie dann erfolgreich.

Brillant war William Halsted, aber auch unausstehlich, da er – vor allem an seine Mitarbeiter – Erwartungen stellte, die kaum erfüllt werden konnten. Sein Leben nahm eine Wendung zum Tragischen, als er im Oktober 1884 in der Zeitschrift *Medical Record* einen Bericht von der Tagung der Augenärzte las, auf der Carl Koller die Lokalanästhesie mit Kokain vorgestellt hatte. Halsted begann umgehend, mit Kokain zu experimentieren, und fand schnell heraus, dass sich praktisch jeder Nerv im Körper mit der Substanz anästhesieren ließ, wenn man diese in sein Umfeld injizierte, vom Zahnfleisch bis zu den Zehen. Er injizierte sich selbst Kokain und wurde schnell abhängig. Unter seinen Kollegen, die ebenfalls das Kokain erprobten, gab es mehrere Todesfälle durch die Droge. Wie sehr Halsted mental von der Sucht beeinträchtigt war, zeigen unter anderem Fachartikel aus seiner Feder, die sich offenbar kein Redakteur zu redigieren traute und die teilweise eine wirre Abfolge sinnloser Satzfragmente waren. Halsted ließ ab Anfang 1886 über lange Zeit die Berufstätigkeit ruhen und begab sich in einen siebenmonatigen stationären Aufenthalt in einer Klinik in Rhode Island. Von seiner Sucht geheilt wurde er indes nicht.

Seine endgültige Wirkungsstätte fand er ab 1889 in dem neu eröffneten Klinikum der ebenfalls gerade etablierten Johns Hopkins University in Baltimore. Ziel dieser Institution war die Schaffung einer modernen und umfassenden Facharztausbildung, der Schwerpunkt der hochangesehenen Universität – die in unserer Zeit das weltweit wichtigste Dokumentationszentrum der Coronavirus-Pandemie ist – war Forschung in verschiedenen Bereichen, vor allem aber in der Medizin. Halsted galt fast von Beginn an als einer der vier *Great Doctors* von Johns Hopkins, zusammen mit dem Internisten William Osler, dem Pathologen William Welch und dem Gynäkologen Howard Kelly. Diese vier Ärzte verfügten über ein solch immenses Renommee, dass der bedeutendste amerikanische Maler der Epoche, John Singer Sargent, den Auftrag erhielt, diese Koryphäen für die Ewigkeit auf seine Leinwand zu bannen. Und so entstand das Gruppenporträt der vier Herren in ihren Talaren; Osler, Welch und Kelly sitzend, Halsted dahinter stehend. Das Gerücht wurde nie aus der Welt geräumt, wonach Sargent bei der Darstellung Halsteds auf Farben zurückgriff, die eher verblassen als jene, in denen die anderen drei Ärzte gemalt waren – der Künstler soll durch Halsteds wenig umgängliche Art verärgert worden sein.

Selbst ein grenzenlos selbstbewusster, überheblicher und auch durch seine Sucht extrem launischer Mann wie Halsted hatte seine schwache Seite. Das Johns Hopkins Hospital hatte auch eine andere Person zur Fortsetzung ihrer Karriere angezogen, die wie Halsted mit dem sprichwörtlichen Silbernen Löffel im Mund geboren war. Caroline Hampton entstammte einer Familie aus South Carolina, die dort eine der größten Plantagen besaß, welche – wie überall im Süden vor dem Amerikanischen Bürgerkrieg – von Sklaven bewirtschaftet wurde. Ein Onkel von ihr war Wade Hampton, der es im Bürgerkrieg auf Seiten der Konföderierten bis zum General und nach Ende des Konfliktes zum Gouverneur von South Carolina und schließlich sogar zum Senator bringen sollte – Onkel Wade ist somit ein markantes Beispiel dafür, wie schnell die Sklavenhalterelite auch nach dem Konflikt wieder über politische Macht verfügte. Carolines Eltern und Geschwistern ging es nicht so gut: Der Unionsgeneral William Tecumseh Sherman hatte bei seinem Marsch durch den Tiefen Süden 1864/65 eine Spur der Verwüstung hinter sich hergezogen; zu den zahlreichen niedergebrannten Einrichtungen, die für die Ökonomie der Konföderation unbrauchbar gemacht wurden, gehörte auch die Plantage aus Carolines Kindheit. Diesen Verlust konnte die Familie nach dem Krieg nicht ausgleichen.

Caroline wuchs danach bei drei Tanten auf. Das junge Mädchen liebte es, im Garten zu arbeiten, stellte dabei aber fest, wie empfindlich die Haut an ihren Händen war. So trug sie bei den meisten Arbeiten Handschuhe. Zum Entsetzen ihrer Familie zog sie 1885 nach New York, also zu den »Yankees«, und machte eine Ausbildung zur Krankenschwester. Sie arbeitete zunächst am Mount Sinai Hospital und am New York Hospital, bevor sie 1889 – im gleichen Jahr wie Halsted – an das Johns Hopkins Hospital in Baltimore ging und die Stelle der Leitenden Krankenschwester in der Chirurgie annahm.

Bei dieser Tätigkeit bereitete ihr die Anfälligkeit ihrer Hände für Ekzeme indes die größten Schwierigkeiten. Das Reglement zur Handwaschung vor einer Operation wäre möglicherweise sogar Semmelweis etwas extrem vorgekommen. Nach der Anwendung der Seife kam die Waschung in Kaliumpermanganatlösung, dann das Eintauchen der Hände in heiße Oxalsäure, gefolgt von einer weiteren Waschung in giftiger Quecksilberchloridlösung (Kalomel). Die Haut von Schwester Caroline wurde krebsrot und begann sich abzuschälen. Sie ging in ihrer Arbeit auf, doch angesichts dieser gravierenden Beschwerden dachte sie daran, den Beruf als OP-Schwester aufzugeben.

Dies führte bei ihrem Chef zu einem für Halsted höchst ungewöhnlichen Zustand ernster Beunruhigung. Der Chefchirurg (er blieb bis zu seinem Tod 1922 in dieser Stellung am Johns Hopkins Hospital) arbeitete exzellent mit *Nurse Hampton* zusammen und bedachte sie mit einem aus seinem Munde sehr seltenen Lob: *unusually efficient* sei sie. Caroline Hampton war nicht nur ungewöhnlich effizient, sie war auch sehr hübsch. Halsted hatte längst emotional Feuer gefangen, in ihrer Gegenwart legte sich so etwas wie ein Hauch von Freundlichkeit über seine sonst so abweisenden Gesichtszüge.

Das wahre Genie zeichnet sich dadurch aus, dass ihm in scheinbar ausweglosen Situationen etwas einfällt. Und Halsted hatte eine Idee. Er machte einen Gipsabdruck von Carolines Händen und Unterarmen und sandte sie an die Goodyear Rubber Company in New York – dass Geld keine Rolle spielte, dürfte er in einem Begleitschreiben unmissverständlich klargemacht habe. Das Unternehmen war von dem Chemiker Charles Goodyear gegründet worden, dem die Vulkanisierung des Kautschuks gelungen war und dessen Ingenieure inzwischen aus Gummi Dinge in ungeahnter Feinheit herstellen konnten. Dies galt vor allem für ein von der Firma in dieser Form erstmals auf den Markt gebrachtes Produkt, das ähnlich wie die nun für Schwester Caroline geplanten Handschuhe über ein bestimmtes Körperteil gestülpt wurde und nach wie vor weltweit in hohem Gebrauch ist. So stellte die Firma auch für Halsted und seine OP-Schwester etwas ungeahnt Gefühlsechtes her: Die eigens für Caroline konzipierten Handschuhe waren extrem dünn, so dass die Trägerin feine Strukturen wie zum Beispiel den Faden bei der chirurgischen Naht spüren konnte. Gleichzeitig waren sie so widerstandsfähig, dass sie sich mit Wasserdampf sterilisieren lassen konnten.

Es war eine in mehrfacher Hinsicht extrem hilfreiche Erfindung. Caroline Hampton konnte ihre Hände schonen und dennoch weiter in der Chirurgie arbeiten. Sie gab schließlich Halsted das Ja-Wort, wohl wissend, dass er nicht gerade der einfachste Charakter für ein gemeinsames Eheleben war. Die wahren Gewinner indes waren die Patienten, erst in Baltimore, mit der Ausbreitung dieser simplen und so effektiven Innovation schließlich in der ganzen Welt. Ein Mitarbeiter Halsteds mit dem für einen Chirurgen so treffenden Namen Dr. Joseph Bloodgood wies wenige Jahre nach der Einführung der Gummihandschuhe in den OP-Saal von Johns Hopkins nach, dass die Infektionsrate nach Hernienoperationen von 17 Prozent im Vor-Handschuh-Zeitalter auf weniger als 2 Prozent zurückgegangen war.

Kaum vorstellbar wird es Caroline Hampton gewesen sein, dass in den 2020er Jahren auch Nichtmediziner derartige Handschuhe zum Schutz vor Krankheitserregern tragen würden, und zwar gemeinsam mit einem Accessoire, das auch aus der Chirurgie entlehnt ist, der Gesichtsmaske – im Supermarkt, auf der Post und an anderen Orten, wo man Viren vermutete.

SCHICKSALE: JAMES GARFIELD

Wie so viele seiner Landsleute freute sich auch der amerikanische Präsident auf den Nationalfeiertag, den Fourth of July. James Garfield, seit einem halben Jahr im Amt, wollte das Feiertagswochenende mit seiner Familie an der Küste von New Jersey verbringen; der zu dieser

Jahreszeit typischerweise tropisch-schwülen Hauptstadt Washington suchte er ebenso zu entfliehen wie die Kongressabgeordneten, die Senatoren und die Mitglieder seines Kabinetts. Zu diesem gehörte Außenminister James G. Blaine, der den Präsidenten am Morgen des 2. Juli 1881 zum Bahnhof begleitete, der heute nicht mehr existierenden Baltimore and Potomac Railroad Station im Herzen der Hauptstadt auf der Mall, der imposanten Grünen Achse Washingtons. Garfield und Blaine waren beim Betreten des Gebäudes so sehr in ein Gespräch vertieft, dass sie den Mann nicht bemerkten, der hier auf sie gewartet hatte. Charles Guiteau, ein Wirrkopf, der sich vergeblich um einen Job bei der Regierung bemüht hatte, zog einen Revolver und feuerte zwei Schüsse ab. Einer streifte Garfields Arm, die zweite Kugel blieb im Rücken des Präsidenten stecken.

Binnen weniger Stunden versammelten sich am Lager des Präsidenten Ärzte unterschiedlicher Stellung und Kompetenz, manche davon uneingeladen. Gemäß herkömmlicher Lehrmeinung war es entscheidend, die Kugel zu lokalisieren und zu entfernen. Zu diesem Zweck untersuchten die Mediziner wiederholt die Eintrittswunde und den Schusskanal. Sie taten es mit bloßen, ungewaschenen Fingern! Es erscheint unglaublich, dass mehr als drei Jahrzehnte nach Semmelweis und immerhin noch 16 Jahre nach der ersten Intervention unter Antisepsis durch Lister Ärzte in einem der technisiertesten und modernsten Länder der Epoche ohne grundlegende Hygiene den ranghöchsten Patienten des Landes untersuchten. Die Verletzung, die ihm Guiteau (der im folgenden Jahr gehenkt wurde) zugefügt hatte, war nicht tödlich für Garfield – die Betreuung durch die Mediziner war es.

Die nächsten zehn Wochen nahm die Nation über eine intensive Berichterstattung in der Presse, die sich primär auf die oft beschönigend klingenden ärztlichen Bulletins stützte, am langsamen Siechtum ihres Präsidenten teil. Der Versuch, die Kugel zu lokalisieren, scheiterte, obwohl man Hightech einsetzte: Der Erfinder des Telefons, Alexander Graham Bell, konstruierte eine Art Metalldetektor, der bei der Suche nach der Kugel helfen sollte – ohne Erfolg. Diesen hatte indes *eine frühe Version einer Klimaanlage, mit der man im Krankenzimmer im Weißen Haus die drückende Temperatur deutlich abzusenken vermochte. Einen Abszess an der Wunde musste man eröffnen. Der einst stämmige Präsident nahm von 95 auf 59 Kilogramm ab. Erkennbar geschwächt verließ Garfield am 5. September das Weiße Haus. Ein Sonderzug brachte ihn nach New Jersey, wo Arbeiter noch in der Nacht vor seiner Ankunft den Schienenstrang bis an das Ferienhaus verlängerten. Der Präsident wollte, so sagte er, noch einmal das Rauschen des Ozeans hören. Fiebrig und abgemagert starb er am 19. September 1881. Bei der Autopsie fanden die Ärzte einen mit Eiter gefüllten Körper mit einem riesigen Abszess nahe der Leber und Entzündungen in beiden Lungen; der Riss einer Arterie war die unmittelbare Todesursache. Abgesehen davon sah die Bauchhöhle des Präsidenten so aus wie bei zahlreichen Kindbettfieberpatientinnen, die Ignaz Semmelweis um den Schlaf gebracht hatten – 1847, eine Medizinergeneration vor 1881.*

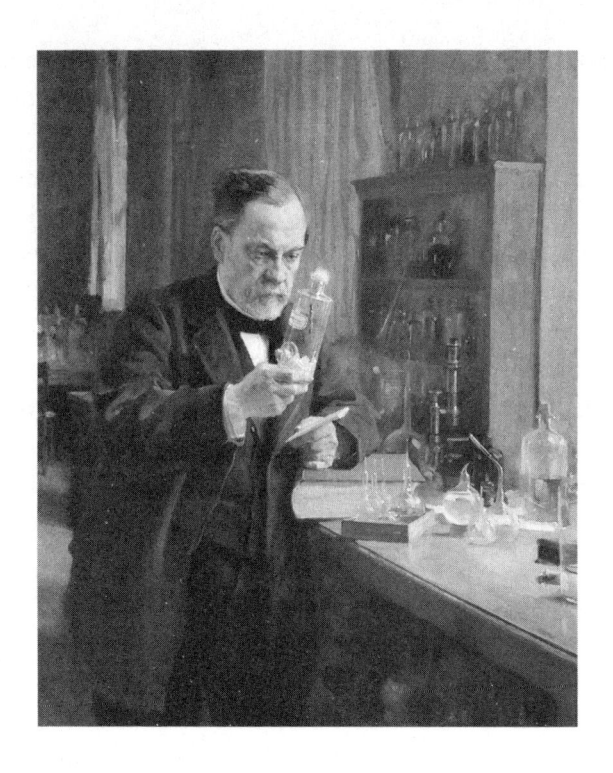

18.

TOLLWUT UND CHOLERA

Das zum Arztberuf gehörende Erlebnis, dass Patienten an der Tür klopfen und um Hilfe ersuchen, war Louis Pasteur als Chemiker wenig vertraut. Als ihm dies in den ersten Julitagen des Jahres 1885 widerfuhr, handelte er dennoch schnell und entschlossen. Seine Überraschungsgäste in seinem Labor an der Rue d'Ulm, Nummer 45 waren ein Arzt aus dem Elsass, sein Patient, der neunjährige Joseph Meister und die Mutter des Jungen. Joseph war wenige Tage zuvor vom Hund des Nachbarn gebissen worden, nicht weniger als vierzehnmal. Das Tier zeigte alle Anzeichen der Tollwut.

Der Arzt, Pasteur und die Familie des kleinen Joseph hatten allen Grund, sich um das Leben des Kindes zu sorgen. Die Tollwut war eine verhältnismäßig seltene Infektion – zumindest im Vergleich zur Tuberkulose –, doch ihre Symptomatik und die Hilflosigkeit dem Leiden gegenüber machten sie zu einem Schrecken vor allem für die Landbevölkerung. Tollwut ist eine Virusinfektion des zentralen Nervensystems (Viren waren zu Pasteurs und Kochs Zeiten weder bekannt noch sichtbar zu machen), die mit einer Reihe von neurologischen Symptomen einhergeht, unter denen die starke Aversion der Betroffenen gegen Wasser eines der auffallendsten ist, was dem Leiden vor allem in diesem Stadium auch den Namen Hydrophobie verliehen hat. Die Schluckstörungen des Patienten sind für seine Familie eine der erschreckendsten Manifestationen, was auch für die psychischen Störungen gilt. In der Endphase kommt es zu Lähmungen, die schließlich auch die Atemmuskulatur befallen. Die Krankheit ist auch heute noch unheilbar, sobald Symptome aufgetreten sind. Deshalb muss die von Pasteur entwickelte Impfung direkt nach einer Bissverletzung durch ein möglicherweise infiziertes Tier erfolgen. Bei einem Hund, der einem Nachbarsjungen 14 Bisswunden beibringt, lag der Verdacht auf *rage*, wie es im Französischen heißt (Rabies ist der international gebräuchliche Fachausdruck), sehr nahe.

Dass Pasteur an einem Impfstoff gegen Tollwut arbeitete, hatte sich in Medizinerkreisen herumgesprochen, selbst bis ins Elsass.

◄ *Louis Pasteur war einer der großen Forscher der Epoche, auch wenn heute aufgrund seines großzügigen Umgangs mit den Beiträgen anderer sein Verständnis von Ethik in der Wissenschaft als problematisch eingestuft wird. Seine Impfung gegen Tollwut war nur eine seiner zahlreichen Glanzleistungen.*

Die Details waren kaum bekannt und stimmten, wären sie publik geworden, wenig optimistisch. Anfang Mai 1885 hatte Pasteur die Injektion eines von ihm entwickelten Impfstoffes an einem Mann vorgenommen oder vornehmen lassen – da er kein Arzt war, wäre Ersteres eine unethische Handlung gewesen; eine zeitgenössische Darstellung zeigt Pasteur ein wenig im Hintergrund, während ein wahrscheinlich approbierter Mitarbeiter das Serum injiziert. Das weitere Schicksal des Patienten scheint nicht bekannt zu sein. Bei einem elfjährigen Mädchen war der Versuch der Impfung zu spät erfolgt; das Kind hatte bereits Symptome der Tollwut und verstarb nach zwei Injektionen.

Mit großen Sorgen, wie er später erklärte, entschloss sich Pasteur zu einer Behandlung des kleinen Joseph Meister, dessen Leben akut gefährdet schien. Am 6. Juli 1885 ließ er durch zwei Ärzte eine erste Injektion mit einem Stoff vornehmen, der aus dem Rückenmark infizierter Kaninchen gewonnen wurde. Das Konzept der Tollwutimpfung Pasteurs bestand darin, mit zunächst älterem Material zu beginnen und dann zunehmend frischeres Serum mit aktiveren Krankheitserregern einzusetzen. Die Behandlung Joseph Meisters durch Pasteur konnte nicht im Vertraulichen geschehen. Journalisten hatten von dem dramatischen Fall erfahren und begannen, das Labor Pasteurs regelrecht zu belagern. Bulletins über Josephs Befinden – die Injektionen schmerzten und es stellte sich leichtes Fieber ein – wurden mit dem Telegrafen an französische Zeitungsredaktionen und ins Ausland getragen. Nach 13 Injektionen konnte Pasteur aufatmen und mit ihm der junge Patient mit seiner Familie: Die Tollwut brach bei dem Jungen nicht aus, der Übergang der Infektion in eine manifeste und tödliche Infektionskrankheit war mit Pasteurs Impfstoff verhindert worden.

Louis Pasteur war mit dieser Tat endgültig zum Nationalhelden Frankreichs geworden, Ehrungen für den Wissenschaftler kamen aus aller Welt. Die Französische Republik stellte die Mittel für die Errichtung des 1888 eingeweihten Institut Pasteur in Paris zur Verfügung, das auch fast eineinhalb Jahrhunderte später eine der großen und angesehensten medizinischen Forschungsstätten der Welt ist. Pasteur stellte einige Jahre später einen Hausmeister für das neue, prachtvolle Gebäude ein – es war ein junger Mann namens Joseph Meister.

Das Streben nach Heilung, nach einer Therapie für einen von ihm entdeckten Krankheitserreger führte für Robert Koch zu einem weit weniger erfreulichen Resultat. Rückblickend auf seine historische Präsentation des Tuberkelbazillus am 24. März 1882 berichtete einer der Teilnehmer von einer Reaktion an höchster Stelle auf Kochs Entdeckung: »Mir fällt bei dieser Gelegenheit immer wieder unser guter, alter Kaiser ein, wie er bei der Galavorstellung des Tuberkelbazillus durch Koch plötzlich mit der ernüchternden Frage an die Herren herantrat: ›Wissen Sie jetzt, wie man diesen Feind bekämpft?‹«[1] Der einstige Landarzt Robert Koch war 1885 zum Direktor des neugeschaffenen Instituts für Hygiene an der Universität Berlin ernannt worden und damit ein Herr Professor geworden, der – von höheren Offiziers- und Adelsrängen abgesehen – vielleicht angesehenste Titel im Deutschen Kaiserreich.

Koch hatte der Entdeckung des Tuberkulose-Erregers eine weitere Großtat hinzugefügt. Im Sommer 1883 hatten sowohl Deutschland als auch Frankreich wissenschaftliche Expeditionen nach Ägypten entsandt, wo eine Choleraepidemie ausgebrochen war. Die machtpolitische Rivalität zwischen den beiden Nationen hatte endgültig auch den Wettbewerb der Wissenschaft erreicht. Die französischen Wissenschaftler galten der eigenen Presse als *La Mission Pasteur*, auch wenn der große Forscher selbst aufgrund seiner gesundheitlichen Einschränkung als Folge des Schlaganfalls nicht an der Expedition teilnehmen konnte. Sie stand unter einem unglücklichen Stern: Bald nach Ankunft in Alexandria erkrankte der wissenschaftliche Leiter des französischen Teams, der erst 27-jährige Biologe Louis Thuillier, an der Cholera und starb. Das Entsetzen überwand die nationalen Grenzen und Aversionen. Koch und seine Mitarbeiter waren zutiefst geschockt und brachten ihre Trauer den französischen Kollegen gegenüber zum Ausdruck; Koch war einer der Sargträger bei Thuilliers Beisetzung.

Kochs Expedition zog weiter nach Indien, wo die Seuche ebenfalls Opfer forderte. Er entnahm Gewebeproben aus dem Darm von frisch an Cholera verschiedenen Menschen; dem für seine Arbeit zuständigen Staatssekretär im fernen Berlin berichtete er anschaulich und den Beamten wahrscheinlich unangenehm berührend von der bei den Leichen wie bei den noch lebenden Kranken zu findenden »reiswasserähnlichen, mit vielen blassgrauen schleimigen Flocken durchsetzten Flüssigkeit«.[2] Der Arbeitseinsatz war enorm und wurde an Heiligabend, als er Zeit für einen Brief an seine Frau fand (die Auslandsreisen nicht mochte und daheim geblieben war), nur kurz und mit Widerwillen unterbrochen: »… ich bin wieder in voller Arbeit und werde auch heute am Weihnachtstage noch fleißig mikroskopieren müssen. Für heute Abend sind wir von unsrem Konsul eingeladen, es ist dies eine anerkennenswerte Liebenswürdigkeit, aber offen gestanden möchte ich jedoch weit lieber den heutigen Abend allein für mich sein, als in Frack und weißer Halsbinde in einem fremden Hause Weihnachten zu feiern. Aber man beweist mir hier von allen Seiten so viel Freundlichkeit, dass ich dies alles über mich ergehen lassen muss. Arbeit habe ich hinreichend gefunden, da hier beständig ziemlich viele Menschen an Cholera sterben, und mit unsern Untersuchungen geht bis jetzt alles nach Wunsch. Wegen dieser ständigen Beschäftigungen mit den wissenschaftlichen Arbeiten bin ich auch noch nicht dazu gekommen, die Stadt und ihre Bewohner mir näher anzusehen … Wir wohnen in einem sogenannten Boardinghaus, eine Art von Hotel garni. Man hat ein möbliertes Zimmer und erhält Essen an gemeinschaftlicher Tafel. Bedienung muss man sich selbst halten.«[3]

Im Januar 1884 war er überzeugt, den Verursacher dieser großen Seuche des 19. Jahrhunderts gefunden zu haben: »In allen Fällen ist das Kommabazillus und nur das Kommabazillus zu finden. Diese

Ergebnisse zeigen zusammen mit jenen aus Ägypten, dass wir das für die Cholera verantwortliche Pathogen gefunden haben.«[4] Die Entdeckung des Erregers machte weltweit Schlagzeilen; dass der Italiener Filippo Pacini ihn bereits 30 Jahre früher identifiziert hatte, wurde verschiedentlich *en passant* mit erwähnt. Die Heimkehr Kochs und seiner Mitarbeiter nach Deutschland glich einem Triumphzug. Koch wurde fast umgehend vom Kronprinzen zu einem Abendessen am 6. Mai 1884 empfangen. Und neben zahlreichen Ehrungen wurde dem Forscher nun auch erklecklicher weltlicher Lohn zuteil: »Seine Majestät der Kaiser haben Allergnädigst geruht, auf Grund des Gesetzes vom 27. Mai d. J., betreffend die zur Erforschung der Cholera entsandten Kommission, Eurer Hochwohlgeboren eine Belohnung von 100 000 M. zu verleihen.«[5]

Weniger kaiserlicher Gnade erfreute sich Koch, als er sein Lebenswerk zur Erforschung der Tuberkulose mit einer Therapie der Schwindsucht zu krönen hoffte. Im August 1890 fand bei drückenden hochsommerlichen Temperaturen der Zehnte Internationale Medizinerkongress in Berlin statt; Tagungsort war der für diesen Zweck umgebaute Circus Renz, der über ein fast 6000 Personen fassendes Gebäude an der Friedrichstraße verfügte – und etwa sechstausend Teilnehmer waren es, die zum Medizinerkongress erwartet wurden. Ein Höhepunkt war die etwas sibyllinische Andeutung Kochs, dass ein Heilmittel gegen Tuberkulose gerade an Meerschweinchen erprobt werde. Er nannte es beiläufig Tuberkulin. Unter dieser Bezeichnung oder als »Kochs Lymphe« sorgte es für eine Sensation in den Medien und löste eine wahre Wanderungsbewegung nach Berlin aus, wo sich unzählige Tuberkulosekranke Heilung von des berühmten Arztes Wundermittel erhofften.

Woraus dieses bestand, hatte Koch ebenso wenig mitgeteilt wie die bisherigen Resultate. Wahrscheinlich hat er die mediale Aufmerksamkeit und den Trubel um das Mittel – es waren abgeschwächte Tuberkelbakterien in einer Mischung aus Wasser und Glyzerin – ebenso unterschätzt wie die Geschäftstüchtigkeit von ärztlichen Kollegen, die sich bemühten, an das Mittel zu kommen und es einzusetzen, und von Quacksalbern, die fast überall auf der Welt nutzlose Präparate mit Namen auf den Markt brachten, die eine Assoziation mit Koch und mit seinem Tuberkulin erwecken sollten. In einem Kommentar in einer angesehenen Fachzeitschrift versuchte Koch vorsichtig zurückzurudern: »Eigentlich war es meine Absicht, die Untersuchungen vollständig zum Abschluss zu bringen und namentlich auch ausreichende Erfahrungen über die Anwendung des Mittels in der Praxis und seine Herstellung in größerem Maßstabe zu gewinnen, ehe ich etwas darüber veröffentlichte. Aber es ist trotz aller Vorsichtsmaßregeln zu viel davon, und zwar in entstellter und übertriebener Weise, in die Öffentlichkeit gedrungen, so dass es mir geboten erscheint, um keine falschen Vorstellungen aufkommen zu lassen, schon jetzt eine orientierende Übersicht über den augenblicklichen Stand der Sache zu geben. Allerdings kann dieselbe unter den gegebenen Verhältnissen nur kurz ausfallen und muss manche wichtigen Fragen noch offen lassen.«[6]

Die wohl wichtigste »offene Frage« war jene nach der Wirksamkeit und Sicherheit des Tuberkulins, die im Laufe der nächsten Monate beantwortet wurde. Es war nicht der erhoffte Durchbruch; die Tuberkulose würde sich erst mit den im nächsten Jahrhundert entwickelten Antibiotika behandeln lassen. Im Gegenteil: Einige der mit dem Mittel behandelten Patienten erkrankten schwer, es gab Todesfälle. Kochs Reputation nahm Schaden und dies nicht nur durch den Tuberkulin-Fehlschlag, sondern auch durch die zur gleichen Zeit erfolgende Wende in seinem Privatleben. Koch hatte sich in die erst 17 Jahre alte Hedwig Freiberg verliebt, die er bei dem Maler Gustav Graef kennengelernt hatte, dem die junge Frau Modell gestanden hatte. Koch war konsequent und ließ sich scheiden, was damals ein gesellschaftlicher Makel war. Drei Jahre später heiratete er Hedwig, die nicht nur 29 Jahre jünger als Koch, sondern auch vier Jahre jünger als dessen Tochter Gertrud war. Viele Zeitgenossen sahen in der Scheidung und der neuen Partnerschaft einen

Skandal. Was kaum gewürdigt wurde, war Hedwigs Unterstützung für Kochs Arbeit (die bei seiner ersten Frau Emmy eher gering ausgeprägt war) und ihre Bereitschaft, als Versuchsobjekt zu fungieren. Als Koch wegen des Tuberkulins massiv unter Druck stand, injizierte er sich das Mittel im Selbstversuch und setzte es auch bei Hedwig ein. Während Koch keine oder nur geringe Erscheinungen zeigte, erkrankte die junge Frau schwer, erholte sich aber. Sie begleitete ihn später auf seinen ausgedehnten Reisen.

Vorher wurde er mit einem unerwarteten epidemiologischen Problem in der Heimat konfrontiert. Hamburg war eine von Industrie und Handel lebende Weltstadt geworden, von seinem Hafen aus gelangten deutsche Industriewaren in alle Kontinente, und Einwanderer schifften sich hier ein, um in der Ferne ein neues Leben zu beginnen. Doch großbürgerliche Prosperität war nur eine Seite im Leben der Hansestadt, zum Himmel schreiende Wohnverhältnisse und ein völliger Mangel an Hygiene im dichtbesiedelten, proletarischen Gängeviertel eine andere. Die Bewohner holten sich ihr Trinkwasser oft aus den durch Kot und anderen Unrat verunreinigten Fleeten. Unter diesen bedrückenden Umständen lebten fast 60 000 Menschen. Im August 1892 brach hier die Cholera aus. Die Seuche griff rasch um sich. Ein als Krankenträger arbeitender österreichischer Journalist schrieb: »Die zu benutzenden Gefährte waren Kutschwagen, aus denen die Polster entfernt waren, so dass die Kranken, die wir in eine Decke wickeln mussten, auf dem Sitzkasten befördert wurden. Geradezu unbegreiflich war es, dass in den Boden des Wagens fünf bis sieben Löcher gebohrt worden waren, die den Auswurf der Kranken auf die Straße beförderten!!! ... Während meiner Tätigkeit habe ich 132 Kranke befördert, von denen fast die Hälfte unterwegs verstarb.«[7] Der Senat rief Robert Koch, der mit seinem Entsetzen angesichts der Verhältnisse im Gängeviertel nicht hinter dem Berg hielt: »Meine Herren, ich vergesse, dass ich in Europa bin!«[8] Dieses letzte Auftreten der Cholera auf deutschem Boden forderte rund 8600 Tote. Eine der Folgen der Epidemie war das 1900 verabschiedete Reichsseuchengesetz, in dem Maßnahmen wie die Absonderung erkrankter Personen und die Beobachtung Verdächtiger festgeschrieben wurden. Es bildete die Grundlage für staatliches Eingreifen bei Epidemien. Seine Epigonen sind Infektionsschutzgesetze, wie sie ab Frühjahr 2020 in das Leben aller Einwohner Deutschlands in nie dagewesenem Ausmaß eingreifen sollten.

SCHICKSALE: ELIZABETH STRIDE

Migration ist Teil der Menschheitsgeschichte, seit frühe Vorfahren unserer Spezies aus Afrika zu neuen Horizonten aufbrachen. Sich eine neue Heimat zu suchen, mit besseren Chancen und Lebensbedingungen, ist zu allen Zeiten ein wichtiger Antrieb für Individuen und Gemeinschaften gewesen. Das 19. Jahrhundert war eine Epoche der Auswanderung, die eine entscheidende Rolle beim Wachstum der USA und ihrem Aufstieg zur Weltmacht spielte. Ein Land, das heute aufgrund seiner Liberalität und seines Wohlstandes das Ziel von Migranten ist, verzeichnete hingegen damals eine hohe Abwanderungsrate: Schweden. Vor allem in der zweiten Hälfte des Jahrhunderts verließen Hunderttausende Schweden ihr Land, um in der Neuen Welt ihr Glück zu suchen. Elisabeth Gustafsdotter zog nicht ganz so weit von ihrer Heimat fort: Ihr Ziel war die glitzernde Metropole London. Dort indes landete sie in einem der finstersten Stadtviertel und wurde Teil des dunkelsten Kapitels der Metropole in ihrer großen Zeit. Es war ein Kapitel, das von den gesellschaftlichen wie moralischen Abgründen und von menschlicher Verkommenheit im Schatten von Fortschritt und Zukunftsglauben kündet.

Elisabeth wurde am 27. November 1844 in dem westschwedischen Dorf Torslanda geboren, ihre Eltern bewirtschafteten einen Bauern-

hof. Ihre Schulbildung war begrenzt, und mit 19 Jahren zog sie in die nächste Großstadt – Göteborg –, um dort Arbeit zu finden. Wie zahlreiche junge Frauen der Epoche, die sich in der Fremde durchschlagen mussten, wurde Elisabeth eine Prostituierte. Und wie in diesem Gewerbe häufig, wurde sie schnell geschlechtskrank. Anfang 1866 siedelte sie nach London über, wo sie zumindest vorübergehend ein sogenanntes bürgerliches Leben führte. Sie heiratete einen Zimmermann namens John Thomas Stride, anglisierte die Schreibweise ihres Vornamens in »Elizabeth« und führte ein kleines Café. Doch die nicht besonders solide Existenz der beiden stand vor einem sozialen Abstieg. Dieser führte sie ins workhouse, dem Arbeitshaus, in dem Arme beschäftigt und von der Straße ferngehalten werden sollten. Von ihrem Mann war Elizabeth zeitweise getrennt; John Stride erlag 1884 einer der großen Seuchen des 19. Jahrhunderts, der Tuberkulose.

Elizabeth Stride landete schließlich in Whitechapel, einem von Armut und sozialem Elend geprägten Bezirk mit zahlreichen billigen Herbergen und Pubs – und Prostitution. Dieser ging auch Elisabeth nach. Zeitweise lebte sie mit einem Hafenarbeiter namens Michael Kidney zusammen, gegen den sie im April 1887 Anzeige wegen Körperverletzung erstattete. Sie selbst stand wiederholt vor den Schranken des örtlichen Gerichts, wegen Trunkenheit und disorderly conduct. Neben der Prostitution verdiente sie sich als Putzfrau ein paar Shilling. Am Abend des 29. September 1888 wurde sie mit einer Bekannten in einem Pub in Whitechapel gesehen; kurz vor Mitternacht will ein Zeuge beobachtet haben, wie sie einen gut gekleideten Mann küsste. Kurz nach halb eins in jener Nacht wurde sie angeblich von zwei weiteren Zeugen, darunter einem Polizisten, in Begleitung eines Mannes in den schlecht beleuchteten Gassen gesehen. Um ein Uhr nachts am 30. September fuhr ein Kellner namens Louis Diemschutz mit seinem von einem Pferd gezogenen Karren in einen schmalen Hinterhof, als er auf dem Boden etwas sah, das er als »dunkles Objekt« beschrieb. Er zündete ein Streichholz an und sah in dem fahlen, flackernden Licht den Körper von Elizabeth Stride. Aus einer tiefen

Halswunde, die bis auf die Wirbelsäule reichte und die Luftröhre zerschnitten hatte, lief Blut. Die herbeigerufene Polizei fand den Körper noch teilweise warm vor.

Es wurde vermutet, dass der Mörder bei seiner Tat gestört wurde, sich möglicherweise noch in dem finsteren Hof aufhielt, als Diemschutz eintraf. Denn in einem unterschied sich das Schicksal der Elizabeth Stride vom dem, welches nur 45 Minuten später Catherine Eddowes wenige hundert Meter entfernt ereilte und das in diesen Herbstwochen auch Mary Ann Nichols, Annie Chapman und Mary Jane Kelly teilten. Die anderen vier Frauen waren aufs Grauenhafteste verstümmelt. Zusammen mit Elizabeth Stride gelten sie als die »Kanonischen Fünf«, jene Londoner Prostituierte, die mit hoher Wahrscheinlichkeit von Jack the Ripper getötet wurden, während bei den anderen jener insgesamt elf »Whitechapel-Morde« zwischen April 1888 und Februar 1891 die Täterschaft umstritten ist. Die Taten faszinierten die Zeitgenossen und nachfolgende Generationen; Filme, Theaterstücke, Dokumentationen und natürlich Walking Tours auf des Mörders Spuren als Touristenattraktion künden davon, dass der Unbekannte weiterhin einen Nervenkitzel ausübt und Teil moderner Populärkultur geworden ist. Zu den zahlreichen Hypothesen über seine Identität gehört auch jene, dass er wegen seiner zielsicheren Schnittführung bei der Entnahme von inneren Organen bei den anderen vier Frauen Chirurg gewesen sein mag. Oder Metzger.

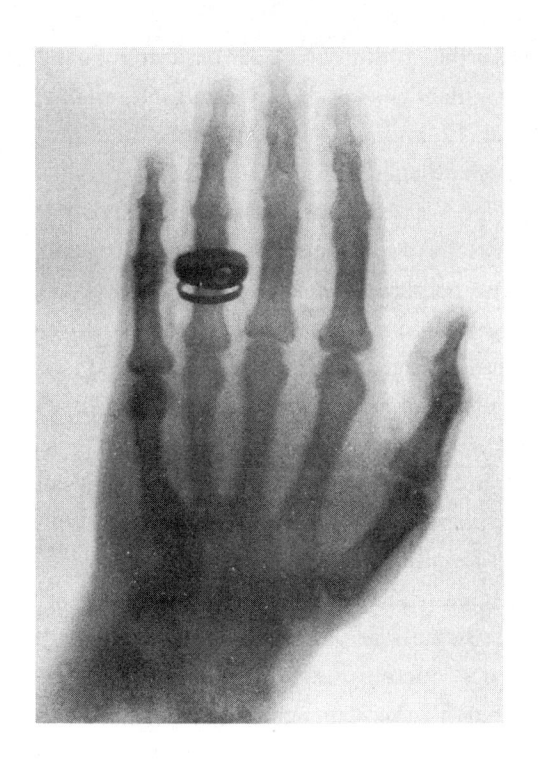

19.

STRAHLENBILDER

Seit den frühesten Tagen der Medizin dürften Heilkundige von den ersten Hochkulturen, ob im Zweistromland oder in Ägypten, in Indien oder China, bis in die Neuzeit davon geträumt haben, einen Blick in das Innere des menschlichen Körpers werfen zu können, um zu bestimmen, wo ein Beschwerdebild seinen Sitz hat, und zu beurteilen, welches Organ von einer Krankheit befallen sein mag. Über viele Epochen war der Kenntnisstand der Medizin vom

Aufbau des Körpers rudimentär oder basierte auf gänzlich falschen Vorstellungen; nicht zuletzt, da in vielen Kulturen das Studium der Anatomie – also Sektionen – verpönt oder Sünde war. Vom Beginn einer wissenschaftlichen Erforschung des Körpers kann man erst mit dem großen Werk des aus Brüssel stammenden Andreas Vesal (latinisiert: Vesalius) sprechen, *De Humani Corporis Fabrica*, das 1543 erschien – bemerkenswerterweise in Basel, wo ein liberaleres Klima herrschte als in anderen europäischen Universitätsstädten und der Bannfluch der katholischen Kirche wirkungslos blieb; die Schweizer Stadt war in jener Zeit eine Hochburg wissenschaftlichen Publizierens.

Der Blick in einen lebenden Körper blieb den Medizinern noch Jahrhunderte verwehrt. Der Augenspiegel, das Ophthalmoskop, das Hermann Helmholtz erfunden und Albrecht von Graefe als Pionier der Methode – und der Augenheilkunde – tagtäglich in seiner Diagnostik einsetzte, war das erste Instrument, das zumindest die Betrachtung des Inneren eines Organs erlaubte, und dies, um einen modernen Begriff zu gebrauchen, völlig nicht-invasiv. Fast in Vergessenheit geraten war, dass schon ein halbes Jahrhundert zuvor der in Frankfurt lebende Arzt Philipp Bozzini einen Vorläufer moderner Endoskope entwickelt hatte. Um etwa 1807 baute er ein Instrument, das er »Lichtleiter« nannte und das in Körperöffnungen wie das Ohr, das Rektum, aber sogar die Harnröhre eingeführt werden sollte. Angesichts der groben Materialverarbeitung, der Größenverhältnisse selbst eines recht dünnen Metallrohres im Vergleich zu letztgenanntem Organ und vor allem dem Fehlen jedweder örtlichen Betäubung wird deutlich, dass die Anwendung eines solchen

◀ *Wilhelm Conrad Röntgen machte den alten Traum eines jeden Heilkundigen wahr, einen Blick in den Körper des Patienten werfen zu können. Die »Röntgenaufnahme« der Hand seiner Frau war eines der symbolträchtigsten Dokumente in der Medizingeschichte und schlug Ärzte wie Laien in Bann.*

Instrumentes eine unerträgliche Qual für jeden Patienten gewesen sein muss. Die Urologen immerhin würdigen Bozzini als den Urvater der endoskopischen Diagnostik ihres Faches.[1]

Die Verwirklichung des Traums vom Blick in den menschlichen Körper und damit der Beginn einer der wichtigsten Säulen ärztlicher Diagnostik fand nicht in einer Klinik oder einer medizinischen Forschungseinrichtung statt, sondern im Labor des Professors für Physik an der Universität Würzburg. Wilhelm Conrad Röntgen experimentierte an jenem 8. November 1895 wieder einmal mit Kathodenstrahlröhren, als ihm in dem abgedunkelten Raum etwas Ungewöhnliches auffiel. Ein eher zufällig in der Nähe der Versuchsanordnung stehender Schirm aus Bariumplatinzyanid leuchtete auf, als in der Röhre Gasentladungen stattfanden. Die Röhre war von seinem Assistenten mit dicker Pappe abgedeckt worden – es konnte also kein Licht, auch nicht das für das Auge unsichtbare UV-Licht durch diese Isolierung dringen. Röntgen drehte den Schirm um – er leuchtete auch mit seiner zur sogenannten Hittorf-Röhre gekehrten Rückseite weiter bei Einschalten des Gerätes. Röntgen war sich sofort sicher, dass dies ein Hinweis auf eine neue Art von Strahlung sein musste.

Die nächsten Tage und Wochen beschäftigte sich Röntgen mit kaum noch etwas anderem als den der Wissenschaft bislang unbekannten Strahlen. Der Physiker war ein begeisterter Fotograf, so dass es geradezu nahelag, den Effekt der eigenartigen Strahlung auf eine fotografische Platte zu untersuchen. Kurz vor Weihnachten, das genaue Datum ist nicht bekannt, hielt er seine Hand vor eine solche Platte, nachdem er die Röhre aktiviert hatte. Am 22. Dezember 1895 schließlich bat er seine Frau Bertha, das Gleiche zu tun und dies möglichst unbeweglich und über 15 Minuten. Bertha war ein wenig ängstlich und sah das Ergebnis mit Schrecken: Könnte dies ein Zeichen ihres baldigen Todes sein? Denn das Foto zeigte in schönem Detail jeden Knochen ihrer Hand und, als rundes Objekt an ihrem vierten Finger, ihren Ring, die dunkelste Stelle auf dem

Bild, weil er von den Strahlen nicht durchdrungen wurde. Es war eine wahrhaft historische Aufnahme: Zum ersten Mal lag ein Bild von den inneren Strukturen der Anatomie eines lebenden Menschen vor. Und die Anfertigung dieses fast gespenstisch wirkenden Bildes war völlig schmerzfrei erfolgt. Dass es nicht ganz ungefährlich war, weil Strahlendosen benutzt wurden, deren potenzielle Risiken noch nicht bekannt waren, blieb sowohl Röntgen als auch seiner Frau zu ihrem Glück verborgen.

Röntgen wollte diese Entdeckung so schnell wie möglich publik machen und brachte ein Manuskript wenige Tage nach Weihnachten zum Drucker der von der Physikalisch-Medizinischen Gesellschaft in Würzburg herausgegebenen Zeitschrift. Bereits am 1. Januar 1896 lag die Schrift mit dem Titel *Über eine neue Art von Strahlen* gedruckt vor. Röntgen war kein Mann überschwänglicher Worte; seine Ankündigung an die Welt beginnt im trockenen Ton des seine Versuchsanordnung beschreibenden Naturwissenschaftlers, ohne Pathos, ohne eine Spur von Jubel: »1. Lässt man durch eine Hittorf'sche Vakuumröhre, oder einen genügend evakuierten Lenard'schen, Crookes'schen oder ähnlichen Apparat die Entladungen eines größeren Ruhmkorffs gehen und bedeckt die Röhre mit einem ziemlich eng anliegenden Mantel aus dünnem, schwarzem Karton, so sieht man in dem vollständig verdunkelten Zimmer einen in die Nähe des Apparates gebrachten, mit Bariumplatincyanür angestrichenen Papierschirm bei jeder Entladung hell aufleuchten, fluoreszieren, gleichgültig ob die angestrichene oder die andere Seite des Schirmes dem Entladungsapparat zugewendet ist. Die Fluoreszenz ist noch in 2 m Entfernung vom Apparat bemerkbar.«[2]

Sein Publikum waren erkennbar Physiker, an eine medizinische Anwendung dachte Röntgen wenige Wochen nach seiner Entdeckung noch nicht. Auch der weitere Text ist mit der Beschreibung von Versuchsanordnungen ähnlich trocken. Erst auf der vorletzten Seite der Schrift taucht unter Punkt 14 ein Hinweis auf die Interaktion der Strahlen, die er X-Strahlen – als solche gelten sie heute in den meisten Sprachen – nannte, mit Strukturen des menschlichen Körpers auf, fast als sei es eine Spielerei: »Viele derartige Schattenbilder, deren Erzeugung mitunter einen ganz besonderen Reiz bietet, habe ich beobachtet und teilweise auch photographisch aufgenommen; so besitze ich z. B. Photographien von den Schatten der Profile einer Türe, welche die Zimmer trennt, in welchen einerseits der Entladungsapparat, andererseits die photographische Platte aufgestellt waren; von den Schatten der Handknochen; von dem Schatten eines auf einer Holzspule versteckt aufgewickelten Drahtes; eines in einem Kästchen eingeschlossenen Gewichtssatzes; einer Bussole[3], bei welcher die Magnetnadel ganz von Metall eingeschlossen ist; eines Metallstückes, dessen Inhomogenität durch die X-Strahlen bemerkbar wird; etc.«[4]

Er war ein introvertierter Mann, dem der Trubel um seine Person, der bald einsetzen sollte, schnell zuviel wurde. In der Wissenschaft, präziser gesagt in der Physik, hatte er einen exzellenten Ruf und konnte vor der Publikation über die »neue Art von Strahlen« auf mehr als 40 Veröffentlichungen zurückblicken, die eine Vielzahl von Aspekten abdeckten, deren Lektüre indes dem überschaubaren Fachpublikum der an Universitäten forschenden Physiker und Chemiker der Epoche vorbehalten blieb. Es fanden sich darunter so verdienstvolle Arbeiten wie *Ueber fortwährende Entladungen der Elektricität* (1874), *Ueber das Verhältnis der Quercontraction zur Längendilatation bei Kautschuk* (1876) und *Ueber den Einfluss des Druckes auf das galvanische Leitungsvermögen von Electrolyten* (1893). Sie alle gerieten vor dem Hintergrund der kurzen Publikation vom Neujahrstag 1896 beinahe in Vergessenheit.

Zum Wesen dieses Wissenschaftlers passte es, dass er die im Deutschen seinen Namen tragenden Strahlen und deren Nutzanwendung nie patentieren ließ; die Menschheit sollte ungehinderten Zugang zu ihr bekommen. Materiellen Gewinn aus der Entdeckung zu ziehen war ein ihm fremder Gedanke, was auch an seiner Herkunft gelegen haben dürfte. Wilhelm Conrad Röntgen wurde am

27. März 1845 in eine wohlhabende Familie hineingeboren, sein Vater war ein wohlsituierter Textilfabrikant am Rande des Bergischen Landes. Der Geburtsort war Lennep, heute ein Stadtteil von Remscheid mit einem sehenswerten Röntgen-Museum. Was an seiner Biografie in unserer Zeit besonders beeindruckt: Röntgen war ein wahrer Europäer. Durch seine aus Amsterdam stammende Mutter hatte er enge Bindungen an die Niederlande und einen niederländischen Pass; über seine Frau Bertha, deren Vater ein Restaurant in Zürich betrieb, bekam er eine ebenso enge Beziehung zur Schweiz, in der er – meist in Pontresina – über viele Jahre seine Ferien verbrachte. Die Niederlande waren es auch, wo Röntgen Kindheit und Jugendzeit verlebte. Als er drei Jahre alt war, zog die Familie nach Apeldoorn, wo sein Vater ein Haus baute. Der junge Wilhelm Conrad besuchte eine Privatschule in dieser Stadt in der Provinz Gelderland und ging mit 17 Jahren an die Technische Schule, ein damals neuer Schultyp, in Utrecht.

Technik faszinierte ihn, und so nahm er sein Studium an einer der modernsten akademischen Einrichtungen für angehende Ingenieure und verwandte Berufsgruppen auf, an der Eidgenössischen Technischen Hochschule in Zürich. Nach Erlangung des Ingenieurdiploms absolvierte er ein Physikstudium, das er mit der Promotion im Juni 1869 abschloss. Seinem Lehrer und Mentor, August Kundt, folgte er an die Universitäten Würzburg und Straßburg. Den Professorentitel bekam er 1875 von der Landwirtschaftlichen Akademie Hohenheim. Ordentlicher Professor für Physik wurde Röntgen schließlich 1879 an der Universität Gießen, von dort wechselte er 1888 auf den Lehrstuhl an der Universität Würzburg.

Ungeachtet seiner eher trockenen Versuchsbeschreibung in der Zeitschrift der Physikalisch-Medizinischen Gesellschaft in Würzburg war sich Röntgen des großen Interesses bewusst, das seine Entdeckung in der Fachwelt und über diese hinaus erregen würde. »Jetzt kann der Teufel losgehen«[5], soll er zu Bertha gesagt haben, als er sich direkt nach Neujahr 1896 in Würzburg zum Postamt begab und dort rund 90 Briefe mit Sonderdrucken der Veröffentlichung vor allem an Fachkollegen versandte. Einige davon enthielten noch etwas anderes, was eine durchschlagende Wirkung hatte, wie zwei moderne niederländische Biografen Röntgens schreiben: »Wahrscheinlich zwölf dieser an Freunde und herausragende Wissenschaftler wie Lord Kelvin[6] gerichteten Umschläge enthielten außerdem neun Fotografien. Da sein Assistent im Urlaub war, hatte Röntgen die Bilder selbst entwickelt. Es muss ziemlich aufwendig gewesen sein, mehr als einhundert Bilder herzustellen. Er hatte verschiedene Fotos gemacht, vor allem vom Inneren von Metallobjekten. Doch es war die Aufnahme von Berthas Hand, die alles übertraf.«[7]

Die Entdeckung der neuen Strahlen verursachte ein sofortiges und intensives Medienecho, ein deutliches Zeichen dafür, welche Bedeutung der Wissenschaft im öffentlichen Diskurs gegen Ende des 19. Jahrhunderts zukam. Wissenschaftliche Entdeckungen konnten Schlagzeilen machen, waren nicht länger der Stoff, über den nur Fachexperten diskutierten, sondern stießen auf eine breite Resonanz beim Laienpublikum, das solche Nachrichten häufig als einen Beleg dafür ansah, dass man nicht nur in goldenen Zeiten lebte, sondern dass alles immer besser werden würde. *Die Presse* in Wien brachte bereits am 5. Januar 1896 auf ihrer Titelseite die Schlagzeile »Eine sensationelle Entdeckung«. Zwei Tage später kommentierte die *Frankfurter Zeitung*: »Wenn diese Entdeckung hält, was sie verspricht, bedeutet dies ein epochemachendes Forschungsergebnis in den exakten Wissenschaften, welches interessante Konsequenzen in der medizinischen wie der physikalischen Anwendung haben wird.«[8]

Auch an allerhöchster Stelle hörte man von Röntgens Entdeckung und verlangte Privatvortrag: Kaiser Wilhelm II. bat Röntgen nach Berlin, wo der zurückhaltende und auch gegenüber Majestäten nicht zum Buckeln neigende Wissenschaftler am 12. Januar im Sternensaal des Königlichen Schlosses dem Monarchen und hohen Beamten die Strahlen erklärte und demonstrierte. Gefragt wurde – für die Denkweise Wilhelms wahrscheinlich charakteristisch – unter anderem nach einer möglichen militärischen Anwendung der Strahlen. Der Kaiser jedenfalls war auch ohne eine solche Perspektive angetan und verlieh Röntgen umgehend den Preußischen Adlerorden Zweiter Klasse.

Wie wenig Röntgen auf Beifall und Berühmtheit Wert legte, zeigt die Tatsache, dass er nur einen öffentlichen Vortrag über seine Entdeckung hielt: Am 23. Januar sprach er vor der Physikalisch-Medizinischen Gesellschaft in Würzburg. Er hatte die Hittorf-Röhre mitgebracht und fertigte vor dem Publikum eine Aufnahme der Hand des Würzburger Anatomie- und Physiologieprofessors Albert von Kölliker an. Dieser schlug die Benennung vor: Röntgenstrahlen. Und auch ein Interview gab Röntgen nur einmal, gegenüber einem amerikanischen Journalisten, der den Wissenschaftler beschrieb: »Er ist ein großer, schlanker Mann, dessen ganze Erscheinung Enthusiasmus und Energie ausstrahlt. Seine Stimme ist voll und tief, er spricht schnell und wirkt wie jemand, der – ist er erst einmal einem Geheimnis auf der Spur, das ihn fasziniert – ihm mit äußerster Entschlossenheit nachsetzt. Seine Augen bewegen sich hin und her, sind gütig und durchdringend und es kann keinen Zweifel geben, dass er lieber eine Cooke-Röhre als einen Besucher betrachten würde; Besucher, die ihm gegenwärtig viel von seiner wertvollen Zeit rauben.«[9]

Die ersten Röntgengeräte – wie sie in Deutschland hießen – kamen schnell in der Medizin zum Einsatz; vor allem Knochenbrüche und andere Auffälligkeiten des Skeletts ließen sich mit den Aufnahmen klar und deutlich dokumentieren. Auch für die Diagnostik der großen Seuche des Zeitalters, der Lungentuberkulose, wurde die neue Technik schnell unersetzlich. Über die Gefährlichkeit der Strahlen bestand noch Unkenntnis; es wurde mit Strahlendosen gearbeitet, die manchmal um das Tausendfache über den heute in der Röntgendiagnostik üblichen Werten lagen. Bei einigen Patienten wurden Hautveränderungen sichtbar, die man verharmlosend »Röntgen-Sonnenbrand« nannte. Ärzte, die häufig und noch ohne Schutzvorkehrungen mit der neuen Methode arbeiteten, hatten Verbrennungen, Haarausfall, Veränderungen an den Händen und verschiedentlich auch Krebserkrankungen.

Röntgens Entdeckung blieb nicht die einzige das Leben der Menschheit verändernde Strahlung, die 1896 Aufmerksamkeit verursachte. Ein Zufall, ähnlich jenem in Röntgens Labor, spielte sich im Arbeitsraum des Physikers Henri Becquerel an der École polytechnique in Paris am 1. März 1896 ab. Der Wissenschaftler arbeitete mit Uransalzen und stellte an diesem Tag fest, dass eine Fotoplatte, auf der er eine solche Probe abgestellt hatte, geschwärzt war, obwohl sie nicht mit Licht in Berührung gekommen war. Becquerel schloss daraus, dass diese Stoffe eine Strahlung absonderten, die im Gegensatz zu der von Röntgen entdeckten – über diese hatte Becquerel gelesen – nicht künstlich in einer Kathodenröhre erzeugt wurde, sondern natürlich, nämlich Teil der Eigenschaften von Uran war. Diese Stunde in Becquerels Labor markiert die Entdeckung der Radioaktivität. Sie war folgenreich. Die Beschreibung dieses Naturphänomens und der Umgang des Menschen mit ihr wird für immer mit den Namen Hiroshima und Nagasaki, Fukushima und Tschernobyl verbunden sein.

Der neuen Bildgebung hätte Ludwig Rehn am 9. September 1896 kaum bedurft. Der erfahrene Mediziner, der nach einigen Jahren als niedergelassener Arzt in Griesheim und Rödelheim sich zum Chirurgen weitergebildet hatte und schließlich zum Chefarzt der Chirurgischen Klinik am Städtischen Krankenhaus von Frankfurt am Main berufen worden war, sah mit seinem klinischen Blick, dass der vor ihm liegende Patient dem Tode nahe war: »In einem verzweifelten Fall einer Stichverletzung des rechten Ventrikels wurde ich durch die andauernde Blutung zum Eingreifen gezwungen. Ich wollte das Möglichste tun, um den Kranken zu retten, und so kam ich im Lauf der Operation in die Notwendigkeit, eine Herznaht auszuführen. Es blieb mir kein anderer Weg, so schwer er war, denn der Patient hätte sich unter meinen Augen verblutet.«[10]

Der Patient war der 22-jährige Gärtnereigehilfe Wilhelm Justus, der am Abend des 7. September das Frankfurter Rotlichtviertel aufgesucht und dabei in einer Kneipe bereits kräftig alkoholisiert in eine Auseinandersetzung geraten war. Er floh aus dieser, stolperte in einem nahe gelegenen Park auf dem Kiesweg. Während er dort lag, beugte sich in der mondhellen Nacht eine dunkle Gestalt über ihn und stieß im ein Messer in die Brust. Ein Polizist fand den kaum ansprechbaren jungen Mann gegen 3 Uhr nachts. Justus wurde in das Städtische Krankenhaus eingeliefert, wo der diensthabende Chirurg vorsichtig eine Sonde in den Kanal der Stichwunde zwischen der vierten und der fünften Rippe einführte. Als der Arzt die recht tief liegende Sonde losließ, bewegte sie sich rhythmisch aus- und wieder einwärts. Es war der Rhythmus des schlagenden Herzens. Wilhelm Justus wurde in ein ruhiges Zimmer gelegt – zum Sterben.

Herzwunden waren einem chirurgischen Eingriff ebenso wenig zugänglich wie alle anderen Krankheiten dieses zentralen Organs des menschlichen Kreislaufs. Es war Terra incognita, als Sitz der Seele, der Gefühle, der Liebe ein der Intervention durch die Medizin verschlossenes Kleinod. Allein der Gedanke, es berühren zu wollen, löste Widerspruch aus, auch aus Chirurgenkreisen. Der große Theodor Billroth hatte noch 1882 postuliert, dass eine Eröffnung des Herzbeutels undenkbar sei, dies wäre »eine Operation, die nach meiner Auffassung erreicht, was einige Chirurgen Prostitution der chirurgischen Kunst, andere eine chirurgische Frivolität nennen ... Diese Operationen sind von größerem Interesse für den Anatomen als für den Arzt ... Einige Ärzte planen die kühnsten Operationen. Bis jetzt wurden solche Operationen glücklicherweise nicht verwirklicht ... Ein Chirurg, der versuchte, eine Wunde des Herzens zu nähen, verlöre die Achtung seiner Kollegen.«[11]

Ganz zweifellos dachte auch Ludwig Rehn an die Verdammnis aus dem Kollegenkreise, die über ihn hereinbrechen würde, sollte er gegen das Diktum der Unberührbarkeit des menschlichen Herzens verstoßen, als er am 9. September von einer Reise zurückkehrte und den zunehmend hinfälligen Wilhelm Justus vor sich sah, dessen Puls schwach und unregelmäßig war und dessen Blutverlust man mit einem Verband gestoppt hatte. Rehn brauchte kein Röntgengerät, sondern kam zu seiner Schlussfolgerung mit den etablierten Grunduntersuchungen: der Auskultation (dem Abhören mit dem Stethoskop) und der Perkussion (dem Abklopfen, um herauszufinden, wo im Brustkorb Luft und wo Flüssigkeit wie zum Beispiel Blut lokalisiert ist). Der Herzbeutel hatte offenbar nur eine recht kleine Wunde erlitten, so dass er das aus der eigentlichen Wunde an der Herzkammer (der Ventrikel in Rehns Bericht) austretende Blut auffing und nur vergleichsweise wenig nach außen gelangt war. Freilich war die Funktionsweise des Herzens in dem blutgefüllten Herzbeutel, der geradezu eine Tamponade darstellte, eingeschränkt, und Rehn musste damit rechnen, dass es mehr als einen Tag und eine Nacht nach dem Trauma bald zu schlagen aufhören würde.

Rehn ließ Wilhelm Justus in den Operationssaal bringen und eine Narkose beginnen. Dann eröffnete er zusammen mit seinem Assistenten mit einer 14 Zentimeter langen Inzision den Raum zwischen den beiden Rippen. Als sie den Herzbeutel freigelegt hatten, strömte aus dessen Wunde Blut aus. Nachdem dieses und das schon koagulierte Blut entfernt wurde, zeigte sich am schlagenden Herzen eine etwa ein Zentimeter lange Wunde auf der rechten Kammer. Rehn legte – wahrscheinlich als erster Arzt überhaupt – vorsichtig seinen Zeigefinger auf ein schlagendes Herz. Die Herzaktion wurde durch diese Berührung nicht beeinflusst, aus der zugedrückten kleinen Wunde trat kein Blut aus. Rehn entschloss sich zu einer Pioniertat: ein schlagendes Herz zu nähen. Die Nadel führte er in jenen Sekundenbruchteilen durch, die als Diastole gelten, in denen der Herzmuskel nicht aktiv ist und Blut in die Kammer einströmt, bevor der Muskel sich in der Systole kraftvoll zusammenzieht und das Blut in den Körperkreislauf drückt. Bereits nach Anlegen der ersten Naht versiegte der Blutaustritt aus der Wunde, nach drei Nähten war die Wunde völlig geschlossen. Der Assistent meldete Rehn, dass sich der Puls des Patienten sofort kräftiger anfühle. Rehn reinigte die eröffnete Brusthöhle, legte eine Drainage zum Abfluss von Wundflüssigkeit an und verschloss den Operationssitus.

Ihm und seinen Mitarbeitern standen ein paar sorgenvolle Tage bevor, an denen der Patient leicht fieberte und unregelmäßigen Herzschlag aufwies. Doch dann ging es aufwärts. Ein halbes Jahr später berichtete Rehn der Deutschen Chirurgischen Gesellschaft: »Ich bin heute in der glücklichen Lage, Ihnen den Patienten geheilt vorzustellen. Sein Aussehen ist vortrefflich. Ich habe ihm noch nicht erlaubt, sich körperlich anzustrengen. Er beschäftigt sich mit leichten Arbeiten. Das Herz arbeitet regelmäßig, also besser wie vor der Verletzung ... Der Patient hat demnach alle Aussicht, gesund zu bleiben.«[12] Die Herzchirurgie, für viele bis zum heutigen Tag ein Symbol für höchste Meisterschaft, Wagemut und Können in der Medizin, mit dem Operateur als der Inkarnation des sprichwörtlichen Halbgottes in Weiß (wozu vor allem der medienwirksame Starchirurg Christiaan Barnard ab 1967 beitrug), war geboren.

SCHICKSALE: KAISERIN ELISABETH

Der von Ludwig Rehn operierte Patient Wilhelm Justus hatte das Glück, dass sein Herz trotz der Stichwunde weiterschlug und dass der Blutverlust nicht allzu stark war. Die berühmteste Patientin mit einer Herzverletzung im 19. Jahrhundert hatte dieses Glück nicht. Bei der österreichischen Kaiserin Elisabeth hatte das im Herzbeutel angesammelte Blut zu einer Tamponade geführt, die keinen regelmäßigen Herzschlag mehr erlaubte. Die Frau des seit 1848 auf dem Habsburger-Thron sitzenden Kaisers Franz Josef verließ am 10. September 1898 ihr Genfer Hotel, das Beau-Rivage (in dem 1987 der schleswig-holsteinische Ministerpräsident Uwe Barschel unter ungeklärten Umständen

den Tod fand), um mit einem Dampfer nach Montreux weiterzureisen. Die Kaiserin war keine wirklich gesunde Person. Bei ihr wurde ein Herzleiden vermutet, außerdem litt sie an Anorexia nervosa, einer Essstörung. Sie war extrem schlank, um nicht zu sagen: dünn, und unterstrich dies noch mit engen Korsetts, die zu einer wahren Wespentaille von besorgniserregenden 50 Zentimeter Umfang beitrugen und ihr bereits unter normalen Umständen das Atmen schwer machten. Ihrem Mann war die im deutschsprachigen Raum seit der erfolgreichen Filmtrilogie aus den 1950er Jahren als »Sissi« bekannte Kaiserin seit längerem entfremdet, das steife Wiener Hofprotokoll war ihr zuwider. So unternahm sie viele, oft monatelange Reisen. Ihre letzte endete am Genfer See.

Auf dem Weg zur Anlegestelle des Dampfers ging sie mit einer Hofdame die Genfer Uferpromenade entlang, als ihr der italienische Anarchist Luigi Lucheni einen Stich mit einer rostigen Feile versetzte. Elisabeth scheint kaum Schmerzen verspürt zu haben; sie glaubte, es habe sich um einen Faustschlag gehandelt. Mit ihrer besorgten Begleiterin ging sie weiter und bestieg das Schiff, wo sie kurz nach Ablegen das Bewusstsein verlor. Sie mag dort gestorben sein oder auf dem Weg zurück ins Hotel (das Schiff kehrte sofort um), wo eintreffende Ärzte ihren Tod feststellten.

Bei der Obduktion zeigte sich, dass die Herzwunde tiefer ging als bei Wilhelm Justus. Die Feile des Anarchisten, der jemanden, irgendjemanden aus royalem Hause töten wollte, hatte die linke Herzkammer vollkommen durchbohrt und somit zwei Wunden geschaffen im Gegensatz zu nur einer bei Rehns Patienten. Da die Feile sehr dünn war, trat nicht nur sehr langsam Blut in den Herzbeutel – und noch weniger nach außen, durch ihre Kleidung aus –, sondern auch das Erregungssystem des Herzens war nicht so geschädigt, dass es nicht noch für einige Minuten die Herzaktion weiter antreiben konnte. Die Herzbeuteltamponade wurde als Todesursache festgestellt. Zu den Nebenbefunden im Obduktionsbericht gehören Hungerödeme – die 1 Meter 72 große Aristokratin wog kaum 50 Kilogramm.

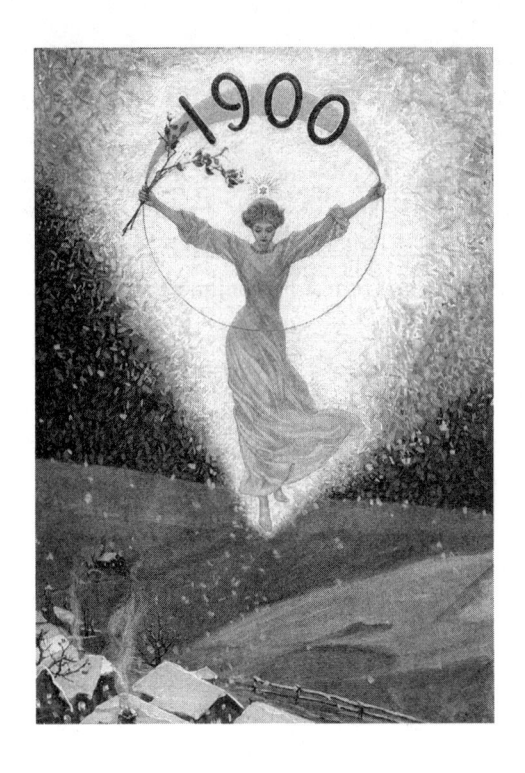

20.

JAHRHUNDERTWENDE

Im Jahr 1898 brachte der britische Naturforscher Alfred Russell Wallace – jener Mann, der gleichzeitig mit Darwin eine Evolutionstheorie entwickelt hatte und der Darwin bei deren Publikation beinahe zuvorgekommen war; es war damals, wie geschildert, zu einer freundschaftlichen Einigung gekommen – ein Buch mit einem bemerkenswerten Titel heraus. Er lautete: *The Wonderful Century*. Mit einer solchen Bezeichnung für das sich seinem Ende entgegenneigende Saeculum dürfte Wallace bei der Mehrheit der gebildeten Zeitgenossen auf Zustimmung gestoßen sein. Der Rückblick auf die vergangenen Jahrzehnte, vor allem jene, die ein um 1900 in reifem Alter befindlicher Brite, Deutscher, Franzose oder Amerikaner durchlebt hatte, konnte zu kaum einem anderen Resümee führen, als dass man Zeuge einer Epoche beispiellosen Fortschritts geworden war. Und wohl ebenfalls mehrheitlich bestand die Erwartung, dass es so weitergehen, dass die Lebensbedingungen der Menschheit im heraufdämmernden 20. Jahrhundert der Perfektionierung entgegenschreiten würden.

Freilich war das Buch von Wallace kein reiner Lobgesang auf das zu Ende gehende Jahrhundert. Der Forscher, der aufgrund seines Einsatzes für die Natur und ihre Bewahrung als einer der frühen Ökologen gilt, sah unter anderem deutlich die Probleme der Industrialisierung und der rücksichtslosen Ausbeutung der Ressourcen des Planeten und mahnte in einem anderen seiner Werke: »… sollten uns dazu veranlassen, alle Werke der Natur, belebt oder unbelebt, als mit einer gewissen Heiligkeit ausgestattet zu betrachten, damit sie von uns *benutzt*, aber nicht *missbraucht* und niemals rücksichtslos zerstört oder verunstaltet werden. Eine Quelle oder einen Fluss zu verunreinigen, einen Vogel oder ein Tier zu vernichten, sollte als moralisches Vergehen und als soziales Verbrechen behandelt werden.«[1] So deutete Wallace im Untertitel zu seinem Porträt des wunderbaren Jahrhunderts an, dass es in diesem reichlich Licht, aber auch Schatten gegeben hatte: *Its Successes and its Failures*. Zu den Erfolgen, die im 19. Jahrhundert erzielt worden waren, zählte er die *Modes of Travelling*, nämlich Eisenbahn und Dampfschiff, *Labor-saving Machinery* und vor allem die für manche Zeitgenos-

◄ *Die mehrheitlich optimistische Menschheit begrüßte das neue Jahrhundert überschwänglich. Würde es immer weiter aufwärts gehen, würden Armut, Hunger und Krankheit im neuen, dem 20. Jahrhundert besiegt, würde die Heilung der Welt Wirklichkeit werden?*

sen kaum fassbare *Conveyance of Thought*, die Revolution in der Kommunikation und der Nachrichtenübermittlung durch die Telegraphie und in den letzten Jahren vor der Jahrhundertwende das Telefon. Ein Rezensent des Wallaceschen Buches beschrieb – auf seine Zeit als Beamter in Indien rückblickend – von diesen Innovationen auch viele Jahre später nach wie vor fasziniert, wie man aus Kalkutta die erste telegraphische Nachricht an Queen Victoria per auf dem Meeresboden verlegtem Kabel versandt hatte – es sei vor Sonnenuntergang in Indien abgeschickt worden und um 12 Uhr mittags in London eingetroffen, eigentlich also nach überkommenem stationärem Zeitgefühl fünf bis sechs Stunden zuvor![2] Weitere unbestreitbare Erfolge waren für Wallace die Entdeckung der Röntgenstrahlen, der Sieg von Zellenlehre und *germ theory*, also der Erkenntnis der Übertragung zahlreicher Krankheiten durch Mikroben, sowie die Etablierung von Anästhesie und Antisepsis.

Diesen und anderen Errungenschaften, wie der Elektrizität, der Fotografie und natürlich den Fortschritten im Naturverständnis, an denen er beteiligt war, stellte Wallace die Fehlschläge und die bedrohlich wirkenden Tendenzen der Epoche entgegen. In mehreren Punkten lag er aus heutiger Sicht falsch, wie in seiner Ablehnung der Pockenimpfung oder in seinem Bedauern, dass die Phrenologie vernachlässigt worden sei – die von dem deutschen Anatomen Franz Joseph Gall bereits zu Beginn des 19. Jahrhunderts entwickelte (Irr-)Lehre, wonach im Gehirn die Eigenschaften eines Menschen eindeutig spezifischen Regionen zugeteilt seien und dass man bereits aus der Schädelform eines Individuums Rückschlüsse auf dessen Charakter ziehen könne. Wesentlich realistischer war indes Wallace' Vorwurf, dass *greed*, Gier, einen zu großen Einfluss in den modernen Gesellschaften gewonnen habe. Wahrhaftig in die Zukunft wiesen zwei andere Gravamina des Wissenschaftlers: Er beklagte den Raubbau an der Natur und nannte den Militarismus einen Fluch, der über der Zivilisation liege.

Diese Schattenseiten änderten wenig am Gesamturteil über die Epoche, das von anderen Zeitgenossen bestätigt wurde und dies in der Retrospektive mit größerem zeitlichen Abstand mit ganz besonderer Nostalgie. Viel später zum Beispiel, als sich eine noch größere Katastrophe als die des Ersten Weltkrieges abspielte – ein zweiter, noch schlimmerer Weltkonflikt im Gleichschritt mit methodischem Völkermord –, blickte der Schriftsteller Stefan Zweig auf die Stimmungslage um 1900 mit einem Gefühl von Sehnsucht und Trauer zurück, ein Jahr bevor er, der 1881 Geborene, seinem Leben selbst ein Ende setzte: »Das neunzehnte Jahrhundert war in seinem liberalistischen Idealismus ehrlich überzeugt, auf dem geraden und unfehlbaren Weg zur ›besten aller Welten‹ zu sein. Mit Verachtung blickte man auf die früheren Epochen mit ihren Kriegen, Hungersnöten und Revolten herab als auf eine Zeit, da die Menschheit eben noch unmündig und nicht genug aufgeklärt gewesen. Jetzt aber war es doch nur eine Angelegenheit von Jahrzehnten, bis das letzte Böse und Gewalttätige endgültig überwunden sein würde ...«[3]

In den letzten Jahren dieses mehr oder weniger wundervollen Jahrhunderts, das Stefan Zweig auch als das Goldene Zeitalter der Sicherheit bezeichnete, schien der Fortschritt immer rasanter, beinahe hektisch zu werden. Vermehrt sah man auf den Straßen, vornehmlich jenen der Städte, Fahrzeuge auftauchen, die auch ohne ein ihnen vorgespanntes Zugtier ihren Fahrer und gegebenenfalls mehrere Passagiere an ihr Ziel brachten – wenn nicht eine der zahlreichen Pannen oder Motorschäden an den frühen Automobilen dies verhinderten. Der erste von einem Benzinmotor angetriebene Omnibus soll jenes Gefährt gewesen sein, das erkennbar aus einer Kutsche entwickelt worden war und mit Hilfe eines 5-PS-Motors zwischen Siegen und dem etwa zehn Kilometer entfernten Deuz verkehrte. Die erste Fahrt fand gemäß örtlicher Dokumentation am 18. März 1895 statt, noch im gleichen Jahr stellte der Bus wegen technischer Schwierigkeiten seinen Betrieb ein.

Ein Automobil, als dessen Geburtsstunde die Anmeldung eines

entsprechenden Patents durch Carl Benz im Januar 1886 gilt, erregte vielerorts, vor allem in ländlichen Regionen, noch Aufsehen; im Epochenjahr 1900 wurden weltweit etwa 9500 Kraftwagen mit Antrieb durch Verbrennungsmotor produziert. In die Zukunft wies das Schicksal der Bridgett Driscoll. Die 44-Jährige wurde am 17. August 1896 in London bei der Vorführung eines Automobils von diesem erfasst und tödlich verletzt. Mrs. Driscoll gilt als erste durch ein Auto getötete Person. Der Unglücksfahrer wurde vor Gericht von persönlicher Schuld freigesprochen; der Richter äußerte die Hoffnung, dass sich so etwas nie wiederholen möge – eine Hoffnung, die sich bekanntlich nicht erfüllte. Nachdenklich stimmt der Schauplatz des tragischen Geschehens: Das Unglück ereignete sich auf dem Gelände des Crystal Palace, dem Ort der Great Exhibition von 1851.

Deren Nachfolgerin, die Weltausstellung von 1900, wurde zum Schaukasten des Fortschritts. Sie fand in Paris statt, das mit seinem Kulturreichtum und seiner Lebensart den Ruf einer Weltmetropole erlangt hatte, ungeschmälert durch die Tatsache, dass rein demografisch London noch die globale Spitzenstellung innehatte. An beiden Ufern der Seine war eine gigantische Expositionslandschaft entstanden, mit Pavillons der diversen teilnehmenden Nationen, mit Ausstellungen von gigantischen Dampfmaschinen, schnellen Lokomotiven, elektrischen Generatoren, dem größten Teleskop und dem größten Aquarium der Epoche. Für Besucher, die angesichts der Dimensionen der Ausstellung und der zurückzulegenden Gehstrecken verzagten, hatte man einen hölzernen mechanischen Fahrsteig verlegt, bestehend aus vier mit unterschiedlicher Geschwindigkeit sich fortbewegenden Ebenen. So langsam die Mengen auf dieser Innovation durch das Ausstellungsgelände zu gleiten schienen, so zeitlupenhaft liefen die gleichzeitig in Paris stattfindenden Olympischen Spiele, die zweiten erst in der Moderne, ab – das Sportereignis sich über fünf Monate hinziehen zu lassen war keine gute Idee; man kam bald von dieser von fast jedweder Dramatik freien Planung ab.

Eine der beim Publikum – die *Exposition Universelle de 1900* brachte es auf mehr als 48 Millionen Besucher – beliebtesten Ausstellungshallen, in denen man eine originär französische Erfindung bewundern konnte, war jener Abschnitt in der Galerie der Maschinen, den man den Brüdern Lumière zur Verfügung gestellt hatte. Auf einer riesigen Leinwand wurden die kurzen Filme der beiden Erfinder präsentiert, untermalt von Musik oder zur Handlung der Streifen passenden Geräuschen aus dem Phonographen, einem weiteren neuen Instrument für das Entertainment des Bürgertums. Auguste und Louis Lumière, die als Erben ihres Vaters Industrielle waren und Fotoplatten produzierten, hatten ein kinematographisches Verfahren entwickelt, das denen anderer Pioniere des Films wie zum Beispiel der Methode von Max Skladanowsky in Berlin technisch überlegen war. Die erste öffentliche Filmvorführung in Frankreich fand im Dezember 1895 in Paris statt; der 46 Sekunden dauernde Streifen zeigte Arbeiter beim Verlassen der Lumière-Fabrik.

Die Brüder produzierten in schneller Abfolge weitere Kurzfilme, die teilweise beträchtlichen Eindruck auf das Publikum machten wie *L'arrivée d'un train en gare de La Ciotat*: Die Szene eines in den Bahnhof einfahrenden Zuges mit seiner dampfsprühenden Lokomotive soll verschiedentlich zu Unruhe, wenn nicht gar Panik unter den Zuschauern geführt und die in den vorderen Reihen Sitzenden zur Flucht in den rückwärtigen Teil des Vorführraums bewegt haben (was einige spätere Filmhistoriker als Gründungslegende dieser Kunstform abtun). Zum Zeitpunkt der Pariser Weltausstellung hatten die Lumières fast eintausend dieser kurzen Filme produziert und dafür Kameraleute auch in ferne Weltteile entsandt. Man stand zweifellos am Anfang nicht nur einer neuen Technologie, sondern auch einer gänzlich neuen Form der Massenunterhaltung. Das erste große, der kommerziellen Filmherstellung gewidmete Studio wurde zwölf Jahre später eröffnet – nicht in Paris oder Lyon, dem Standort der Lumières, sondern in Babelsberg bei Potsdam.

Der um 1900 entstehenden Traumwelt des Films stellte ein Arzt in Wien die Erforschung einer anderen Traumwelt an die Seite. Sie bildet den Titel eines in jenem Jahr erschienenen Werkes (eigentlich kam es noch im November 1899 heraus, doch es wurde auf das neue Jahr vordatiert), das im Gegensatz zum Beispiel zu Charles Darwins *Origin of Species* zunächst wenig öffentliche Aufmerksamkeit fand; es dauerte fast zehn Jahre, bis die erste Auflage von 600 Stück vergriffen war – es war ein langer Weg zur heutigen Beschreibung in Wikipedia als einem der »meistgelesenen und einflussreichsten Bücher des 20. Jahrhunderts«.[4] Der Titel des Werkes lautete *Die Traumdeutung*, als sein Autor wurde »Dr. Sigm. Freud« genannt.

Sigmund Freud hatte bald nach der knapp verpassten Entdeckung der Lokalanästhesie, bei der er Inspirator, aber nicht Pionier gewesen war, privates Glück gefunden. Im September 1886 heiratete er seine geliebte Martha Bernays in Hamburg. Aus der Ehe gingen in den nächsten neun Jahren sechs Kinder hervor; das jüngste, die Tochter Anna, wurde später die wichtigste Stütze im langen und den letzten zwei Jahrzehnten von Krankheit (der eine Unmenge von Zigarren rauchende Freud entwickelte ein Karzinom des Gaumens, das in den 1920er Jahren zur operativen Entfernung von Teilen des Ober- wie des Unterkiefers führte) und schließlich Exil gezeichneten Berufsleben Freuds. Das Einkommen – ein kritischer Punkt für seine Schwiegermutter – schien gesichert, da Freud inzwischen eine Praxis in Wien eröffnet hatte und an der Etablierung einer kinderneurologischen Ambulanz beteiligt war. Seine Hinwendung zu den Leiden des Nervensystems war nach einem Weiterbildungsaufenthalt bei einem der ganz Großen dieses noch recht neuen Fachs geschehen.

Im Herbst 1885 war Freud für mehrere Monate nach Paris gegangen, um bei Jean-Martin Charcot am berühmten Hôpital de la Salpêtrière zu arbeiten und zu lernen. Die Salpêtrière war eine der ersten psychiatrischen Spezialkliniken, die diese Bezeichnung verdienen und in denen geisteskranke Menschen nach wissenschaftlichen Erkenntnissen und zumindest mit einem gewissen Maß an

Sympathie und Mitgefühl behandelt wurden. Dies stellte eine Abkehr von der über Jahrhunderte üblichen menschenunwürdigen Unterbringung in »Irrenanstalten« und *Madhouses* dar, ein Stück Fortschritt im Schatten der großen medizinischen und technologischen Durchbrüche, der einer marginalisierten, diffamierten und entrechteten Gruppe zugutekam. Ein klinischer Schwerpunkt an der Salpêtrière war die Behandlung und Erforschung der Hysterie. An diesem Zustand konnten nach zeitgemäßer Lehrmeinung ausschließlich Frauen leiden, was bereits der Terminus andeutet: Er basiert auf dem griechischen Hystera, der Bezeichnung für die Gebärmutter (deren Entfernung von Gynäkologen in vielen Sprachen heute als Hysterektomie bezeichnet wird). Charcot, der zunächst eigentlich Professor für Pathologische Anatomie in Paris war, spezialisierte sich zunehmend auf Krankheiten des Nervensystems und dabei auch auf solche, bei denen ein Pathologe und ein Neurologe keinen organischen Befund erheben könnten – bei Nervenleiden, die seit Charcot und vergleichbaren Wegbereitern des Faches in die Obhut der Psychiatrie gehören.

Zu den Höhepunkten einer Ausbildung bei Charcot gehörten dessen Patientendemonstrationen im Kreis ausgewählter Kollegen und fortgeschrittener Medizinstudenten. Der Spezialisierung Charcots entsprechend handelte es sich dabei häufig um Hysterikerinnen. Freud verfolgte die Interaktionen Charcots mit den Patientinnen fasziniert. Dies galt vor allem, wenn der Professor die Hypnose einsetzte, ein weder akzeptiertes noch unumstrittenes Verfahren. Derartige Sitzungen mit der Patientin Blanche Wittmann regten den Maler André Brouillet zwei Jahre nach Freuds Aufenthalt an der Salpêtrière zu einem Gemälde an, das eine der klassischen Darstellungen aus der Geschichte der Psychiatrie ist. Auf Freud hatten Charcot und seine Methoden einen prägenden Einfluss. Am 24. November 1885, gerade zwei Monate nach seiner Ankunft in Paris, notierte der Besucher aus Wien: »Charcot, der einer der größten Ärzte, ein genial nüchterner Mensch ist, reißt meine Ansichten und Absichten einfach um. Nach manchen Vorlesungen gehe ich fort wie aus Notre-Dame, mit neuen Empfindungen vom Vollkommenen. Aber er greift mich an; wenn ich von ihm weggehe, habe ich gar keine Lust mehr, meine eigenen dummen Sachen zu machen; ich bin jetzt drei Tage faul gewesen, ohne mir darum Vorwürfe zu machen. Mein Gehirn ist gesättigt wie nach einem Theaterabend. Ob die Saat einmal Früchte bringen wird, weiß ich nicht; aber dass kein anderer Mensch je ähnlich auf mich gewirkt hat, weiß ich gewiss.«[5]

Die Saat brachte Früchte. Freud spezialisierte sich auf unter Begriffen wie »nervös« oder »neurotisch« subsummierte Erkrankungen und Auffälligkeiten. Die Hypnose war eine seiner Behandlungsmethoden, nicht immer war er damit erfolgreich. Eine häufig gestellte Diagnose bildet ein Stück Zeitgeist ab: die Neurasthenie. An dieser zu leiden, gaben um die Wende vom 19. zum 20. Jahrhundert zahlreiche Zeitgenossen an. Es war ein primär nervlicher, seltener körperlicher Erschöpfungszustand, hervorgerufen durch die Gegebenheiten der »modernen Zeiten«: Die Hektik, die im Vergleich zu früher ungeheuren Geschwindigkeiten, mit denen man sich fortbewegte, manchmal auch fortbewegen musste, das gänzlich neuartige Gefühl permanenter Erreichbarkeit, ein Zeitalter, welches durch das Telefon (mehr noch als durch den Telegrafenboten) buchstäblich eingeläutet wurde – dies alles machte viele Menschen nervenkrank. Oder vermittelte ihnen den Eindruck, nervenkrank zu sein; die Symptomatik bzw. diese Befindlichkeit bezeichnet man heute als Burnout-Syndrom. Freud sah in der Neurasthenie darüber hinaus oder fast gänzlich, wie er einem Freund, dem HNO-Arzt Wilhelm Fließ, schrieb, eine sexuelle Neurose.

Die Bedeutung des Sexuallebens, die zahlreichen Verdrängungen dieses Triebes standen immer mehr im Mittelpunkt seiner Erforschung des Unbewussten, wofür er ab Mitte der 1890er Jahre verschiedentlich den Begriff »Psychoanalyse« benutzte, als einen Weg, dieses Unbewusste bewusst zu machen. Die Heimstätte oder auch die Hochburg dieses neuen Forschungsansatzes an der Grenzfläche von Medizin und Psychologie wurde seine Praxis in der Berggasse 19. Freud zog mit seiner stetig größer werdenden Familie 1891 in das großbürgerliche Mehrparteienhaus ein und empfing über 47 Jahre hier Patienten, die sich oft auf seiner berühmten, heute im Londoner Freud-Museum stehenden Couch zum analytischen Gespräch niederlegten, bis er 1938 nach dem »Anschluss« Österreichs an Nazi-Deutschland seine Heimat verlassen musste. Während eines sommerlichen Aufenthalts bei einer befreundeten Familie vor den Toren Wiens offenbarte sich ihm im Juli 1895 die Bedeutung eines eigenen Traums, ein Erlebnis, das für ihn der Ausgangspunkt zu seiner Traumforschung war. Im Traum suchte und fand Freud Spuren des Unbewussten, die eine Grundlage seines Lebenswerkes wurden wie die Bedeutung der menschlichen Libido und die kindliche Sexualität.

Die für sein 1900 erschienenes Buch titelgebende Traumdeutung nannte Freud seinen »Königsweg«: »Die Traumdeutung aber ist die Via regia zur Kenntnis des Unbewussten im Seelenleben. Indem wir der Analyse des Traumes folgen, bekommen wir ein Stück weit Einsicht in die Zusammensetzung dieses allerwunderbarsten und allergeheimnisvollsten Instrumentes, freilich nur ein kleines Stück weit, aber es ist damit der Anfang gemacht, um von anderen – pathologisch zu heißenden – Bildungen her weiter in die Zerlegung desselben vorzudringen. Denn die Krankheit – wenigstens die mit Recht funktionell genannte – hat nicht die Zertrümmerung dieses Apparates, die Herstellung neuer Spaltungen in seinem Innern zur Voraussetzung; sie ist dynamisch aufzuklären durch Stärkung und Schwächung der Komponenten des Kräftespiels, von dem so viele Wirkungen während der normalen Funktion verdeckt sind ... Das Unbewusste ist das eigentlich reale Psychische, uns nach seiner inneren Natur so unbekannt wie das Reale der Außenwelt, und uns durch die Daten des Bewusstseins ebenso unvollständig gegeben wie die Außenwelt durch die Angaben unserer Sinnesorgane.«[6]

Nichts Unbewusstes, sondern das eindeutige Empfinden einer

Zäsur, die Wahrnehmung des Endes einer Epoche und des Beginns einer neuen löste bei den Menschen auf fünf Kontinenten die weltweit und meist mit schwarzem Trauerrand verbreitete Nachricht aus, dass die Symbolfigur eines ganzen Zeitalters plötzlich nicht mehr da war. Am frühen Abend des 22. Januar 1901 tat Queen Victoria in Osborne House auf der Isle of Wight ihren letzten Atemzug. Anwesend war der deutsche Kaiser Wilhelm II., der sie nach manchen Berichten bis zuletzt in seinen Armen gehalten hatte – jener Herrscher, der dem Land seiner Großmutter in einer Mischung aus Liebe und Hass, aus Neid und Bewunderung auf so für zwei Völker fatale Weise innigst verbunden war. Es gab kaum mehr jemanden, in Großbritannien oder anderenorts, der sich an eine Zeit erinnern konnte, in der Victoria nicht auf dem Thron gesessen und ein weltumspannendes Empire repräsentiert hätte.

Dass Stefan Zweig vier Jahrzehnte später wehmütig an die mit Queen Victoria zu Ende gehende Epoche als einem Zeitalter der internationalen Sicherheit zurückdenken konnte, lag auch an der Weltherrschaft eines (verhältnismäßig) liberalen Staates mit einer alles andere als Despotismus verkörpernden Symbolfigur an der Spitze, nach der Städte, Seen und Provinzen in allen Teilen der Welt benannt waren. Der Historiker Richard J. Evans hat die positiven Effekte dieser Pax Britannica auf den Punkt gebracht: »Der durch die britische Vorherrschaft auf den Weltmeeren gesicherte Friede ermöglichte den Ausbau der Kommunikationsnetze, der Telegraphiekabel, Schifffahrts- und Handelsrouten und interkontinentalen Bahnstrecken, was das Wirtschaftswachstum weiter ankurbelte und ein dicht geknüpftes Netz von schnellen Kommunikationswegen schuf. Der Welthandel explodierte unter diesen Bedingungen geradezu, eine Entwicklung, die unmöglich gewesen wäre, wenn die großen Industriestaaten sich gegenseitig bekriegt hätten.«[7]

Die Repräsentanten dieser Industrienationen kamen bei der Beisetzung der Queen noch einmal zusammen, die bei eisigen Temperaturen – dem Lieblingswetter der Königin – und hoher öffentlicher

Anteilnahme im Mausoleum von Frogmore zur letzten Ruhe gebettet wurde. Drei der dabei durch Angehörige der herrschenden Dynastien vertretenen und scheinbar mächtigen Kaiserreiche würden nicht mehr existieren, wenn man sich 1919 des einhundertsten Geburtstages der Queen erinnerte. Die kleine Frau war nach dem frühen Tod ihres Gatten Albert von extremer Privatheit gewesen, was auch für ihre Beziehung zur Medizin galt. Von einem Arzt hatte sie sich nur bei ihren neun Geburten und wahrscheinlich zuletzt bei der Abszesseröffnung im Beisein von Joseph Lister berühren lassen. Als ihr letzter Leibarzt Sir James Reid ihre sterbliche Hülle in Osborne House für die finale Reise zum Festland vorbereitete, fiel dem Mediziner neben einer Bauchwandhernie (ein Hervortreten von Darmgewebe durch eine Lücke in der Bauchwand) ein Uterusprolaps auf, ein Gebärmuttervorfall. Mit ihrer persönlichen Geschichte von zahlreichen Geburten und Übergewicht war Victoria prädestiniert für dieses Absinken der Gebärmutter aus ihrer natürlichen Lage; sie hat offensichtlich nie ärztliche Hilfe für dieses sie wahrscheinlich peinlich berührende Leiden gesucht.

Der neue und von einem genusssüchtigen Lebensstil erkennbar gezeichnete König hätte nach seiner Mutter mit ihren 64 Jahren auf dem Thron (eine Leistung, die erst 2015 von Queen Elizabeth II. übertroffen wurde) beinahe einen gegenteiligen Rekord aufgestellt. Dass Edward VII., ein Liebhaber französischer Tafelfreuden und Freudenhäuser, nicht zu einem der am kürzesten regierenden englischen Monarchen wurde, verdankte er dem während seiner Lebenszeit enorm angestiegenen Stand der Möglichkeiten in der Chirurgie. Eine Appendizitis zu operieren – im Deutschen etwas ungenau als Blinddarmentzündung bezeichnet; meist ist nur der Wurmfortsatz, der Appendix entzündet – war vor der Einführung von Anästhesie und Antisepsis kaum möglich; die Krankheit und die sich aus ihr ohne Therapie typischerweise entwickelnde Peritonitis (Bauchfellentzündung) waren meist ein Todesurteil für die Patienten. Anekdoten von gelungenen Operationen wie der angeblich ersten Appendektomie durch den in London wirkenden französischen Chirurgen Claudius Amyand im Jahr 1735 sind genau das: Anekdoten über seltene Ausnahmen von der tödlichen Regel.

Die Appendizitis des neuen englischen Königs kam zu einem denkbar ungünstigen Zeitpunkt für ihn: Im Sommer 1902 liefen die Vorbereitungen für seine Krönung auf Hochtouren. Am 14. Juni, zwei Wochen vor dem geplanten Festakt, verspürte Edward Unwohlsein und Bauchschmerzen. Man ließ Sir Frederick Treves kommen, den angesehensten Chirurgen Großbritanniens und jenen Arzt, der sich einst um Joseph Merrick, den Elefantenmenschen, gekümmert hatte. Als Treves eintraf, hatte sich das Befinden Edwards gebessert, und der Monarch bestand darauf, an einem Bankett mit den inzwischen in London eingetroffenen gekrönten Häuptern teilzunehmen. Am 23. Juni indes verschlechterte sich sein Zustand; Treves und die anderen Ärzte waren nun davon überzeugt, dass eine Appendizitis vorlag, die im Begriff war, in einen Abszess überzugehen. Man riet zur Operation, doch Edward erklärte, er wolle die Bevölkerung und die Staatsgäste nicht enttäuschen und pünktlich in der Westminster Abbey sein. Treves führte ihm in drastischen Worten den Ernst der Lage vor Augen: »Dann, Sire, werden Sie als Leiche dorthin fahren.«[8] Das überzeugte den Monarchen.

Treves und das Ärzteteam holten sich bezüglich der nach aktuellem Wissensstand bestmöglichen Antisepsis Rat bei Joseph Lister, inzwischen Baron Lister of Regis Lyme. Die Operation durch Treves und unter den Anweisungen Listers zur Keimreduktion nahm 40 Minuten in Anspruch und verlief erfolgreich. Die Krönung wurde im August nachgeholt und vom Zeremoniell ein paar Nummern kleiner gehalten; man konnte die Fürsten, Prinzen, Könige und Präsidenten nicht erneut anreisen lassen. Nutznießer der königlichen »Blinddarmentzündung« waren die Armen Londons, an die man die für die diversen Festakte und Bankette eingekauften und vielfach zubereiteten Lebensmittel verteilte. So kamen zu Beginn der kurzen Edwardianischen Ära Angehörige der sozialen

Unterschicht zum wahrscheinlich einzigen Mal in ihrem Leben in den Genuss von Foie gras und gefüllten Wachtelbrüstchen.

Zu einem Generationenwechsel in der politischen Führung kam es 1901 auch in den USA. Im Unterschied zu Großbritannien war es eine tatsächliche Verjüngung an der Staats- und Regierungsspitze; außerdem betraf es mit dem Präsidentenamt eine reale politische Kraft und nicht nur eine repräsentative Institution wie die Monarchie. Es schien den Unternehmungsgeist und die Dynamik der sich als jung empfindenden amerikanischen Nation, die den nordamerikanischen Kontinent erschlossen und sich untertan gemacht hatte, zu verkörpern, dass plötzlich der (bis zum heutigen Tag) jüngste Präsident aller Zeiten ins Weiße Haus einzog, der erst 42 Jahre alte Theodore Roosevelt. Der Anlass des Wechsels und die Amtsübernahme durch den bisherigen Vizepräsidenten Roosevelt freilich war ein tragischer: Abermals fiel, nach Abraham Lincoln und James Garfield, ein amerikanischer Präsident einem Attentat zum Opfer.

Der 1896 erstmals und 1900 wiedergewählte Präsident William McKinley hielt bei der Panamerikanischen Ausstellung in Buffalo am Nachmittag des 6. September 1901 eine öffentliche *reception* ab, bei der zahlreiche Schlange stehende Besucher sich am Präsidenten vorbeischoben und ihm die Hand schütteln konnten. Die Planer hatten ausgerechnet, dass pro Minute 50 Amerikanerinnen und Amerikaner in den Genuss eines Händedrucks durch den *Chief Executive* kommen konnten. McKinley streckte seine wahrscheinlich bereits erlahmende Rechte auch jenem Mann entgegen, der ein Taschentuch um seine Hand gewickelt hatte. So konnte der Anarchist Leon Czolgosz den kleinen Revolver tarnen, mit dem er aus kürzester Distanz zwei Kugeln in McKinleys Bauch schoss. Eine davon verursachte keinen Schaden, die andere durchschlug Bauchspeicheldrüse und Dünndarm. Mehrere schnell am Schauplatz eintreffende Chirurgen operierten den Präsidenten noch am selben Abend. Diesmal wusch man sich die Hände und betrieb, so gut es unter bescheidenen Bedingungen ging, Antisepsis.

McKinley lag für gut zwei Stunden unter Äthernarkose. Die Ärzte konnten indes die Kugel nicht finden: Weder standen passende Instrumente zur Sondierung zur Verfügung, noch waren die Beleuchtungsverhältnisse auch nur annähernd befriedigend; der Notfallraum im Hospital der Ausstellung verfügte über keine ausreichenden künstlichen Lichtquellen. So wusch man das Operationsfeld mit Wasserstoffperoxid und anderen antiseptisch wirkenden Substanzen, verschloss die Darmwunde und auch die fast zwölf Zentimeter große von den Chirurgen angebrachte Inzision. McKinley überstand die Operation gut und wurde mit einem elektrischen Krankenwagen zu seinem Privathaus gebracht, dem Milburne House, wo er die nächsten acht Tage, seine letzten, verbrachte. Eine völlige Beseitigung der durch die Kugel und die chirurgische Intervention in den Körper gelangten Keime war nicht möglich gewesen; McKinley verstarb am 14. September an dem von Bakterien ausgelösten Gangrän seiner inneren Organe.

In jenem Jahr 1901 begann – so lässt sich argumentieren – die Popularisierung, gelegentlich auch die Heroisierung von Wissenschaft und von herausragenden Forschern. Erstmals wurden Nobelpreise verliehen, und dies bereits unter großer öffentlicher Aufmerksamkeit; von jetzt an war eine solche Auszeichnung das Maß aller Dinge für das Allgemeinpublikum. Der durch seine Erfindung des Dynamits zu Reichtum gekommene schwedische Industrielle und Chemiker Alfred Nobel hatte 1895 in seinem Testament verfügt, dass sein Vermögen Grundlage einer Stiftung sein möge, aus der alljährlich jenen ein Preis auf den Gebieten Physik, Chemie, Medizin oder Physiologie, Literatur und Frieden verliehen werden solle, die der Menschheit den größten Nutzen gebracht hatten oder, bezogen auf die Kategorie Frieden, am meisten zum Abbau stehender Heere oder zur Verbrüderung der Völker beigetragen hatten. Die Preisverleihung fand erstmals am 10. Dezember 1901, dem fünften Todestag Nobels, statt; wie festgelegt für die naturwissenschaftlichen und literarischen Laureaten in Stockholm, zur Verleihung des

Friedensnobelpreises in Oslo (Norwegen war noch bis 1905 mit Schweden in einer Union vereint).

Unter den ersten Laureaten befanden sich Wissenschaftler von einem extrem hohen Bekanntheitsgrad. Während heute nach Bekanntgabe der Preisträger des Jahres meist die Wissenschaftsredaktionen von Zeitungen – von jenen Zeitungen, die sich eine solche Redaktion überhaupt noch leisten – und Sondersendungen des Fernsehens sich redlich bemühen, die Geehrten und deren Leistungen dem Laienpublikum halbwegs bekannt zu machen, war dies 1901 zumindest im Fall der Preisträger in Physik und Medizin nicht nötig, die Namen hatten bereits weltweit einen guten Klang. Der erste Nobelpreis für Physik ging an Wilhelm Conrad Röntgen, der erste Nobelpreis für Medizin an Emil Adolf Behring, der im gleichen Jahr von Kaiser Wilhelm II. nobilitiert wurde und seither Emil von Behring hieß.

Um Behrings Lebensleistung würdigen zu können, muss man sich in die Situation von Familien, von Eltern kleiner Kinder, versetzen, für die es bis zu seiner epochalen Innovation kaum einen größeren Schrecken gab als dieses eine Wort: Diphtherie. Die Kindersterblichkeit war noch bis weit in die in diesem Buch porträtierte Epoche hoch und dies aus vielfältigen Ursachen von Infektionen bis zu ernährungsbedingten Mangelerkrankungen. Kein Tod eines kleinen Kindes wirkte indes so grausam wie jener an Diphtherie. Der ältere Ausdruck Rachenbräune deutet das schreckliche Geschehen in den Atemwegen der Betroffenen an: Der von dem mit Robert Koch zusammenarbeitende Friedrich Loeffler 1884 entdeckte Erreger, *Corynebacterium diphtheriae*, sondert einen Giftstoff, ein Toxin, ab, der als charakteristisches pathologisches Geschehen zur Bildung von sogenannten Pseudomembranen auf den Mandeln, dem Kehlkopf und anderen Flächen im Hals wie der Luftröhre oder auch in der Nase führt.

Die Kinder entwickeln nicht nur einen Husten, sondern vor allem Atembeschwerden. Das Einatmen wird anstrengend, geht mit einem vor allem für die Eltern grausamen Geräusch einher – zu deren Verzweiflung trägt auch der faulige Geruch aus dem Mund des Kindes bei. In der Endphase, wenn fast alle Flächen der Atemwege mit den Pseudomembranen bedeckt sind, ersticken die Erkrankten regelrecht, was der Krankheit den Beinamen »Würgeengel der Kinder« eingetragen hat. Das Leiden befiel vor allem Kleinkinder, seltener Neugeborene oder Teenager, und Behring beschrieb in einem 1893 erschienenen Werk die besonders gefährdete Altersgruppe: »Wir sehen also, wie die Gefahr der Eltern, ihre Kinder bis zum Eintritt in die Schulzeit zu verlieren, vom dritten Jahre ab hauptsächlich durch die Diphtherie bedingt wird, und dass die Angst der Mütter vor dieser schrecklichen Erkrankung nur zu sehr gerechtfertigt ist. Sind es doch gerade die Jahre des kindlichen Lebens, in denen das erwachende Geistesleben anfängt, am meisten den Angehörigen Freude zu machen, in denen die Sorge um den Verlust durch Ernährungsstörungen mehr und mehr zurücktritt und die Hilflosigkeit der Kleinen gerade mit einem frischen fröhlichen Gedeihen und der schönsten Betätigung der körperlichen und psychischen Funktionen Platz gemacht hat.«[9]

Dass es nicht die Vermehrung der Bakterien an sich ist, die wie bei vielen Infektionskrankheiten zu den jeweiligen Symptomen führt, sondern dass diese Erreger ein Toxin absondern, welches das klinische Bild auslöst, wiesen 1888 zwei Mitarbeiter Pasteurs nach, Émile Roux und Alexandre Yersin – Letzterer wurde einige Jahre später als Entdecker des Erregers der Pest berühmt; die Bakterie trägt seither den Namen *Yersinia pestis*. Ein Gegenmittel gegen dieses von den Corynebakterien produzierte Gift zu finden, ein Antitoxin, war das Ziel der Forschungen Behrings – und um damit endlich eine Waffe im Kampf gegen eine Seuche zu haben, der im Deutschen Kaiserreich rund 50 000 Kinder pro Jahr zum Opfer fielen.

Der im März 1854 in Westpreußen geborene Emil Behring stammte aus einer kinderreichen Lehrerfamilie, er erfreute sich nicht weniger als zwölf Geschwister. Da angesichts eines solchen Kindersegens die finanziellen Mittel begrenzt waren, studierte der junge Behring Medizin mit Unterstützung der Armee gegen die Verpflichtung, nach erfolgreichem Abschluss des Studiums für acht Jahre beim Militär als Stabsarzt zu dienen. Danach arbeitete Behring zunächst am Pharmakologischen Institut in Bonn und ab 1889 am Institut für Infektionskrankheiten in Berlin, das von Robert Koch geleitet wurde und seither seinen Namen trägt. Zu Behrings engsten Kollegen zählten fast umgehend der japanische Forscher Shibasaburō Kitasato und der aus Schlesien stammende Paul Ehrlich, dem Koch bei seinem ersten Besuch dort bei Paul Cohnheim begegnet war. Den Wissenschaftlern gelang es in zahlreichen Tierversuchen sowohl mit Erregern der Diphtherie als auch jenen des Wundstarrkrampfes (Tetanus) bei einigen Tieren, zum Beispiel Meerschweinchen, eine Immunität gegen die Bakterien zu produzieren. In einer berühmten Notiz, am 23. November 1890 am Labortisch auf einem Zettel niedergeschrieben, stellte sich Behring eine Frage (ohne Fragezeichen), die er umgehend beantwortete: »Ist das Blut der immunen Tiere im Stande, die Giftwirkung aufzuheben. Jawohl!«[10]

Der Fachwelt berichteten Behring und Kitasato elf Tage später von ihrer Entdeckung. *Ueber das Zustandekommen der Diphtherie-Immunität und der Tetanus-Immunität bei Thieren* erschien am 4. Dezember 1890 in der von zahlreichen, vielleicht gar fast allen Ärzten gelesenen (und noch heute erscheinenden) *Deutschen Medizinischen Wochenschrift*. Wenn Tiere in der Lage waren, so überlegten Behring und Kitasato, ein Antitoxin gegen Diphterie zu bilden, das in ihrem Blut durch den Körper zirkulierte, dann müsste doch aus dem Blutserum dieser geschützten Tiere ein Mittel zu isolieren sein, mit dem man an Diphtherie erkrankte Kinder retten könnte. Meerschweinchen und Kaninchen kamen wegen ihrer geringen Größe nicht als Produzenten eines solchen Immunserums in Frage – eines Stoffes, mit dem eine passive Immunität des Patienten, quasi eine von außen dem Körper zugeführte Abwehrkraft, erreicht würde im Unterschied zu einer aktiven Immunisierung durch eine Impfung, nach der das Immunsystem des Geimpften selbst einen solchen Schutz produziert. So setzten die beiden größere Tiere wie Ziegen und Schafe ein. Erste Versuche am Menschen, 1891 an Kindern in der Chirurgischen Universitätsklinik in Berlin durchgeführt, verliefen nicht erfolgreich. Der Grund war eine zu niedrige Dosierung, ein Problem, das Paul Ehrlich schließlich löste. Auf dem Internationalen Hygiene-Kongress in Budapest im September 1894 konnte endlich von einem Durchbruch berichtet werden. Erstmals waren Kinder mit Diphtherie geheilt worden; nicht länger war der Luftröhrenschnitt zur Rettung des Lebens angesichts zunehmender Atemnot vonnöten. Es reichte die Gabe eines Serums, das bald eng mit Behrings Namen verbunden war.

Behring begann eine enge Zusammenarbeit mit den Farbwerken Höchst, die anfingen, in großem Umfang Serum – mit Pferden als Produzenten – herzustellen. Bei der Einweihung im November 1894 standen dafür 57 Pferde zur Verfügung. Bei Behring trafen in der Folge in großer Menge Dankesschreiben ein, wie jenes einer böhmischen Adeligen, die ihn wissen ließ: »Die dankbare Mutter von diesen acht an Diphtherie erkrankten Kindern, bei welchen die Heilseruminjektionen großartig gewirkt haben, bittet Sie, verehrter Herr Professor, um Ihre Unterschrift auf der beiliegenden Photographie.«[11] Als »Retter der Kinder«, als ein »Wohltäter der Menschheit« wurde Behring nicht nur berühmt, sondern auch reich. Bislang Junggeselle, heiratete er im Dezember 1896 die zwanzigjährige Else Spinola. Der Nobelpreis war eine von zahlreichen Ehrungen des persönlich manchmal etwas schroffen Mannes.

Der Sieg über die Diphtherie war einer von vielen Gründen, an der Jahrhundertwende zuversichtlich in die Zukunft zu blicken. Während für die breite Masse diese mit der markanten Zahl »1900«, also um Mitternacht auf den 1. Januar 1900, stattfand, wussten mathematische Puristen natürlich, dass das 20. Jahrhundert eigentlich erst mit dem 1. Januar 1901 beginnt – ähnliche Stimmen wurden auch einhundert Jahre später laut, ohne sich allzu großer Beachtung zu erfreuen, als die Menschheit am 1. Januar 2000 das Millennium feierte und erleichtert war, dass das angekündigte Versagen aller Computer ausblieb. Die *New York World* immerhin war so korrekt, prominente Autoren zum 1. Januar 1901 nach ihrer Einschätzung des heranbrechenden Zeitalters zu befragen. Der Leitartikler fasste die Eindrücke zusammen: »*The World* ist optimistisch genug zu glauben, dass das 20. Jahrhundert ... allen Gefahren trotzen und sich als das beste erweisen wird, das unser stetig aufstrebender Planet je gesehen hat.«[12]

SCHICKSALE: ADELE BLOCH-BAUER (DIE FRAU IN GOLD)

In der »Neuen Galerie« in New York stehen die Besucher geduldig in der Schlange vor einem der berühmtesten Kunstwerke der Moderne. Die »Frau in Gold«, 1907 von Gustav Klimt erschaffen, ist eine Ikone des Jugendstils. Das auch als »Adele Bloch-Bauer I« bekannte Porträt beeindruckt auch durch die Andeutung von Zerbrechlichkeit – als habe es der Künstler geahnt: Die Wiener Bankiersgattin würde 1925 im Alter von nur 44 Jahren an einer Infektion des Gehirns, einer Enzephalitis, sterben. Ein Team brasilianischer Ärzte hat das Bild vor einigen Jahren mit klinischem Blick bewertet und seine Ergebnisse im Journal of Medical Biography *publiziert.*[1] *Die bemerkenswerte Besonderheit im Antlitz der Adele Bloch kann als eine* facies mitralis *interpretiert werden: die für einen häufigen Herzklappenfehler, die Mitralstenose, typischen geröteten Wangen. Die Diagnose dieses Herzleidens, das sich bei den Betroffenen vor allem in Atemnot und eingeschränkter Leistungsfähigkeit äußert, passt zu den die Rötungen* umgebenden und an einigen Stellen aufgrund der schlechten Blutversorgung zyanotisch, also eher bläulich wirkenden Hautarealen. Die Mitralstenose wird häufig durch rheumatisches Fieber ausgelöst. Und von einer Erkrankung aus dem rheumatischen Formenkreis war die Porträtierte ganz offensichtlich früher betroffen gewesen: Einer ihrer Finger ist deformiert.

Zur Diagnose Mitralstenose passt auch ein Detail aus dem, was an biografischen Einzelheiten aus Adele Blochs Leben bekannt ist: Sie hat sehr oft an Ermüdungszuständen gelitten, was eine Folge der verminderten Herzleistung gewesen sein dürfte. Auch das frühzeitige Ableben ist durch die neue Diagnose erklärbar. Gegen Ende ihres Lebens könnte es durch eine Infektion der deformierten Mitralklappe zu einem Fieber gekommen sein. Diese infektiöse Entzündung des Herzmuskels war in der damaligen Zeit ein relativ häufiger Befund bei Menschen mit einer rheumatischen Erkrankung in der Vorgeschichte. Gustav Klimt hat mit seinem berühmten Kunstwerk auch eine Diagnose hinterlassen – die Dokumentation einer Krankheit, bei der die Medizin um 1910 noch nicht helfen konnte.

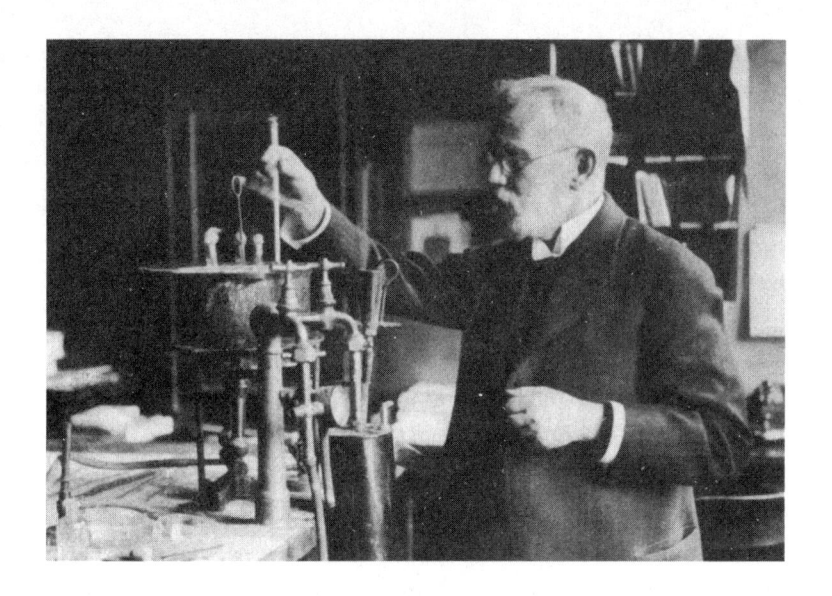

21.

JÜDISCHE PIONIERE

In dem 1940 in Hollywood gedrehten und auch mehr als achtzig Jahre nach seiner Entstehung höchst sehenswerten Spielfilm *Dr. Ehrlich's Magic Bullet*[2] gibt es eine besonders einprägsame Szene. Der längst durch seine vielfältigen wissenschaftlichen Beiträge wie vor allem wegen dem gemeinsam mit Emil von Behring entwickelten Serum gegen die Diphtherie berühmte und angesehene Mediziner Paul Ehrlich sitzt zusammen mit der High Society von Frankfurt am Main an der opulent gedeckten Tafel der reichen Bankierswitwe Franziska Speyer. Der Champagner perlt in den Gläsern, Diener tragen Köstlichkeiten auf. Ehrlichs Anliegen an diesem Abend hat indes nichts mit kulinarischen Genüssen zu tun. Er sucht

Fördermittel für sein Forschungsinstitut. Die bekannte Frankfurter Mäzenin ist nicht abgeneigt und fragt Ehrlich, woran er denn zurzeit forsche. Mit seiner Antwort lässt Ehrlich sofort alle Gespräche an der Tafel verstummen und zeichnet Entsetzen und Abscheu auf die Gesichter der geladenen Gäste: »Syphilis!« In der nächsten Szene sitzen Paul Ehrlich und Franziska Speyer allein am noch gedeckten Tisch und besprechen die Details; die Honoratioren und ihre Gemahlinnen scheinen das Bankett geradezu fluchtartig verlassen zu haben.

Im Film wie im realen Leben war Ehrlich mit seinem Anliegen bei der Philanthropin erfolgreich. Das 1906 eröffnete und den Namen von Franziskas vier Jahre zuvor verstorbenem Mann tragende Georg-Speyer-Haus war der Schauplatz von der vielleicht berühmtesten Entdeckung in Ehrlichs so ertragreichem Forscherleben und existiert noch heute als ein auf die Weiterentwicklung der Chemotherapie spezialisiertes Forschungsinstitut unter der offiziellen Bezeichnung *Georg Speyer Haus – Institut für Tumorbiologie und experimentelle Therapie*. Paul Ehrlich war mit seiner Übersiedlung von Berlin nach Frankfurt 1899 aus der Zusammenarbeit und auch aus dem Schatten Emil von Behrings herausgetreten. Die beiden Wissenschaftler, deren Freundschaft im Streit über die jeweils zustehenden Gewinnanteile aus der Herstellung des Diphtherie-Serums zerbrach, hatten eine lange gemeinsame Wegstrecke zurückgelegt, wofür ein chronologisch-biografischer Zufall geradezu symbolhaft ist. Paul Ehrlich wurde am 14. März 1854 im schlesischen Strehlen geboren – er war damit exakt einen Tag älter als Emil von Behring.

Der Schwerpunkt der frühen Jahre Ehrlichs war die Entwick-

◀ *Wie Sigmund Freud, Karl Landsteiner und Jacques Joseph steht Paul Ehrlich für die zahlreichen Beiträge, die jüdische Wissenschaftler zum Fortschritt, gerade in der Medizin, leisteten. Doch die Erfahrung von Diskriminierung und Ausgrenzung war auch diesen verdienten Persönlichkeiten alles andere als fremd.*

lung von Methoden zur Anfärbung von Zellen. Damit spielte er eine wichtige Rolle bei Robert Kochs Entdeckung der Tuberkulosebakterien. Die erfolgreiche Anfärbung der unterschiedlichen zellulären Bestandteile des Blutes waren Meilensteine in der Diagnostik der verschiedenen Formen der Leukämie. Ehrlich war so von der Färbetechnik begeistert, dass er zur Dokumentierung eine Vielzahl farbiger Notizzettel benutzte und seine Kitteltasche förmlich von Buntstiften in allen Farben überquoll. Koch schätzte Ehrlich außerordentlich und war erschüttert, als dieser aus gesundheitlichen Gründen seinen Abschied nehmen musste. Ehrlich hatte sich offenbar im Labor mit Tuberkulose angesteckt. Zusammen mit seiner jungen Frau Hedwig, geborene Pinkus, die er im August 1883 geheiratet hatte, ging er für fast zwei Jahre nach Ägypten, wo das trockenheiße Klima wahrscheinlich mehr zu Ehrlichs Heilung beitrug als Kochs Tuberkulin, das er einnahm – zu seinem Glück ohne die bald bekannt werdenden, manchmal gravierenden Nebenwirkungen dieses Mittels, dem großen Irrtum im Leben Robert Kochs. Durch die nicht nur in menschlicher, sondern auch in finanzieller Hinsicht vorteilhafte Heirat mit Hedwig war Ehrlich so weit unabhängig, um sich eine längere Auszeit nehmen zu können. So konnte er für fast zwei Jahre ohne feste Anstellung mit einem eigenen Labor wirtschaftlich überleben, bevor er Professor an der Universität in Berlin und Direktor eines staatlichen Instituts für Serumforschung wurde.

Die Arbeit an der Zellfärbung hatte Ehrlich gezeigt, dass bestimmte Moleküle wie zum Beispiel der von ihm vielfach benutzte Farbstoff Methylenblau an eine Zelle zu binden vermochten und mit dieser Zelle etwas anstellten – ihre einzelnen Bestandteile wie zum Beispiel den Kern zu färben –, während andere Moleküle nicht dazu in der Lage waren. Die Zellen verfügten offenbar über Rezeptoren, an denen ein spezifisches Molekül anbindet, so wie ein bestimmter Schlüssel in ein Schloss passt, ein anderer hingegen nicht. Ehrlich, ein Freund klassischer Sprache, pflegte zu sagen: *Corpora non agunt nisi fixata*, Körper wirken nicht, wenn sie nicht angebunden sind. Und Körper – das konnte einen Farbstoff bedeuten, aber auch ein Medikament. Hieraus entwickelte Ehrlich jenen Gedanken, der ihm den Titel eines Vaters – oder eines Gründers – der Chemotherapie eingebracht hat. Er suchte nach chemischen Verbindungen – die im Erfolgsfall Medikamente sein würden –, die so gezielt an eine bestimmte Art von Zellen banden, dass andere Zellen nicht beeinträchtigt und damit auch nicht geschädigt werden. Dies ist der Grundgedanke der Chemotherapie, der in der Realität angesichts der potenziellen Nebenwirkungen von vor allem in der Krebstherapie eingesetzten Wirkstoffen oft an seine Grenzen stößt. Krebszellen waren (und sind) ein klassisches Ziel für eine Chemotherapie, aber auch Infektionskrankheiten verursachende Mikroorganismen.

Einen solchen identifizierten 1905 an der Charité in Berlin der Dermatologe Erich Hoffmann und der Zoologe Fritz Schaudinn. Es war eine sich unter dem Mikroskop als schraubenförmig gewunden darstellende Bakterie, eine Spirochäte, eine mit einem eigentümlichen Bewegungsapparat ausgestattete Spezies, die sich unter einer an einen Korkenzieher erinnernden Rotation recht schnell fortbewegt. Die eigentümliche Lebensform bekam den Namen *Treponema pallidum*. Was Hoffmann und Schaudinn entdeckt hatten, war eine sogenannte Geißel der Menschheit, die seit fast genau vierhundert Jahren Europa heimsuchte: *Treponema pallidum* ist der Erreger der Syphilis. Zwar streiten Medizinhistoriker und Anthropologen seit langem über Vorgeschichte und Herkunft der Geschlechtskrankheit, doch spricht einiges dafür, dass sie von den ersten Entdeckungsreisen des Christoph Columbus aus der Neuen Welt (»Entdeckung« und »Neue Welt« aus eurozentrischer Sichtweise) nach Europa gebracht wurden. Wenn dem so ist, kann man die Seuche mit einem Hauch von Ironie durchaus als eine A-priori-Rache der amerikanischen Ureinwohner an den Europäern, den »Weißen«, betrachten, welche die sogenannten Indianer über die nächsten vier Jahrhunderte vertreiben, ermorden, versklaven, marginalisieren sollten. Durch Europa jedenfalls zog die Syphilis ab etwa 1494 eine

Spur der Verheerung. Sie breitete sich viel fulminanter aus als die heutige Krankheitsform; zwischen Infektion, dem Auftreten der ersten Symptome und dem Tod lagen oft nur wenige Wochen.

Die »Lustseuche« änderte das Sexualleben der Menschen nachhaltig; der Liebesakt mit einem neuen Partner, einer neuen Partnerin konnte plötzlich Behinderung und Tod nach sich ziehen. Geradezu kennzeichnend für das Bewusstsein um diese neue Gefahr ist das fast völlige Verschwinden der im Mittelalter – das keineswegs sinnenfeindlich war – so beliebten Badehäuser zu Beginn der frühen Neuzeit; sie waren eine Einrichtung, die man vielerorts keineswegs primär zur körperlichen Säuberung aufsuchte. Niemand war vor der Syphilis sicher, die Krankenliste weist zahlreiche prominente Namen auf, deren Schaffen durch die Infektion oft ein frühes Ende erlebte, wie Franz Schubert, Paul Gauguin, Oscar Wilde – um nur einige wenige zu nennen. Durch Syphilis schwerbehinderte Menschen begegneten Ehrlich und seinen zeitgenössischen Kollegen fast täglich. Der Befall des Zentralnervensystems mit den Spirochäten führte zu geistiger Debilität, zu Erblindung, zu Taubheit und anderen Manifestationen. Besonders tragisch: Syphilis kann nicht nur mit dem Geschlechtsakt, sondern auch im Mutterleib übertragen werden. Die Vielzahl der möglichen Beeinträchtigungen von Kindern, die als Föten im Uterus einer syphiliskranken Mutter infiziert wurden, liest sich wie eine Schreckensliste und reicht von den fast charakteristischen tonnenförmigen Schneidezähnen über Lähmungserscheinungen und geistige Behinderung bis hin zu Taubheit und Blindheit.

Paul Ehrlich suchte mit seinen Mitarbeitern im Frankfurter Institut, darunter vor allem dem japanischen Bakteriologen Hata Sahachirō, nach dem einen Molekül, der einen Substanz, die an *Treponema pallidum* binden und den Lebenszyklus der Spirochäte dabei so beeinflussen würde, dass die Vermehrung und Ausbreitung des Erregers im menschlichen Körper gestoppt wurde – die »Zauberkugel«, wie man dieses Traumbild nannte. Sie arbeiteten vor allem mit Meerschweinchen und Kaninchen, die sich mit einem der Syphilis ähnlichen Erreger infizieren ließen. Offenbar schienen arsenhaltige Moleküle am ehesten an die Treponemen zu binden. Ehrlich und sein Team zählten die getesteten Substanzen gewissenhaft durch. Es war eine lange und mühselige Arbeit. Der Erfolg stellte sich bei dem Präparat mit der Nummer 606 ein. Es war eine Arsenverbindung in Kombination mit einem Farbstoff. Als Tag der Entdeckung gilt der 31. August 1909, acht Monate nachdem Paul Ehrlich für Arbeiten zur Immunologie den Nobelpreis erhalten hatte. Fast umgehend begannen klinische Tests, die Ehrlich, seine Mitarbeiter und die Firma Höchst überzeugten.

Die vielversprechenden Ergebnisse stellte Ehrlich 1910 auf einem Kongress für Innere Medizin in Wiesbaden vor. Er hatte zuvor rund 65 000 Proben des als Salvarsan vermarkteten Präparats an Ärzte weltweit versandt. Einige Erfolge erschienen spektakulär: Ehrlich erzählte im Kollegenkreis gern die Geschichte des Patienten, der durch syphilitischen Rückenmarkbefall in zeitgemäßer Diktion als »Krüppel« galt, nach Therapie mit Salvarsan jedoch auf eine bereits abfahrende Straßenbahn aufspringen konnte. Gleichwohl warnte er: Arsen war ein potentes Gift, das in jener Zeit immer wieder in sensationellen Berichten über spektakuläre Morde auftauchte. Es kam in der Tat zu Komplikationen und Todesfällen. Im Folgejahr kam mit Neosalvarsan ein an Nebenwirkungen ärmeres Produkt auf den Markt. Die durch die neue Therapie ausgelösten Komplikationen führten zu Anfeindungen Ehrlichs, die erkennbar antisemitische Untertöne hatten. Die vollständige und vorurteilslose Anerkennung seines Durchbruchs war ihm bis zu seinem Tod im August 1915 versagt. Ehrlichs Innovation blieb indes die Standardbehandlung der Syphilis bis zur Einführung der Antibiotika nach dem Zweiten Weltkrieg.

Paul Ehrlich und Sigmund Freud sind wahrscheinlich die bekanntesten Ärzte jüdischer Herkunft, die in so reichem Maße zum Goldenen Zeitalter der Medizin beitrugen. Die große Entdeckung von Karl Landsteiner wirkte auf das Allgemeinpublikum weniger schlagzeilenträchtig als Ehrlichs »Zauberkugel«, die plötzlich Hunderttausenden Heilung versprach, doch auch ihre Auswirkungen waren beträchtlich. Der aus Baden bei Wien stammende und im Alter von 22 Jahren zum Katholizismus konvertierte Arzt war nur kurzzeitig klinisch tätig gewesen und verschrieb sich ganz der Laborarbeit. Ab Januar 1896 arbeitete er als Assistent am Institut für Hygiene der Universität Wien, zwei Jahre später wechselte er an das Pathologisch-Anatomische Institut; 1911 wurde er außerordentlicher Professor für Pathologie.

An seiner damaligen Wirkungsstätte, dem Wilhelminenhospital im Wiener Bezirk Ottakring, wies er 1908 zusammen mit einem Kollegen, Erwin Popper, nach, dass die Kinderlähmung, die Poliomyelitis, eine Infektionskrankheit ist. Die Kinderlähmung war ein damals weitverbreitetes, unheilbares Leiden, dem im gleichen Jahr die kleine Tochter des berühmten Chirurgen Ferdinand Sauerbruch zum Opfer fiel. Fünfzehn Jahre später, als Landsteiner in die USA übersiedelte, um am Rockefeller Institute in New York zu arbeiten, erkrankte ein junger Politiker an Poliomyelitis und war fortan auf den Rollstuhl angewiesen: Es war der 1932 zum amerikanischen Präsidenten gewählte Franklin D. Roosevelt.

Landsteiners bedeutendste Entdeckung datiert indes aus dem Jahr 1900. Er untersuchte die Tatsache, dass Blutproben von verschiedenen Individuen oft, aber bei weitem nicht immer verklumpten – agglutinierten –, wenn man sie zusammenbrachte. Dies war schon länger bekannt, und man sah es als einen pathologischen Prozess an. Landsteiner indes erkannte darin ein physiologisches, ein natürliches Phänomen. Mit seinen Forschungen gelang es ihm, die Existenz von drei Blutgruppen nachzuweisen, die er A, B und C nannte. Letztere gilt heute als Blutgruppe Null, sie löst keinerlei Immunreaktionen bei einem Empfänger aus und kann deswegen de facto auf alle Menschen übertragen werden; Individuen mit Blutgruppe 0 sind sogenannte Universalspender. Umgekehrt ist es für

Menschen der Blutgruppe AB: Sie vertragen jedwede andere Blutgruppe und sind Universalempfänger. Ein weiteres Unterscheidungsmerkmal, den Rhesus-Faktor (man ist entweder Rhesus-positiv oder Rhesus-negativ), erforschte Landsteiner 40 Jahre später in New York. Die von ihm etablierte Unterscheidung der Blutgruppen ist die Grundlage der Transfusionsmedizin, die alljährlich unzähligen Unfallopfern oder Patienten bei größeren, mit starkem Blutverlust einhergehenden Operationen das Leben rettet. Landsteiner erhielt hierfür 1930 den Medizinnobelpreis.

Wenn es eines Sinnbildes für den Fortschritt der Medizin bedurfte, dann dürfte dies im um die Jahrhundertwende eingetretenen Wandel in der öffentlichen Wahrnehmung der Chirurgie zu sehen sein. Über Jahrhunderte war ein operativer Eingriff der allerletzte Schritt, dem man sich nur in höchster Not unterzog. Mit der Einführung von Anästhesie und Antisepsis waren bislang unheilbare Krankheiten chirurgisch heilbar, waren nie oder kaum angetastete Organe plötzlich einer chirurgischen Intervention zugänglich. Ludwig Rehn hatte am offenen, schlagenden Herzen operiert; andere Vorstöße auf bisher weiße Flecken in der Landkarte chirurgischer Möglichkeiten waren unter anderem die von Theodor Billroth eingeführten Operationstechniken bei Magenkrebs, die noch heute seinen Namen tragen, und die Entfernung der Schilddrüse, die Strumektomie, deren Pionier der Schweizer Chirurg Emil Theodor Kocher war. Doch um 1900 waren es nicht nur schwere, oft lebensbedrohende Krankheiten, für die sich Menschen einem chirurgischen Eingriff unterzogen. Es gab nunmehr den *Wunsch* nach einer Operation – die elektive Chirurgie war geboren. Auslöser dieses Verlangens nach einem Eingriff war das Leiden an etwas, das nicht als Krankheit galt, wohl aber krank machen konnte: eine Besonderheit im Aussehen, vor allem an Gesicht und Kopf, die so weit von der Norm abwich, dass soziale Diskriminierung und Ausgrenzung sowie ein massiv vermindertes Selbstwertgefühl daraus resultierten. Die Plastische Chirurgie wurde für diese Menschen eine Option, oft eine Erlösung, und einer ihrer Pioniere war Jacques Joseph.

Als Jakob Lewin Joseph wurde der Arzt, der seinen Vornamen wahrscheinlich während der Gymnasialzeit in »Jacques« umwandelte, am 6. September 1865 in Königsberg als Sohn eines Rabbiners geboren. Als er vierzehn Jahre alt war, setzten ihn seine Eltern in ein Eisenbahnabteil und schickten ihn auf die Reise von der ostpreußischen Peripherie des Deutschen Kaiserreiches in dessen Hauptstadt. Jacques besuchte zunächst das renommierte Sophien-Gymnasium in Berlin und immatrikulierte sich im April 1885 als Student der Humanmedizin an der dortigen Friedrich-Wilhelm-Universität. Nach der Approbation war er zunächst Assistenzarzt an einer Kinderklinik, dann eröffnete er eine Praxis als Praktischer Arzt an der Dresdner Straße. Ähnlich wie Sigmund Freud musste er bei der Werbung um seine Auserwählte, Leonore Cohn, die Tochter eines reichen Getreidehändlers, seine künftigen Schwiegereltern erst davon überzeugen, dass er in der Lage sein würde, ihr einen gehobenen Lebensstil bieten zu können. Dies schien eine Spezialisierung viel eher zu verheißen als eine bescheiden florierende Allgemeinpraxis, und so war Jacques Joseph überglücklich, eine Assistentenstelle an der Orthopädischen Universitätsklinik in Berlin unter Professor Julius Wolff, einem weiteren hochangesehenen jüdischen Mediziner, zu erhalten.

In dieser Position unternahm Jacques Joseph 1896 einen Eingriff, der auch bei großzügiger Auslegung des Begriffs der Indikation kaum in die Fachdisziplin Orthopädie passte. Eine Mutter mit ihrem zehnjährige Sohn war zu ihm gekommen und hatte geklagt, wie sehr dieser in der Schule wegen seiner deutlich abstehenden Ohren gehänselt werde. Jacques Joseph konnte sich gut in die Außenseiterrolle hineinversetzen, die Befindlichkeit einschätzen, die eine körperliche oder biografische Besonderheit nach sich ziehen konnte, vor allem im Umgang mit wenig zur Toleranz neigenden Zeitgenossen. Denn bei aller Assimilierung, aller rechtlichen

Gleichstellung und ungeachtet vieler herausragender jüdischer Persönlichkeiten war Antisemitismus auch in Berlin nichts Ungewöhnliches. Joseph operierte den Jungen, und dies mit Erfolg. Sowohl der Patient als auch seine Mutter waren überglücklich, als Joseph nach mehreren Tagen den Verband abnahm und die »Eselsohren« (wie er den Befund auf einer Ärztetagung kurz darauf nannte) anlagen. Eine Person war nicht glücklich, sondern hochgradig verärgert: sein Chef Julius Wolff. Er hielt einen solchen »kosmetischen« Eingriff einer orthopädischen Universitätsklinik für unangemessen und kündigte Joseph kurzerhand.

Der auf praktisch allen erhaltenen Fotografien streng, beinahe abweisend dreinblickende Arzt ließ sich nicht von dem einmal eingeschlagenen Weg abbringen; Joseph wandte sich nun in eigener Praxis, die später zu einer Klinik ausgeweitet wurde, der Plastischen Chirurgie des Gesichts zu und hier speziell jenem oft als markant bezeichneten Teil, der genau in der Mitte der menschlichen Physiognomie seinen Sitz hat, der Nase. Das entscheidende Erlebnis, das ihn auf seine weitere, sich über mehr als 35 Jahre erstreckende Laufbahn brachte, war die Behandlung eines 28-jährigen Patienten, der im Januar 1898 seine Praxisräume betrat. Das Problem des Patienten war allzu offensichtlich, seine Nase hatte eine fast monströse Größe. Der Mann, der das war, was man im Sprachgebrauch der Zeit eine »stattliche Erscheinung« nannte, trug einen gewaltigen Oberlippenbart, dessen Spitzen nach oben gerollt waren, Ergebnis liebevollen Fingerspiels tagsüber und der Applikation einer Bartcreme samt Bartbinde zur Nacht. Doch auch dieses Schmuckstück von einem Schnauzbart konnte den Blick der Mitmenschen nicht von dem enormen Riechorgan ablenken.

Wie wenige Jahre zuvor bei dem kleinen Jungen hatte Joseph einen Menschen vor sich, den ein ihm von der Natur mitgegebenes anatomisches Detail wahrlich krank machte. Auch dieser Mann litt unter den Reaktionen seiner Mitmenschen auf sein Äußeres, die sein somatisches und soziales Wohlbefinden nachhaltig trübten. Er war Gutsbesitzer und hatte damit eine der angesehensten Stellungen in der sozialen Rangordnung Preußens inne. Doch, so erzählte er Jacques Joseph beim ersten Zusammentreffen, die Freude am geselligen Beisammensein mit Gleichgesinnten und -gestellten war ihm in den letzten Jahren zunehmend vergangen, zu sehr deprimierte ihn das Starren der anderen, das Getuschel hinter seinem Rücken. »Ich konnte mich dem Eindrucke nicht entziehen,« so berichtete Joseph später bei einer Zusammenkunft der Berliner Medicinischen Gesellschaft, »dass der übrigens hochintelligente Herr sich in Folge der eigentümlichen Beschaffenheit seiner Nase im Zustande starker psychischer Depression befand. Ich hatte ferner die feste Überzeugung, dass dem Patienten auf keine andere Weise geholfen werden könnte, als durch die operative Verkleinerung seiner Nase; und da ich mich seit der ersten Ohrenverkleinerung in Gedanken auch damit beschäftigt hatte, wie man auffallend große oder auffallend geformte Nasen unauffällig machen könnte, so erklärte ich mich zur Ausführung der Operation bereit.«[1]

Joseph bereitete sich gewissenhaft auf den von ihm konzipierten, aber bislang noch nicht durchgeführten Eingriff vor. Am Tag vor der geplanten Operation probte er die Intervention im Institut des berühmten Anatomen Heinrich Wilhelm Gottfried Waldeyer an einer wenn auch anders gestalteten Nase (»eine ähnliche ließ sich nicht auftreiben«)[2] eines unlängst Verstorbenen. Dann schritt er bei dem Gutsbesitzer zur Operation. Der Eingriff dauerte insgesamt eine Stunde. Wie damals üblich, blieb der Patient in stationärer Betreuung, die Entlassung erfolgte am 13. postoperativen Tag. Komplikationen stellten sich nicht ein. Die Wundheilung verlief unproblematisch, die zurückbleibenden Narben waren strichförmig, nicht entzündet und weitgehend unauffällig. Joseph, der ungeachtet seiner oft verschlossenen Miene und seines nicht selten barschen Auftretens ein genauer Beobachter der menschlichen Empfindungen war, konnte seinen Kollegen gegenüber seine Genugtuung über die positiven Auswirkungen des Eingriffs auf das seelische Empfinden des Patienten nicht verhehlen: »Von wesentlicher Bedeutung ist der psychische Effekt der Operation. Die schwermutsvolle Stimmung des Patienten ist völlig geschwunden. Er ist froh, nunmehr unbeachtet umhergehen zu können. Dass sich seine Lebensfreude ganz außerordentlich erhöht hat, ist unter anderem, wie mir seine Gattin voller Freude mitteilte, daran zu erkennen, dass der Patient, der früher allem gesellschaftlichen Verkehr scheu aus dem Wege ging, nunmehr den Wunsch hat, Gesellschaften zu besuchen und zu geben. Mit einem Wort, er ist glücklich über den Erfolg der Operation.«[3]

Joseph perfektionierte in den nächsten Jahren seine Technik und wurde zu einem der berühmtesten Experten in der Kunst der Rhinoplastik, der Plastischen Chirurgie der Nase, an der sich – unter ungleich schwierigeren Bedingungen – fast ein Jahrhundert zuvor Albrecht von Graefes Vater, Carl Ferdinand von Graefe, versucht hatte. Nach Berlin und zu Jacques Joseph kamen schließlich Patienten aus ganz Deutschland und auch aus dem Ausland. Joseph berichtete den örtlichen Kollegen auf Tagungen regelmäßig über seine Patienten, typischerweise mit Vorher-Nachher-Lichtbildprojektion. Auch ohne die Bilder hätte sich der Berliner Ärzteschaft wahrscheinlich erschlossen, wie groß der seelische Druck war, der aufgrund der Missgestalt ihrer Physiognomie auf den Patienten lastete. Joseph nämlich war ein Meister der bildhaften Sprache und fand bei jeder Fallbeschreibung höchst anschauliche Worte: Ein 24-jähriger Mann »besaß eine Nase, die mit einem Entenschnabel eine große Ähnlichkeit hatte«. Eine 19-jährige Frau »hatte eine zu lange und in ihrer unteren Hälfte kolbenartig verdickte Nase«. Und weiter ging's: Ein 26-jähriger Ingenieur hatte ein »sog. Hanswurstnase« (eine Spitznase), eine 38-jährige Frau eine mit einem Höcker behaftete, schaufelförmige Nase, bei einem 25-jährigen Künstler war sie einfach »groß und hässlich geformt«.[4]

Er brachte den anderen Medizinern das Glücksgefühl nahe, ja, geradezu die Gesundung an Körper und Seele, die das Beseitigen eines Stigmas bedeuten konnte: »Zum Schluss noch ein Wort zu den Motiven, welche die demonstrierten Personen zur Operation veranlasst haben. Es liegt für den Uneingeweihten sehr nahe, Eitelkeit als die alleinige oder vorwiegende Triebfeder zu dem Entschlusse, sich operieren zu lassen, anzunehmen. Das ist jedoch bei den von mir Operierten keineswegs der Fall gewesen. Vielmehr war es der innige Wunsch, unbelästigt seines Weges gehen und unbefangen mit den Menschen verkehren zu können. Besonders deutlich trat dies im Falle der 38jährigen Dame in Erscheinung. Als diese am 11. Tage nach der Operation von ihrem ersten Ausgange zurückkehrte, ergriff sie glückstrahlend meine beiden Hände und sagte: ›Herr Doktor, ich kann Ihnen nur sagen, kein Mensch hat mich angesehen.‹«[5]

Noch konnte sich niemand in Berlin vorstellen, am allerwenigsten wohl Jacques Joseph selbst, dass seine Künste bald notwendig werden würden, um Rhinoplastiken nicht aus ästhetischen Gründen durchzuführen. Seine Praxis würde überlaufen werden von Patienten mit zertrümmerten, zerstörten, verbrannten Gesichtern, die er in oft mehrfachen Eingriffen wiederherzustellen versuchte, was ihm vielfach mit erstaunlicher Kunstfertigkeit gelang. Auf den Krankenakten waren die Orte vermerkt, an denen es zu diesen massiven Traumatisierungen gekommen war: Ypern. Marne. Somme. Verdun.

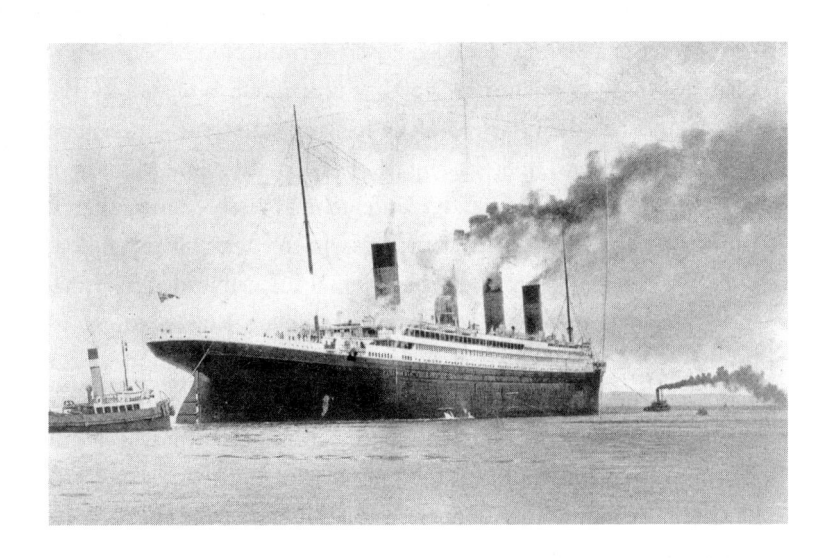

22.

MENETEKEL

Die Welt des menschlichen Fortschrittes, der Errungenschaften von Wissenschaft und Technologie, hatte ein Mekka an jenem Mittwochmorgen. Und dieses Mekka hieß Southampton. An den Kais hatten sich schon in den frühen Morgenstunden Tausende von Menschen versammelt – jene, die das Symbol eines neuen Zeitalters zu einer unvergesslichen Reise beschreiten würden, und jene Unzähligen aus der südenglischen Hafenstadt, ihrem Umland und vor allem aus dem dank einer Schnellzugverbindung leicht zu erreichenden London, die gekommen waren, um den Leviathan zu bestaunen.

Das Große Schiff verkörperte auf das Perfekteste den Geist der Epoche. Kraftvoll und elegant war es und wie das Britische Empire, wie die Welt der westlich, der europäisch dominierten Moderne unbesiegbar – in der Sprache der Seefahrt: unsinkbar. Wie an Land, so war auch an Bord die Gesellschaft in Klassen unterteilt. Doch auch dies war Beweis für den Siegeszug des Fortschrittes: Die Menschen der Dritten Klasse – an Land: der Unterschicht – lebten in sauberen Räumlichkeiten, sie wurden vom Personal respektvoll behandelt, und auch wenn auf ihrem Speiseplan keine Austern und kein Hummer standen wie bei den Passagieren der Ersten Klasse, so gab es zum Lunch Gerichte, von denen das Proletariat im Londoner East End oder im Umfeld der Borsig-Werke in Berlin nur träumen oder sie allenfalls sonntags genießen konnte: Bouillon, Roastbeef mit Bohnen, Kartoffeln und Biskuit, Pflaumen mit Reis. Und am Horizont zeichnete sich die Verheißung eines neuen Lebens ab.

Sie war das Wunder ihrer Epoche und der Stolz der Ingenieurskunst Britanniens, in Belfast bei der Harland and Wolff-Werft gebaut und würde als größtes und luxuriösestes Schiff aller Zeiten auch die Menschen in der Neuen Welt beeindrucken, in New York, dem Ziel der Jungfernfahrt.

Bei fast 1300 Passagieren – im Schiff warteten etwa 900 Besatzungsmitglieder auf den Beginn der Fahrt – nahm der Einsteigevorgang einige Stunden in Anspruch; nicht zuletzt, da sich die rund 1000 Passagiere der dritten Klasse erst einer medizinischen Untersuchung unterziehen mussten. Diese wurde von Maurice Harvey Clark vorgenommen, einem Angestellten der Auswanderungsbehörde. Clark war nur an wenigen Äußerlichkeiten interessiert: ob die Emigranten aus Süd- und Osteuropa, die in Amerika ein neues

◄ *Stark, schön, schnell, unbesiegbar – sie wirkt wie eine Vision, die noch einmal flüchtig auf ein Bild gebannt wird, bevor sie zum Horizont entschwindet. Irgendwo in der Nacht des kalten Nordatlantiks wartet ihr Schicksal. Das Gleiche gilt auch für die bürgerliche Gesellschaft Europas, für die alte Ordnung – ihr sind nur wenige Jahre mehr als dem Großen Schiff vergönnt.*

Leben beginnen wollten, Läuse hatten, ob sie wie Schwindsüchtige husteten und ob sie am Trachom, der gefürchteten Augenerkrankung der Subtropen, litten. In der Tat: Bei drei syrischen Kindern entdeckte Clark nach Umdrehen des Oberlides die charakteristischen Veränderungen, die ein Trachom bewirkt – die drei Kinder wurden zusammen mit ihren Familien nicht an Bord gelassen. Die Untersuchung dürfte ihr Leben gerettet haben.

Die Blicke der Schaulustigen am Kai richteten sich an diesem 10. April 1912 auf zwei auffallende, Würde und Kompetenz ausstrahlende Herren reiferen Alters. Beide trugen eine höchst beeindruckende blaue Uniform und eine weiße, den höheren Schiffsoffizier schmückende Mütze. Die beiden ganz sichtbar auf vertrautem Fuße miteinander stehenden (und tatsächlich befreundeten) Gentlemen waren mit 62 Jahren exakt gleichen Alters, sie waren weißhaarig und hatten jeweils einen beeindruckenden Bart in dieser sittliche Reife ausdrückenden Farbe. Der Mann mit dem etwas volleren Gesichtsschmuck war Edward John Smith, der Kapitän. Für Captain Smith war die bevorstehende Reise der Höhepunkt einer langen und distinguierten Karriere zur See. Der ruhige und bedächtige Mann würde zum ersten Mal in seiner Laufbahn im Licht medialer Öffentlichkeit stehen: Die White Star Line hatte dafür gesorgt, dass in den Gazetten auf beiden Seiten des Atlantiks ausführlich über die Reise des stählernen Titans berichtet wurde. Auch die Spekulationen, dass das Große Schiff bei seiner ersten Fahrt möglicherweise alle transatlantischen Geschwindigkeitsrekorde brechen und das begehrte »Blaue Band« erhalten würde, waren wohl im Sinne des Vorsitzenden der Gesellschaft, Joseph Bruce Ismay, der sich ebenfalls an Bord einfand – in der Ersten Klasse natürlich –, um diesem möglichen Triumph beizuwohnen.

Der andere der beiden Herren trug ebenfalls Verantwortung für das Wohl der Passagiere und konnte wie sein Freund, der Kapitän, auf eine lange und erfolgreiche Laufbahn im Dienste von Reedereien und Passagieren zurückblicken. Sein Name war Dr. William

Francis Norman O'Loughlin und er war der Schiffsarzt des Giganten – oder, wie es im Englischen mit Blick auf Dr. O'Loughlins Ausbildung und Spezialisierung etwas präziser hieß, der *ship's surgeon*. Weder O'Loughlin noch Captain Smith dürften an diesem Aprilmorgen etwas anderes als Stolz beim Anblick des Schiffes und beim Gedanken an die bevorstehende Reise gespürt haben. Sorge vor dem weiten und zu dieser Jahreszeit noch kalten Atlantik war eine beiden Männern völlig fremde Emotion. Als das riesige Schiff unter dem Jubel der Zuschauer, zum Dröhnen aller Nebelhörner und Sirenen Southamptons schließlich seinen Liegeplatz verließ und die gigantischen Kessel einen Teil ihrer Kraft von maximal fast 60 000 PS spielen ließen, mochte Captain Smith kurz innegehalten haben in diesem professionellen Optimismus. Die Bugwelle war so mächtig, dass sie den am Nachbarkai liegenden Ozeandampfer *SS New York* von seinem Liegeplatz losriss und nur knapp eine Kollision vermieden wurde.

Dr. O'Loughlin begab sich bald nach Lichtung der Anker auf seine Station – unsicher, ob der erste Patient ein Mensch mit Seekrankheit oder ein Erster-Klasse-Passagier sein würde, dem die opulente Speisenfolge im grandiosen Dining Room den Magen überfordert haben mochte. Oder ob ein Heizer, ein Mechaniker aus den Maschinenräumen, tief im Inneren des Schiffes, seiner chirurgischen Fähigkeiten bedürfen würde. O'Loughlin stammte – wie sein Name unzweifelhaft andeutete – aus Irland. Früh zum Waisen geworden, kam der Junge unter die Obhut eines Onkels, der ihm das Medizinstudium am Trinity College in Dublin ermöglichte. Dort, in der irischen Hauptstadt (Irland gehörte bis 1922 zu Großbritannien), wurde O'Loughlin, der einen Schwerpunkt in seiner Ausbildung auf die Chirurgie gelegt hatte, auch Mitglied des Royal College of Surgeons. Die Gesundheit des jungen Arztes war nicht die beste und er kam zur Überzeugung, dass ihm Seeluft guttäte. So verdingte er sich als Schiffsarzt oder *ship's surgeon* – und übte diesen Beruf 40 Jahre lang aus.

Die Schattenseite dieses Daseins: O'Loughlin hatte kein wirkliches Heim an Land, und er gründete auch nie eine Familie. Möglicherweise war er in diesen Apriltagen des Jahres 1912 dieses Lebens leicht überdrüssig. O'Loughlin hatte seinen Teil von Krisen und Notfällen auf See erlebt. Ein dramatisches Ereignis, über das in der Presse berichtet wurde, war ein Zwischenfall im November 1906, als die *Oceanic*, ein ebenfalls zur White Star Line gehörender Dampfer, in einen heftigen Sturm geriet und ihr Kapitän, John G. Cameron, auf seiner Brücke so gegen den Kartenschrank geschleudert wurde, dass er das Bewusstsein verlor. O'Loughlin gelang nicht nur binnen weniger Minuten die Reanimation des Kapitäns, er versorgte die von herumfliegenden Glassplittern verursachten Schnittwunden in dessen Gesicht mit ruhiger chirurgischer Expertise.

O'Loughlin stand nicht allein vor den potenziellen medizinischen Herausforderungen der Atlantiküberquerung. Als *assistant surgeon* war ihm der 37-jährige Dr. John Edward Simpson zur Seite gestellt – wie das Große Schiff stammte Simpson aus Belfast, wo er am Queen's College studiert hatte. Simpson hatte im Royal Army Medical Corps den Rang eines Captain inne. Zum medizinischen Hilfspersonal gehörten Katherine Wallis, die sich besonders um die Passagiere der Dritten Klasse kümmerte und viele von ihnen mit dem Gebrauch der diesen oft unbekannten Wassertoiletten vertraut machte, der *hospital steward* William Dunford und die Krankenschwester Evelyn Marsden.

Der Ozeanriese verfügte über mehrere Krankenstationen; O'Loughlin und sein Team dürften sich primär in den als *hospital* bezeichneten Räumlichkeiten auf der Steuerbordseite des D-Decks aufgehalten haben – es war das Schiffslazarett für Passagiere der Ersten und der Zweiten Klassen. Das Schiffshospital hatte zwölf Betten und unabhängig davon eine Isolierstation mit sechs Betten. Ein weiteres Lazarett gab es, näher den preisgünstigeren Kabinen gelegen, für die Passagiere der Dritten Klasse. Nach den Planskizzen (die Krankenräume gehören zu den wenigen Abteilungen des Schiffes, von denen keine Fotos existieren) verfügte das Lazarett über ein tischähnliches Mobiliar, auf dem O'Loughlin chirurgische Eingriffe hätte vornehmen können. Er hatte offenbar alle notwendigen Instrumente, darunter auch solche für zahnmedizinische Interventionen. Selbst auf eine Niederkunft dürfte O'Loughlin vorbereitet gewesen sein – es waren mehrere hochschwangere Frauen an Bord, die gerettet wurden und bald nach der Katastrophe in Amerika ihre Kinder zur Welt brachten (ein Baby übrigens, das genau neun Monate nach dem April 1912 das Licht der Welt erblickte, scheint während der Reise gezeugt worden zu sein).

In der kurzen Zeit, die ihm auf hoher See verblieb, hatte O'Loughlin offenbar wenig bis gar nichts zu tun. Nur ein einziger Notfallpassagier ist namentlich bekannt, und dieser wurde von einem unter den Passagieren weilenden ärztlichen Kollegen betreut – vielleicht zu O'Loughlins professionellem Missfallen. Eine Dame aus der Ersten Klasse, Irene Wallach Harris, fiel am Morgen des 14. April eine Treppe hinunter und brach sich einen Arm. Mrs. Harris bekam einen Gipsverband von Dr. William Henry Frauenthal, einem bekannten Orthopäden aus New York, der ebenfalls in der Ersten Klasse reiste.

Um 11 Uhr 40 abends am 14. April 1912 verspürte O'Loughlin wie die meisten anderen an Bord jene relativ milde Erschütterung, die das Todesurteil für das Schiff und 1514 der an Bord befindlichen Seelen bedeutete. Bald darauf stoppten die Maschinen und die Evakuierungsmaßnahmen begannen. Schon kurz nach der Kollision mit dem Eisberg vertraute O'Loughlin der Stewardess Mary Sloan leise flüsternd an: *Child, things are very bad.* Nach allem, was man vom chaotischen Geschehen der nächsten zwei Stunden und vierzig Minuten weiß, blieb der Chirurg auf seinem Posten, half bei den Rettungsaktionen und erfüllte seine Pflicht bis zuletzt – weniger als Arzt, denn Verletzte gab es zu diesem Zeitpunkt kaum, sondern als erfahrener Seemann. Wie auch Captain Smith ging Dr. William Francis Norman O'Loughlin mit seinem Schiff in die Tiefe.

Dr. O'Loughlin und viele seiner Zeitgenossen lebten in einer Welt, die sich eine Katastrophe, einen Untergang im tatsächlichen wie im symbolhaften Sinne nicht länger vorstellen konnte. Und er war Angehöriger einer Zivilisation, die für das Unvorhergesehene weder Vorbereitungen getroffen hatte noch dieses aufzuhalten sich in der Lage fühlte. Wir kennen die vermutlich letzten Worte, die ein Überlebender von ihm hörte. Als man ihm eine Schwimmweste reichte, soll O'Loughlin gesagt haben: »Ich glaube nicht, dass es nötig ist, dass ich so etwas anziehe.«[1]

23.

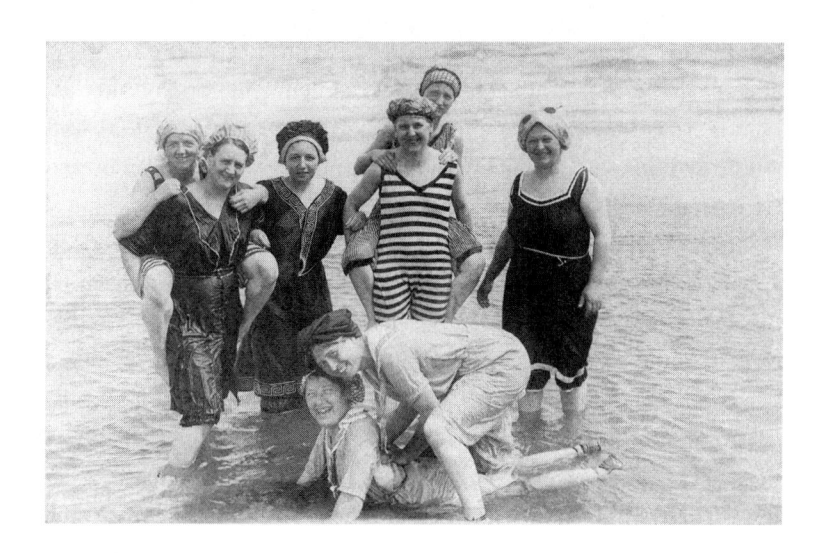

UNHEILBAR

Sir Edward Grey war ein naturverbundener Mann. Er konnte stundenlang mit Angeln und mit der Beobachtung von Vögeln verbringen; Letzteres hatte ihn zu einem der führenden Ornithologen Englands werden lassen. Zur Elite zu gehören, einer der Besten zu sein, lag ihm förmlich im Blut. Sein Großvater hatte mehrere Ministerposten innegehabt, sein Urgroßonkel, der Zweite Earl Grey, war in den 1830er Jahren britischer Premierminister gewesen. Während und nach dem Studium in Oxford brachte es auch Sir Edward zur Perfektion: Nicht weniger als fünfmal wurde er zwischen 1889 und 1896 britischer Tennismeister. Dann ging auch er in die Politik. Und auch hier ragte er heraus, wenngleich er kaum ahnen konnte, wie langlebig sein Rekord sein würde: Sir Edward Grey wurde 1905 britischer Außenminister und blieb es über elf Jahre – eine bis ins 21. Jahrhundert hinein von keinem anderen Politiker erreichte Amtsdauer, auch nicht von seinen Cousins Lord Halifax und Anthony Eden, die später im 20. Jahrhundert ebenfalls das Foreign Office leiteten.

Über Sir Edward indes hing ein Damoklesschwert. Der nach außen so sportlich und vital wirkende Politiker hatte ein Geheimnis. Das Studium der Aktenberge bereitete ihm zusehends Schwierigkeiten und auch der Umgang mit dem Fernglas zur Observation der britischen Vogelwelt war nicht länger der entspannende Zeitvertreib wie vor ein paar Jahren noch. Denn Sir Edwards Sehkraft ließ in besorgniserregender Weise nach. Der schleichende, sich über Jahre hinziehende Verlauf und das Unvermögen seiner Ärzte, das Leiden aufzuhalten, deuten auf ein Glaukom, einen Grünen Star. Gegen die seltene, oft akut verlaufende Variante der Krankheit, das Engwinkelglaukom, hatte Albrecht von Graefe eine Operationstechnik entwickelt. Zur Behandlung des in Europa weitaus häufigeren chronischen Offenwinkelglaukoms gab es indes nur wenige und mit Nebenwirkungen behaftete Medikamente, allen voran das in den 1870er Jahren eingeführte Pilokarpin, das die Pupillen auf weniger als Stecknadelkopfgröße verengte und damit wenig Licht in ein ohnehin schwächer werdendes Auge ließ – für jemanden, der auch zu fortgeschrittener Stunden unzählige kleingedruckte oder handgeschriebene Dokumente lesen musste, eine Tortur.

Dass es Sir Edward immer öfter schwarz vor Augen wurde, lag nicht nur an seinem persönlichen Leiden, sondern auch an den Entwicklungen in der Welt, vor allem aber in Europa. Das Außenministerium der Weltmacht Nummer eins war nach wie vor der Ort, an

◂ *Lebensfreude in einem unvergessenen Sommer. So wie hier im Ostseebad Zinnowitz genossen sie überall den Juni und Juli 1914. Nach der Katastrophe werden die Menschen zurückdenken an eine Zeit, in der alles möglich schien – und die nie wiederkam.*

dem die Fäden globaler Politik zusammenliefen. Doch sie zu ziehen wurde angesichts immer komplizierterer Verknüpfungen und Wechselwirkungen selbst für ein Empire, in dem mit Besitzungen und Dominions von Australien über Indien und Afrika bis nach Kanada die Sonne wahrhaftig nie unterging, zunehmend schwierig. Denn auch dieses Empire war nicht mehr so unerschütterlich, wie es über Generationen als geradezu naturgesetzlich erschienen war. Die Selbstsicherheit und das Selbstbild Großbritanniens als einer wohltätigen Kraft, die – so beschrieb der imperialistische Schriftsteller Rudyard Kipling, der Literaturnobelpreisträger von 1907 die ›Last des weißen Mannes‹, *The White Man's Burden* – umnachtete und zurückgebliebene Völker in Übersee unter großen eigenen Mühen und Opfern der Zivilisation zuführte, hatte einen Schock erlitten, als mit Beginn des neuen Jahrhunderts erstmals seit der amerikanischen Unabhängigkeit diesem Empire zu allem entschlossener Widerstand entgegenschlug.

Aufstände in Indien und Kleinkriege gegen indigene Völker in Afrika hatte Großbritanniens Militärmacht – wenn auch unter manchmal nicht unerheblichen eigenen Verlusten wie im Zulu-Krieg von 1879 – bewältigen können. Im 1899 ausgebrochenen und fast drei Jahre währenden Krieg gegen niederländischstämmige Siedler im südlichen Afrika, die Buren, hatten die britischen Truppen indes einige schmachvolle Niederlagen an Schauplätzen mit Namen wie Ladysmith, Magersfontein und Stormberg erlitten, kündeten die Schlagzeilen aus der Fleet Street, dem Sitz der wichtigsten Londoner Zeitungen, von nationaler Demütigung, bevor die demografisch weit unterlegenen Gegner dank eines massiven Militäraufgebots – gegen Ende des Konflikts 1902 stand eine Viertelmillion britischer Soldaten auf dem Kriegsschauplatz – besiegt werden konnten. Besonders ruchlos war die Behandlung der Angehörigen der feindlichen Kämpfer: Die Frauen und Kinder der Buren wurden in Lager gesperrt, die den zukunftsträchtigen Namen *concentration camps* bekamen; rund 28 000 von rund 120 000 dieser Gefangenen starben dort hinter Stacheldraht, von über 100 000 ebenfalls internierten Afrikanern starben etwa 14 000.

Kaum zwei Jahre später wurde eine andere europäische Großmacht in einen Konflikt verwickelt, dessen Ausgang Schockwellen durch Europa und die Welt sandte. Das zaristische Russland führte Krieg gegen das sich rasant modernisierende und expansionistische Japan. Die Vernichtung der russischen Flotte bei Tsushima am 27. Mai 1905 erschien vor allem den europäischen Kolonialmächten wie ein erschreckendes Fanal: Zum ersten Mal in neuerer Zeit hatten Asiaten eine »weiße« Großmacht besiegt. Neben diesem Debakel wurde das Regime des Zaren, das vor allem in der angelsächsischen Welt als Verkörperung des Despotismus schon in ruhigeren Zeiten eine denkbar schlechte Presse hatte, im gleichen Jahr durch eine erste große Revolution erschüttert. Das Regime entsprach den herrschenden Vorstellungen von seiner Natur und nahm die Zugeständnisse an die Aufständischen, sobald es möglich erschien, wieder zurück.

Ungeachtet dieser Geschehnisse blieb Russland, allein aufgrund seiner demografischen Ressourcen, ein gewichtiger Faktor im stetig labiler werdenden europäischen Gleichgewicht. Sir Edward Grey mag sich als der für die britische Außenpolitik Verantwortliche wie ein Jongleur gefühlt haben, dem die Kontrolle über fünf durch die Luft wirbelnde Bälle immer häufiger zu entgleiten drohte. Großbritannien war über fast ein Jahrhundert gut damit gefahren, sich aus Allianzen und Händeln auf dem europäischen Kontinent weitgehend herauszuhalten und im Rahmen seiner Kräfte dazu beizutragen, dass keine der anderen vier Mächte – Frankreich, Russland, Österreich-Ungarn und Preußen bzw. seit 1871 das Deutsche Kaiserreich – zu stark, zu dominant wurde. Spätestens im ersten Jahrzehnt des 20. Jahrhunderts wurde eine Blockbildung zwischen den anderen Vier erkennbar, zwei Doppelsternen ähnlich, um die kleinere Staaten in wechselnden Konstellationen wie Planeten kreisten. Ein im Grunde uneinheitliches, keineswegs mit späteren Allianzen wie NATO oder Warschauer Pakt vergleichbares Netzwerk von Verträgen und Abkommen, manche offen, manche mit geheimen Zusatzprotokollen, hatte Bismarcks *cauchemar des coalitions*, seinen Alptraum von feindseligen Koalitionen an zwei oder mehreren Fronten, Realität werden lassen.

Für den ersten Reichskanzler war der Gedanke einer Einkreisung seiner Schöpfung durch das offen nach Revanche für den Krieg von 1870/71 dürstende Frankreich und durch Russland ein Alpdruck, den seine diplomatisch und strategisch so weit weniger begabten Nachfolger nicht zu verhindern vermochten. Frankreich und Russland – ein gebildeter Mann wie Sir Edward wusste, dass diese beiden eigentlich die traditionellen Hauptrivalen Großbritanniens waren. Russlands Expansionspolitik in Asien betrachteten die britischen *policy makers* vor allem aus der Perspektive des Kronjuwels des Empire, Indien, als potenzielle Bedrohung. Frankreich auf der anderen Seite war die zweitgrößte Kolonialmacht, mit deren Besitzungen und dem Drang der *grande nation* nach weiteren Erwerbungen es verschiedentlich zu Reibereien gekommen war. Ein Höhepunkt dieser Rivalität wurde 1898 bei Faschoda im Sudan erreicht, wo sich Armeeeinheiten beider Länder gegenüberstanden. Die Lösung des Problems indes war aus französischer und britischer Perspektive verheißungsvoll und aus Sichtweise der deutschen Außenpolitik ein Menetekel: Beide »Westmächte« scheuten die Konfrontation und legten die Grundlage für die 1904 abgeschlossene *Entente cordiale*, das »herzliche Einvernehmen«.

Bei aller Scheu vor dem Eingehen formeller Bündnisse tendierte die nach wie vor unangefochtene Weltmacht Großbritannien immer stärker zu Frankreich und damit indirekt zu Russland. An der zunehmenden Entfremdung mit Deutschland trug dessen Regierung mehr als nur ein gerüttelt Maß an Schuld. Vor allem die massive deutsche Marinerüstung, in der britische Politiker, Admirale und Medien eine Bedrohung der eigenen Suprematie auf den Weltmeeren zu sehen glaubten (was stark übertrieben war, da der Abstand zwischen beiden Seestreitkräften beträchtlich blieb), war der wohl wichtigste Keil, der – neben zahlreichen anderen Unstimmigkeiten – zwischen beide Nationen getrieben wurde.

Eine unselige Rolle spielte der Mann an der Spitze der Industrie- und Wissenschaftsnation Deutschland. Kaiser Wilhelm II. strebte nach dem »persönlichen Regiment« und sorgte mit seiner tölpelhaften Rhetorik, die vom Hunnen-Vergleich bei der Ausschiffung der deutschen Truppen zur Niederwerfung des Boxeraufstandes in China im Jahr 1900 (ein Wort, das die Alliierten mit Kriegsausbruch 1914 nur zu gern aufgreifen und für alles Deutsche benutzen sollten) bis zum großmäulig-taktlosen *Daily Telegraph*-Interview von 1908 reichte, für Aversion jenseits des Kanals und für Entsetzen im liberalen Segment der politischen und intellektuellen Szene in Deutschland. Der große Soziologe Max Weber orakelte düster: »Das Maß an Verachtung, welches uns, als Nation, im Ausland entgegengebracht wird, weil wir uns dieses Regime dieses Mannes ›gefallen lassen‹, ist nachgerade ein Faktor von erstklassiger ›weltpolitischer‹ Bedeutung für uns geworden. Keine Partei, die in irgendeinem Sinne ›demokratische‹ und zugleich ›nationalpolitische‹ Ideale pflegt, darf die Verantwortung für dieses Regime, dessen Fortdauer unsere Weltstellung mehr bedroht als alle Kolonialprobleme irgendwelcher Art, auf sich nehmen.«[1]

Die Verhärtung der diplomatischen Fronten, die Abfolge kleinerer und größerer Krisen in Europa bis hin zu den Balkankriegen 1912/13 trafen auf eine gesellschaftliche Befindlichkeit, die der Historiker Karl Lamprecht das Zeitalter der Reizbarkeit nannte. Vor allem in schnell wachsenden Großstädten wie Berlin und London wurden Lärm und Hektik zunehmend als eine Belastung empfunden, die das Klagen über die Neurasthenie noch anschwellen ließ. Einer der technologischen Fortschritte der Epoche, eigentlich zur Unterhaltung und Entspannung der vom modernen Leben ausgelaugten Menschen konzipiert, wurde nach Einschätzung des Historikers Volker Ullrich zum Symbol, wenn nicht gar zum Verstärker dieser Symptomatik: »Wie kein anderes Medium populärer Unterhaltung spiegelte der frühe Stummfilm mit seinen flirrenden Bildern das nervöse Grundgefühl der Zeit. Seine Montagesprache antwortete wie ein Echo auf die verwirrende Fülle der Sinnesreize, denen sich die Zeitgenossen im Moloch Großstadt ausgesetzt sahen.«[2] Nicht wenige dieser nervlich erregten Zeitgenossen, die in den Gazetten von sich zusammenballenden Gewitterwolken über einem Krisengebiet, vom Austausch indignierter oder gar ultimativer diplomatischer Noten zwischen den Regierungen lasen, fingen an, in dem einen, dem großen und sicher schnell mit einem klaren Ergebnis beendeten europäischen Krieg die Lösung, das reinigende Gewitter zu sehen.

Die Stimmen mehrten sich, die auf Krieg regelrecht hofften. Der englische Schriftsteller Hilaire Belloc schrieb: »Wie sehr ich mich nach dem Großen Krieg sehne! Er wird durch Europa fegen wie ein Besen.« Er würde zwei seiner Söhne in diesem *Great War* verlieren. Der deutsche Generalstabschef Helmuth von Moltke (der Jüngere, Neffe des gleichnamigen preußischen Heerführers der Kriege von 1864, 1866 und 1870) brachte 1912 zu Protokoll, dass es für Deutschland vorteilhafter sei, der Krieg komme »je eher, desto besser«. Der langjährige First Sealord der britischen Marine, Admiral John »Jackie« Fisher, erinnerte sich an die Stimmung in den Jahren ab etwa 1902: »Wir bereiteten uns von morgens bis abends auf den Krieg vor. Er beherrschte unsere Gespräche, unsere Gedanken und unsere Hoffnungen.«[3] Fisher war einer der größten Kriegstreiber im letzten Friedensjahrzehnt und bekam letztlich, was er sich erträumte.

Die Einschätzung, wonach der Große Krieg, wie er in der Erwartung und nach seinem Eintreten umgehend genannt wurde, eine quasi mit dem Messer des Militärs geheilte Welt hinterlassen würde, teilten indes nicht alle Beobachter. Der baltische Adlige Nicholas Alexandrovich von Wrangell äußerte gegenüber einem Bekannten in Paris 1914 eine Prognose, die auf düstere Weise weitgehend Realität wurde: »Wir stehen am Rande von Ereignissen, wie sie die Welt seit der Völkerwanderungszeit nicht gesehen hat. Alles, was heute unser Leben ausmacht, wird schon bald als nutzlos gelten. Vor uns liegt eine barbarische Epoche, und sie wird jahrzehntelang andauern.«[4] Ganz ähnlich sah es der Reformpädagoge Wilhelm Lamszus in seinem 1912 erschienenen und hochgradig prophetischen Buch *Das Menschenschlachthaus. Bilder vom kommenden Krieg*. Der Tod habe seine Sense weggeworfen, schrieb Lamszus, und kehre als Maschinist zurück. So wie Knöpfe und Nadeln von Maschinen produziert werden, würden die Maschinen im kommenden Krieg in großer Zahl Tote und Krüppel produzieren.[5]

Eine pessimistische Zukunftserwartung, die in krassem Kontrast zum gerade zur Jahrhundertwende zelebrierten, auf technologischen und wissenschaftlichen, darunter vor allem auf medizinischen Errungenschaften ruhenden Fortschrittsglauben stand, wurde in mehreren europäischen Ländern von Künstlern und Literaten geteilt. Der Zukunftseuphorie wurde die Zukunftsangst entgegengestellt, die teilweise auf eben diesem Fortschritt, wenn auch seinen anderen Manifestationen, basierte: auf vielen Veränderungen, die allzu schnell gekommen waren, wie die Technisierung weiter Lebensbereiche, die Landflucht und damit verbunden das expansive Wachstum der Großstädte und die gerade in diesen gedeihenden Exzesse von Genusssucht, von Frivolität, von Zynismus. Vor allem in der deutschen Kunst brachte die Abwendung vom Etablierten neue Blüten hervor wie den Expressionismus, für den Namen wie Ernst-Ludwig Kirchner, Emil Nolde und in München die Gruppe der »Blauen Reiter« um Franz Marc, Wassily Kandinsky und August Macke stehen.

Wahrscheinlich war in kaum einer europäischen Metropole bei Kulturschaffenden und auch zahlreichen Kulturkonsumenten bis weit in bürgerliche Schichten hinein die Endzeitstimmung so ausgeprägt wie in Wien. Das Gefühl, wonach das Bekannte, Vertraute keinen Bestand haben würde, wirkte auf die Zwei-Millionen-Hauptstadt der k. u. k. Monarchie wie ein Katalysator, ließ die Denker und

Gestalter Wiens noch einmal zur Hochform auflaufen und bescherte der Stadt eine leicht morbide, fast prämortale Blütezeit auf dem Weg in einen weithin für kaum noch vermeidbar gehaltenen staatspolitischen Sonnenuntergang. Die Machtstrukturen Österreich-Ungarns mit dem 1914 in seinem 85. Lebensjahr stehenden Kaiser Franz Josef und einer die Kabinette dominierenden Adels- und Militäroligarchie erschienen zunehmend als ein Anachronismus.

Selbst die seit dem Mittelalter regierende Habsburgerdynastie schien buchstäblich ausgeblutet. Der einzige Sohn aus der Ehe des Kaisers mit der 1898 ermordeten Elisabeth von Bayern, Erzherzog Rudolf, war 1889 in den nie ganz aufgeklärten Vorgängen in Schloss Mayerling wahrscheinlich durch Selbstmord aus dem Leben geschieden; der vermutlich an Syphilis mit Gehirnbeteiligung Leidende hatte – abermals: wahrscheinlich – vorher seine 17-jährige Geliebte Mary Vetsera ermordet. Thronfolger wurde ab 1896 des Kaisers weithin unbeliebter Neffe, Erzherzog Franz Ferdinand – dessen Kinder wiederum nicht zur Nachfolge berechtigt waren, da er eine »nicht standesgemäße« Frau, Sophie von Hohenberg, geehelicht hatte. Die Armee der k. u. k. Monarchie war zwar nach wie vor von beeindruckender Größe, doch deutete die »Affäre Redl« 1913 auf Schwachstellen im allseits bewunderten Offizierskorps: Der Oberst im Nachrichtendienst Alfred Redl hatte über Jahre eifrig für Russland spioniert.

Während diese Zeichen des Verfalls und die Konflikte im Vielvölkerstaat dessen Ende anzukündigen schienen, war Wien – Karl Kraus nannte die Stadt eine »Versuchsstation für den Weltuntergang«[6] – nicht nur für die sich hier um Sigmund Freud etablierende Psychoanalytische Schule eine Hochburg, auch wenn Freud zu seinem Leidwesen erfahren musste, dass selbst eine kleine und von enthusiastischen Spezialisten gebildete Community nicht frei von Rivalitäten und Empfindlichkeiten sein mag: Zwei seiner frühen Anhänger, der Österreicher Alfred Adler und der Schweizer Carl Gustav Jung, entzweiten sich um 1912 mit ihm und bildeten eigene Zirkel. Ein strahlendes Licht ging von Wien noch einmal auch für Literatur und Kunst aus. Wie Freud war auch Arthur Schnitzler, der mit seinem *Reigen* der Gesellschaft einen Spiegel vorhielt, Psychiater gewesen, bevor er zu einem Exponenten der »Wiener Moderne« wurde. Deren bedeutendste Künstler waren Oskar Kokoschka, Egon Schiele und als wichtigster Vertreter des Wiener Jugendstils Gustav Klimt, von dem es hieß, er »porträtierte Damen, die von Schnitzlers Bühne oder aus Freuds Praxis zu kommen schienen«.[7]

Die Medizin hatte sich in diesen letzten Friedensjahren neue Felder erschlossen. Robert Koch war 1910 gestorben, Joseph Lister zwei Jahre später. Koch hatte 1908 den Medizinnobelpreis erhalten, sicher etwas verspätet aufgrund seines Tuberkulin-Flops und vielleicht auch aufgrund seines von der konservativen Wissenschaftselite abfällig betrachteten, nichtsdestotrotz aber glücklichen Privatlebens mit einer jüngeren und ihn vorbehaltlos unterstützenden Frau. Der Heimgang der beiden Pioniere stand symbolhaft für das Ende der großen Epoche der Bakteriologie wie auch der Chirurgie. Natürlich wurden in beiden Disziplinen weitere, wenngleich weniger schlagzeilenträchtige Fortschritte erzielt, unter denen vor allem die Unterdruckkammer zu nennen ist, die Ferdinand Sauerbruch 1904 erstmals für Lungenoperationen einsetzte.

Zahlreiche neue Entwicklungen gab es in der konservativen, der Inneren Medizin, und das Interesse richtete sich mehr und mehr auf chronische Erkrankungen, im weiteren Sinne auf sogenannte Zivilisationskrankheiten, die der Lebensstil der »modernen Zeit« mit sich brachte: mit immer mehr als solchem empfundenen Stress, mit einer steigenden Zahl von Menschen in Büros und Verwaltungen, die ihr Dasein in sitzender Tätigkeit fristeten und unter Bewegungsmangel litten, mit einer Zunahme von Übergewichtigen. Fortschritte in Landwirtschaft und Nahrungsmittelproduktion bescherten den Gutsituierten in den Städten nicht nur eine reiche Auswahl an Lebensmitteln, sondern diese auch in einem Übermaß, das sich in der zunehmenden Zahl sehr korpulenter Menschen im Stadtbild und auf Gruppenfotos der Epoche manifestierte. Noch war eine massive Körperpräsenz für viele Menschen nichts originär Schlechtes, sondern geradezu ein Statussymbol. Es war die Zeit, in der Männer »gestandene Herren« zu sein hatten, in der führende Vertreter von Banken, aus Wirtschaft und Politik ihr gesellschaftliches Gewicht auch durch eine dementsprechende Körperform auszudrücken schienen. Das ansonsten in vielen Ländern tonangebende Militär war in dieser Hinsicht ein Außenseiter – selbst hohe Offiziere bemühten sich, einen vital-athletischen Eindruck zu hinterlassen.

Die höchstrangige dieser enormen Figuren war zweifellos der von 1909 bis 1913 die USA regierende Präsident William Howard Taft. Der Staatsmann, der – für stark Übergewichtige nicht ganz ungewöhnlich – sich selbst wiederholt und oft erfolglos auf Diät setzte, brachte es in sogenannten besten Zeiten auf etwa 350 amerikanische Pfund, was fast 160 Kilogramm entspricht. Er litt unter einer bei sehr dicken Menschen häufigen Symptomatik, dem Schlafapnoe-Syndrom. Aufgrund schlechten Schlafes wegen unregelmäßiger Atmung war er wie fast alle davon Betroffenen tagsüber oft müde und brachte das Kunststück fertig, sogar im Stehen einzuschlafen. Es schadete weder seinem Land noch der Welt; die USA erblühten in jener Epoche wirtschaftlich und hielten sich aus den Krisen Europas heraus.

Eine der möglichen Folgen massiven Übergewichts, der erhöhte Blutdruck, geriet zunehmend ins Blickfeld der Forschung. Über viele Jahre hatten Ärzte in ihm, der nur mit einer blutigen und in der Praxis nicht anwendbaren Methode, der Einführung eines Instrumentes in eine Arterie, zu messen war, eine Folge von Nierenerkrankungen gesehen. Die Erfindung eines geradezu genial-simplen Gerätes ermöglichte es, der arteriellen Hypertonie (wie der Fachbegriff lautet) mit einer kurzen und den Patienten nicht belastenden Untersuchung auf die Spur zu kommen. Der italienische

Arzt Scipione Riva-Rocci hatte 1896 eine Methode entwickelt, bei der ein Fahrradschlauch um den Oberarm des Patienten gelegt, aufgepumpt und der dabei aufgewendete Druck mit einem Manometer gemessen wurde. Beim langsamen Ablassen der Luft im Schlauch konnte er ab einem bestimmten Wert den Puls des Untersuchten fühlen; mit dem Aufsetzen des Stethoskops (diese Ergänzung steuerte der russische Arzt Nikolai Korotkow bei) auf die vorübergehend »abgequetschte« Arm-Arterie (die Arteria brachialis) ließ er sich sogar hören. Auf diese Art war der Druck in der Arterie zum Zeitpunkt der Herzaktion (der höhere, der systolische Wert) und bei Zusammenziehung des Herzmuskels (der niedrige, der diastolische Wert) zu ermitteln.

Aufgrund der schnellen Verbreitung dieser Untersuchungstechnik wurde der Bluthochdruck zu einem der drängendsten Themen in der Inneren Medizin, auch wenn es noch dauerte, bis Konsens darüber bestand, dass die Arteriosklerose keineswegs die Ursache des zu hohen Blutdrucks, sondern dessen Konsequenz war. Diese Bildung von Ablagerungen an den Wänden von Blutgefäßen (»Arterienverkalkung«) begannen Pathologen als Ursache für Gefäßerkrankungen wie Herzinfarkt und Schlaganfall zu identifizieren. Kaum ein Prominenter lieferte so eindeutiges Anschauungsmaterial wie der mehrere Schlaganfälle erleidende russische Revolutionsführer Lenin, bei dessen Obduktion die Pathologen auf derart verhärtete, verkalkte Gefäße stießen, dass die Berührung mit einer Pinzette zu einem metallischen Geräusch führte. Das Blutdruckmessgerät nach Riva-Rocci – die Abkürzung »RR« markiert heute in der internationalen medizinischen Literatur den Blutdruckwert in Millimeter Quecksilbersäule – wurde in Kombination mit dem Stethoskop zu einem Symbol des praktischen Arztes und des Internisten.

In ferner Zukunft würde es zu einer Massenproduktion kommen, so dass ein preisgünstiges Blutdruckmessgerät in viele Haushalte des späten 20. und des frühen 21. Jahrhunderts Einzug hielt, oft in

Verbindung mit der Waage als einer Kontrollinstanz der eigenen und durch das Individuum selbst zu kontrollierenden »Gesundheit«. Freilich offenbart sich in Riva-Roccis Erfindung und deren heute auch über Kaffeehausketten beziehbaren Nachfolgemodelle ein Dilemma medizinischer Tests: Je einfacher sie sind und je häufiger sie angewandt werden, desto mehr Daten liefern sie. Datenflut macht indes anfällig für selektive Auswertungen, für Fehlinterpretationen. Ein Individuum mit »RR 160/110« kann vital und gesund sein; ein Mensch, den der PCR-Test (Polymerase-Kettenreaktion) auf ein Virus mit dem Signum »positiv« belegt, kann ebenfalls wohlauf sein und muss nicht zwangsläufig eine Infektionsquelle darstellen.

Über weite Strecken des neuen Jahrhunderts würden in Friedenszeiten Herz- und Kreislauferkrankungen die Todesursache Nummer eins in den Industrienationen sein, in den Statistiken der Epidemiologen eng gefolgt von oder auch im Wechsel an der Spitzenposition mit Krebserkrankungen. Zum besseren Verständnis der Funktion des Herzens und damit seiner Leiden trug vor allem die Erforschung des Reizleitungssystems bei, welches die Herzaktion, das Schlagen dieses essenziellen Organs in der Brust, überhaupt erst möglich macht. Mit einem kurz zuvor erfundenen Elektrometer, einem Messgerät für elektrische Spannung, zeichnete August Waller im St. Mary's Hospital im Londoner Stadtteil Paddington 1887 die elektrischen Impulse des Herzens auf. An einen praktischen Nutzen glaubte Waller nicht: »Ich kann mir nicht vorstellen, dass die Elektrokardiographie irgendeine ausgedehnte Anwendung in einem Krankenhaus finden wird ... Sie wird wohl am ehesten selten oder gelegentlich Gebrauch finden, wenn es gilt, eine seltene Anomalie der Herzaktion aufzuzeichnen.«[8]

Das sah Willem Einthoven gänzlich anders. Der 1860 in der niederländischen Kolonie Ost-Indien (dem heutigen Indonesien) geborene Wissenschaftler – sein Großvater, Nachkomme während der Inquisition aus Spanien in die Niederlande geflüchteter Juden, hatte den Namen seines Wohnorts als Familiennamen angenommen – legte schon während des Studiums in Utrecht großes Interesse an wissenschaftlichen Fragestellungen an den Tag. In einer früheren Schrift beschrieb er, welchen positiven Einfluss körperliche Betätigung auf die Muskelmasse und die Gelenkfunktion hatte. Einthoven zog persönliche Konsequenzen aus diesen Erkenntnissen und trieb bis ins hohe Alter Sport; während des Studiums machte er regelmäßig Gymnastik und gründete den studentischen Ruderclub der Utrechter Universität. Seine wissenschaftlichen Fähigkeiten waren so beeindruckend, dass Einthoven bereits im Alter von 25 Jahren und ausgestattet mit zwei Doktortiteln auf den Lehrstuhl für Physiologie der traditionsreichen Universität Leiden berufen wurde (die mit ihrem Rijksmuseum Boerhaave ein für jeden medizinhistorisch Interessierten ein lohnendes Reiseziel ist), wo er bis zu seinem Lebensende wirkte.

In langen Versuchen mit einem Saitengalvanometer, das schließlich den Namen Elektrokardiogramm erhielt, zeichnete Einthoven die elektrischen Potenziale der Herzaktion auf und berichtete der Fachwelt darüber in mehreren Publikationen; in deutscher Sprache erschien 1895 sein Aufsatz *Ueber die Form des menschlichen Electrocardiogramms*.[9] In den ersten Jahren des 20. Jahrhunderts verbesserte Einthoven die Untersuchungstechnik und war in der Lage, Unregelmäßigkeiten in der Herzaktion mittels der von ihm eingeführten Ableitungen zu dokumentieren. Die charakteristischen Ausschläge der Aufzeichnungen belegte er mit den Buchstaben P, Q, R, S und T – sie sind heute noch weltweit beim »EKG«, einer der wichtigsten Untersuchungsmethoden der Medizin, in Gebrauch.

Rund 180 Kilometer südlich von Einthovens Wirkungsstätte Leiden arbeitete am St. Jean Hospital der belgischen Hauptstadt Brüssel ein ähnlich wissenschaftsbegeisterter junger Arzt. Der 1882 in der Nähe von Virton im Süden Belgiens geborene Albert Hustin hatte in Brüssel studiert und – damals noch sehr ungewöhnlich – das letzte Jahr des Studiums in Philadelphia verbracht. Nach seinem

Examen entschied er sich für die Chirurgie und trat eine Stelle am St. Jean bei dem angesehenen Operateur Antoine Depage an. Depage sollte in naher Zukunft mit zwei bemerkenswerten und kontroversen Ereignissen des Ersten Weltkrieges verbunden sein: Seine OP-Schwester war die Engländerin Edith Cavell, die 1915 als Verräterin von den Deutschen hingerichtet wurde, was weltweit Empörung auslöste, der Reputation des Kaisers und seiner Streitkräfte zusätzlichen Schaden und Cavell einen Platz als Heiligenfigur der Anglikanischen Kirche einbrachte. Und Depages Frau Marie gehörte zu den Todesopfern bei der Versenkung der *Lusitania* durch ein deutsches U-Boot im gleichen Jahr.

Hustin war sich durch seine chirurgische Tätigkeit bewusst, dass Blutverlust auf dem OP-Tisch oder bei einem Trauma ein lebensbedrohender Zustand war und massive Blutungen, zum Beispiel in der gerade erblühenden Bauchchirurgie nach Verletzung eines großen Gefäßes, immer wieder Menschenleben forderten. Blut von außen zuzuführen, hatten einige kühne Ärzte bereits im 17. Jahrhundert versucht – und zwar von Tieren. In Frankreich soll Jean-Baptiste Denis 1667 erfolgreich das Blut eines Lamms auf einen Menschen übertragen haben. Der englische Geburtshelfer James Blundell rettete in London einer Patientin, die bei der Niederkunft viel Blut verloren hatte, mit der ersten Blutübertragung von Mensch zu Mensch das Leben; wann dies geschehen ist, 1819 oder 1829 oder dazwischen, ist nicht restlos geklärt.

Es gab mehrere große Hindernisse, die einer Verbreitung der Methode entgegenstanden. Eines war das Fehlen einer Technik, die genügend Druck entwickeln konnte, um das Blut von einem Spender direkt in die Vene eines Empfängers einzubringen. Ein Ausweg war, beim Spender eine Arterie zu punktieren; in Arterien herrscht ein wesentlich höherer Druck als in Venen. Jeder Arzt indes, der dies einmal versucht hat, weiß, wie stark Blut aus einer punktierten Arterie herausspritzt. Diese zu unterbinden, um die Blutung wieder zu stoppen, musste schnell geschehen, was für den gesamten Transfusionsvorgang galt – ansonsten verklumpte (agglutinierte) das Blut noch vor der Übertragung. Das zweite Problem war die Tatsache, dass sich Spender- und Empfängerblut in vielen Fällen nicht vertrugen und die Transfusion einen lebensgefährlichen Schock auslösen konnte. Mit der Entdeckung der Blutgruppen hatte Karl Landsteiner hier einen Ausweg aufgezeigt: Man konnte vor der eigentlichen Übertragung mit je einem Tropfen Spender- und Empfängerblut testen, ob diese beim Zusammenbringen zu einer Reaktion führten oder miteinander verträglich waren. Ein solches Cross-Matching beschrieb und empfahl der amerikanische Arzt Reuben Ottenberg 1907.

Bei allen früheren Transfusionsversuchen stand der Spender direkt neben dem Empfänger, praktisch Arm an Arm. Ein ganz neues Potenzial, um Leben zu retten, würde die Methode bekommen, wenn man Blut, sei es auch nur für kurze Zeit, »konservieren« könnte, also die normale Gerinnung in einem Gefäß nach Abnahme zu verhindern wäre. Es war Albert Hustin, der 1913 die Lösung nach zahlreichen Versuchen fand. Er stellte fest, dass Blut nach Zugabe von Natriumcitrat nicht gerinnt. Damit war es möglich, einer Person, zum Beispiel in einem Sprechzimmer, Blut abzunehmen und einer anderen, die sich schon im OP-Saal befand, zuzuführen. Sogar eine kurzzeitige Lagerung war nun möglich, für einige Stunden. Nur zwei Jahre später entdeckte der amerikanische Arzt Richard Weil, dass ein mit Natriumcitrat – nunmehr als Antikoagulanz, als Hemmer der Blutgerinnung, bezeichnet – behandeltes Quantum an Spenderblut im Kühlschrank sogar für zwei oder drei Tage aufbewahrt werden konnte. Die eigentliche Pioniertat indes vollführte der zu diesem Zeitpunkt 30-jährige Albert Hustin. Bei einem an extremer Anämie (Blutarmut, Mangel an Hämoglobin) leidenden Patienten übertrug er 150 Milliliter Blut, die er vorher einem Hypertoniker, einem Menschen mit Bluthochdruck, entnommen und mit Natriumcitrat ungerinnbar gemacht hatte. Es war die erste Blutübertragung, die nicht direkt von Mensch zu Mensch erfolgt war.

Das Datum war der 27. März des Jahres Neunzehnhundertundvierzehn.

Einen Tag und drei Monate später konnte kein Chirurg, konnte keine Bluttransfusion den Gang der Ereignisse, den ersten Schritt auf den Abgrund zu, stoppen. Die zwei Schüsse von Sarajewo hallten mit Verzögerung durch die Welt, entwickelten ihre politische Dynamik im Laufe von Tagen und Wochen. Ihre pathologisch-traumatische Wirkung hätte indes nicht effizienter sein können. Erzherzog Franz Ferdinand zerriss die Kugel Halsvene und Luftröhre, seiner Frau Sophie fügte das zweite Geschoss (das auch durch das Durchschlagen der Wand des Automobils nichts von seiner Tödlichkeit verloren hatte, sondern sich dabei verformte, scharfkantiger und noch zerstörerischer wurde) Verletzungen mehrerer Bauchorgane zu. Beide verbluteten, der Thronfolger an der plötzlich blutgetränkten Uniformjacke erkennbar, seine Frau innerlich binnen weniger Minuten.

* * * * *

Unvermeidlich ist nichts, ehe es nicht geschah, schrieb der große Historiker Golo Mann zu dem von allen Zeitgenossen als wunderschön empfundenen Sommer 1914, wunderschön vor allem im Nachhinein und in der Wehmut des Verlorengegangenen. »Dass Krieg in der Luft lag«, so Golo Mann, »seit Jahren, seit Jahrzehnten, dass mit jeder Wiederholung der ›Politik des Risikos‹ der diplomatische Sport gefährlicher wurde und, wenn es so weiterging, einmal der Ball den Diplomaten entweichen und ins Spielfeld der lauernden Militärs hinübergleiten würde, dies zu sehen, bedurfte es geringen Scharfsinns. Es lag aber auch Friede in der Luft, und blieb den Menschen bis zu allerletzt die Wahl.«[10]

Die Menschen – die Herrscher, die Politiker –, welche in den fünf Wochen nach Sarajewo die Entscheidungen trafen, wählten nicht den Frieden. Historiker haben die Entscheidungsträger jenes Sommers oft schon im Titel ihrer Werke mit den verdienten Attributen ausgestattet, unter denen »Die Schlafwandler« des Christopher Clark fast noch eine zu harmlose Charakterisierung ist; die amerikanische Historikerin Barbara Tuchman traf es mit der »Torheit der Regierenden« schon eher. Die Männer (es waren ausschließlich Männer) in den Kabinetten und den Generalstäben lösten eine Katastrophe aus, die der Welt eine Zukunft nahm, die im Entstehen begriffen schien – eine Welt der Hoffnung, zu der die Medizin in ihrem Goldenen Zeitalter so viel beigetragen hat. Dass die Welt von Menschen geheilt werden kann, erwies sich als Schimäre – 1914 und immer wieder seither. Die Metapher des Sir Edward Grey vom 3. August 1914 wurde der Abgesang auf eine unvergleichliche Epoche, in welcher der Mann im Foreign Office sein eigenes Schicksal der fortschreitenden Erblindung mit dem des strauchelnden Kontinents in einfachen, doch unvergessenen Worten verband: »Die Lampen gehen in ganz Europa aus, wir werden sie in unserem Leben nie wieder leuchten sehen.«[11]

EPILOG

PANDEMIE

Die Schwarz-Weiß-Fotos scheinen plötzlich eine neue Aktualität bekommen zu haben, lassen über die heute nur in Museen zu findenden Automobile wie den allgegenwärtigen Ford Model T, die fast genormt erscheinenden Oberlippenbärte bei den Herren und die antiquierten Rocklängen der Damen hinwegschauen. Der Blick bleibt stattdessen fasziniert an einem Utensil hängen, das auch mehr als einhundert Jahre später wieder unverzichtbar erscheint: der Gesichtsmaske der Passanten, der Polizisten, der neben den Ambulanzwagen wartenden Sanitäterinnen. Auch die Straßenreiniger tragen sie auf Bildern aus New York, aufgenommen am Gehsteigrand einer ansonsten menschenleeren Avenue in der Hudsonmetropole, deren Bewohnern die Lust am Flanieren vergangen ist. Andere Fotos zeigen riesige behelfsmäßige Krankenstationen, manche mit Bettenreihen voller Patienten, andere noch leer, in Erwartung des Ansturms der Kranken. Besonders berührt eine Szene, die an prominenter Stelle – bei Wikipedia – zur Thematik zu sehen ist: Ein Schaffner verweigert einem Mann das Betreten der Straßenbahn, weil dieser keine Gesichtsmaske trägt. Das Jahr der Aufnahme ist 1918, die Situation indes wirkt wie der Gegenwart entnommen.[1]

Mit der Coronavirus-Pandemie hat die sogenannte Spanische Grippe eine wahre Renaissance im öffentlichen, vor allem aber im veröffentlichten Bewusstsein erlebt. Es dürfte kaum eine Zeitung, keinen Fernsehsender geben, die nicht in populärhistorischen Artikeln oder Dokumentationen an diese wahrscheinlich größte von Infektionserregern ausgelöste demografische Katastrophe seit der Pest, dem »Schwarzen Tod« im Spätmittelalter (der vielleicht nicht in absoluten Zahlen, aber zumindest in Europa relativ zur Gesamtbevölkerung noch verheerender war), erinnert haben und dies häufig mehrfach und in Wiederholungen. Zu verlockend ist es, im Gestern Parallelen zum Heute zu sehen – oder die Unterschiede zwischen der Situation unserer Vorfahren und der eigenen in den frühen 2020er Jahren. Und wie gravierend diese sind, sollte auch durch den hohen Wiedererkennungswert der Gesichtsmaske nicht, man verzeihe das Wortspiel, verdeckt werden.

Die Geschichte der Influenza-Pandemie der Jahre 1918 bis 1920 ist an anderer Stelle ausführlich erzählt worden.[2] Hier sei auf einige wesentliche Merkmale der damaligen, die gesamte Welt erfassende Virusinfektion hingewiesen. Wie so oft in der Medizingeschichte und in der Wahrnehmung medizinischer Fakten durch die Öffentlichkeit hat sich ein gänzlich unpassender Terminus eingebürgert. Die sogenannte Spanische Grippe hatte weder in dem iberischen Land ihren Ursprung noch trug dieses in überdurchschnittlichem Maße zu ihrer Verbreitung bei. Da das im Ersten Weltkrieg neutrale Land weniger Pressezensur kannte als die kriegführenden Mächte, konnte die spanische Presse freier über die neuartige Seuche berichten. So blieb der Name zu einem Zeitpunkt haften, da die Kriegsteilnehmer längst einen hohen Krankenstand bei den eigenen Frontsoldaten verzeichneten, der indes nicht bekannt werden durfte, um dem Feind nicht eigene Schwäche zu suggerieren.

Wollte man der Influenza unbedingt einen an die Geografie gekoppelten Namen geben, würde sich eher »Amerikanische Grippe« anbieten. Unter den verschiedenen Hypothesen zum Ursprung der Influenza gilt inzwischen die von der ersten Übertragung der Viren vom Tier auf den Menschen im amerikanischen *Heartland* als die wahrscheinlichste. Im fern jeder Metropole gelegenen Haskell County im sehr dünn besiedelten Westen des Bundesstaates Kansas behandelte Anfang 1918 ein Landarzt namens Loring Miner mehrere Patienten mit einer, wie Miner es nannte, »Influenza vom schweren Typ«.[3] Einige davon waren junge Männer – eine Bevölkerungsgruppe, die von der Grippe in den nächsten Monaten in besonders starkem Maße betroffen war, wofür man (als einen von mehreren Erklärungsversuchen) ein in dieser Population besonders starkes, auf das mutierte Virus mit einer überschießenden Reaktion antwortendes Immunsystem verantwortlich macht. Miner meldete seine Beobachtungen an den öffentlichen Gesundheitsdienst, der in seinem Mitteilungsblatt Anfang April darüber berichtete. Zu diesem Zeitpunkt hatte die »schwere Influenza« indes bereits ein ideales Reservoir zu ihrer Ausbreitung gefunden.

Man kann verschiedentlich lesen, dass es die Grippe-Pandemie von 1918 auch gegeben hätte, wenn kein Weltkrieg getobt hätte. Der Beweis dafür lässt sich kaum führen. Stattdessen ist die enge Assoziation der Verbreitung der Influenza mit den Truppenströmen des Militärs mehr als auffällig. Einige der bereits infizierten Landburschen aus Haskell County wurden wie Hunderttausende anderer junger Amerikaner in die Armee eingezogen. Sie wurden in einem der größten Lager der Streitkräfte, Camp Funston, ebenfalls in Kansas gelegen, trainiert. Es war mit 65 000 auf engem Raum lebenden, hustenden, transpirierenden jungen Männern ebenso überfüllt wie andere derartige Einrichtungen. Am 4. April 1918 meldete sich ein Koch in Camp Funston krank; innerhalb von drei Wochen lagen elfhundert fiebernde Soldaten im Hospital. Es war der Beginn.

Der amerikanische Präsident spielte eine wenig rühmliche Rolle – auch im Jahr 1918. Woodrow Wilson hörte nicht auf die Stimmen von Ärzten und Epidemiologen, die davon abrieten, ungemindert große Zahlen von Soldaten auf Transportschiffen zusammengepfercht (bis zu 9000 auf großen Dampfern) nach Europa zu schicken. Der Krieg war wichtiger, und so nimmt es nicht wunder, dass einer der Orte, an denen im August die zweite, mit höherer Letalität einhergehende Welle ausbrach, die französische Hafenstadt Brest war, die Eintrittspforte nach Europa für fast 800 000 amerikanische Soldaten binnen weniger Monate. In Deutschland erfuhr die Bevölkerung erst im Oktober 1918 in größerem Maße von der Grippewelle, als die Strukturen der kaiserlichen Regierung mit der sich abzeichnenden Niederlage allmählich zusammenbrachen und die Presse freier über Unliebsames berichten konnte.

Zu diesem Zeitpunkt war die Ernährungslage der deutschen Bevölkerung, die von der alliierten Blockade ausgehungert werden sollte, denkbar schlecht. Im Gegensatz zu allen Erfahrungen mit körperlicher Resistenz gegen Krankheitserreger und Krankheitsursachen hatte die durch Mangelernährung herabgesetzte Abwehrkraft der Menschen aber keinen erkennbaren Einfluss auf die Letalität der Seuche. In Deutschland starben weniger der schlecht ernährten Menschen an der Influenza als in der wahrscheinlich bestversorgten Population auf dem europäischen Kontinent: der amerikanischen Armee. Wilson selbst erkrankte 1919 bei seinem Besuch der Versailler Konferenz an der Influenza, was nicht die einzige Berührung der Viren mit der Geschichte der amerikanischen Präsidentschaft war: Im Mai 1918 starb als eines der ersten Opfer in New York ein Geschäftsmann an einer Lungenentzündung als Konsequenz der Influenza-Infektion, der Frau und Sohn ein ansehnliches Vermögen hinterließ, welches Letzterer im Laufe seines Lebens so erfolgreich vermehrte, dass es die Grundlage für zunächst die Prominenz und später die politische Karriere seines eigenen Sohnes wurde. Der Grippetote von 1918 hieß Frederick Trump.

Die Zahl der Toten weltweit durch die drei Wellen der Influenza von 1918 bis 1920 ist in der Vergangenheit immer wieder nach oben korrigiert worden; heute findet sich meist die Vermutung von 50 Millionen Toten, oft ergänzt durch den Nachsatz, dass es auch doppelt so viele sein könnten. Diese Größenordnung macht einen Unterschied zur Coronavirus-Pandemie ab 2020 deutlich. Die deutlich geringere Letalität des Letzteren zu erwähnen, bedeutet nicht, seine Gefährlichkeit zu verharmlosen. Alle Wiedererkennungsfreude maskentragender Menschen auf Bildern von 1918 und dem durch sie vermittelten wohligen Gefühl, dass man in der Gegenwart auf dem richtigen Weg sein muss, wenn es bereits vor mehr als einhundert Jahren praktiziert wurde – ebenso übrigens wie Social Distancing –, darf nicht dazu verführen, Ähnlichkeiten sehen zu wollen, wo Differenzen bestehen.

Selbstverständlich hat sich die Medizin und mit ihr die Möglichkeiten, Erkrankten zu helfen, auch nach der in diesem Buch beschriebenen Goldenen Zeit rapide – und dankenswerterweise – weiterentwickelt. Vor mehr als einhundert Jahren konnte man den wahren Erreger noch nicht identifizieren – die Welt der Viren sichtbar zu machen gelang erst mit der Erfindung des Elektronenmikroskops – und vermutete eine Bakterie als Auslöser, die in Wirklichkeit allenfalls zu einer Superinfektion führte, einer zusätzlichen bakteriellen auf einer bereits bestehende viralen Ansteckung. In der Gegenwart war der Erreger bekannt, identifiziert und nachweisbar, bevor es zur Ausbreitung um den Globus kam. Das klinische Knowhow und die heutige Ausrüstung (wie zum Beispiel Beatmungsgeräte) haben viele Leben von Schwererkrankten gerettet. Therapeutisch hingegen war man 1918 fast machtlos.

Auffallender in der Betrachtung aus heutiger Sicht ist neben dem als selbstverständlich erachteten höheren Stand der Medizin der Gegenwart indes die Kluft, die sich gesellschafts- und gesundheitspolitisch sowie mentalitätsgeschichtlich zwischen »Spanischer Grippe« und Covid-19 auftut. In Letzterem findet sich der wahrscheinlich erstaunlichste Aspekt aus heutiger Sicht: So grausig die Opferzahlen waren – die Menschen haben, bis auf wenige Ausnahmen, die damalige Pandemie nicht als Zäsur empfunden. Über die eigenen Opfer, über den Verlust von an Influenza gestorbenen Familienmitgliedern hinaus gab es praktisch kein Bewusstsein, das die Lebenssituation in ein »Vor der Grippe« und ein »Nach der Grippe«

unterteilt hätte. Als sich die Influenza 1920 endgültig abgeschwächt hatte, ging das Leben weiter wie bisher – soweit es die Zeitumstände erlaubten, welche sich vor allem in Deutschland und Österreich mit dem Sturz der Kaiserhäuser und der Einführung der Republiken drastisch verändert hatten; jenseits des deutschen Sprachraums waren der Zusammenbruch des Osmanischen Reiches und der Umsturz des Zarenreiches durch die Russische Revolution die gravierendsten historischen Einschnitte.

Der Große Krieg und die ihm folgende Phase von Revolution und Umsturz in manchen Ländern war somit das definierende Ereignis der damaligen Generation, nicht die Grippe. Zu dieser Relativierung, dieser aus heutiger Sicht merkwürdig geringen Dramatik in der Wahrnehmung trug noch ein anderer Faktor bei. Die Menschen waren hohe Todeszahlen aufgrund einer Atemwegserkrankung gewohnt – der Tuberkulose. Auch andere Infektionskrankheiten grassierten noch, wenngleich die Diphtherie dank (unter anderem) Emil von Behring und die Cholera dank (unter anderem) John Snow in Europa besiegt waren. Das Coronavirus hingegen trifft zumindest in der westlichen Welt auf eine privilegierte Bevölkerung, die sich kaum noch vorstellen konnte, von einer sich rasch ausbreitenden Infektionskrankheit heimgesucht zu werden.

Der größte Unterschied zwischen der Zeit nach 1918 und jener nach 2020 dürfte indes bei der Reaktion der Politik, der Regierenden, und eng damit verbunden in der Rolle der (in einigen Ländern sehr regierungsnahen) Medien beim Umgang mit einer Pandemie bestehen. So verlockend es ist, in der damaligen Epoche Spuren eines Lockdowns sehen zu wollen und vielleicht gar die Vergangenheit als Begründung für die Gegenwart heranzuziehen – es gab 1918/19 nichts der modernen staatlichen Intervention Vergleichbares. Vielerorts wurden Schulen geschlossen, ebenso Theater und die sich enormer Beliebtheit erfreuenden Kinos. Sportveranstaltungen wurden abgesagt und Wahlbeteiligungen wie bei der amerikanischen Kongresswahl im November 1918 waren geringer. Doch fast überall waren dies lokale Maßnahmen; ein nationales Vorgehen zum Schutz der Bevölkerung war eine auf kleinere Länder beschränkte Ausnahme, an eine internationale Reaktion auf die Bedrohung nicht zu denken. Mehr als einhundert Jahre später kam es in Europa (und in Abstufungen anderenorts) zu massiven Staatsinterventionen, wie es sie in Friedenszeiten noch nie und auch während Kriegen in diesem Ausmaß kaum je gegeben hatte. Historiker werden einst, so bleibt zu hoffen, eine Analyse aller Wirkungen der Pandemie einerseits und der Maßnahmen zu ihrer Beherrschung andererseits vornehmen.

Nicht zuletzt ist auch die Wahrnehmung der Pandemie heute eine wesentlich intensivere, ungeachtet der im Vergleich zu 1918 weitaus geringeren Zahl von Infizierten und, glücklicherweise, von Toten. Die Menschen damals hatten neben obrigkeitlichen Plakatanschlägen und Mitteilungsblättern nur die Zeitungen als Informationsquelle, die deshalb oft sogar mehrmals täglich erschienen. Die Vielzahl der Informationsmöglichkeiten im 21. Jahrhundert, ob analog oder digital, und die Präsenz der Begriffe »Coronavirus«, »Covid-19« und »Pandemie« über 24 Stunden und an 366 Tagen (ja, 2020 war ein Schaltjahr) haben über viele Monate praktisch eine Monothematik erschaffen und bei nicht wenigen Menschen, die selbst keinerlei Kontakt oder persönliche Erfahrung mit der Epidemie hatten, eine alternative Realität entstehen lassen, die sie eine Welt voller Gefahren und allüberall lauernder Krankheitserreger sehen ließ, vor denen man sich tunlichst in den eigenen vier Wänden verbunkert. Damit wiederum sind wir mental nicht mehr so weit entfernt von den Menschen zur Zeit der Choleraepidemien um 1840, vor der großen Epoche der Medizin.

Einer der bedeutenden Schriftsteller jener Epoche war der Brite Herbert George Wells, der verschiedentlich einen Blick in die Zukunft warf, welcher wenig mit den optimistischen Utopien vieler seiner Zeitgenossen gemein hatte. In seinem Roman *Der Krieg der Welten*, in der die Faszination durch Technologie und Wissenschaft mit Angst vor ihnen Hand in Hand geht, greifen Außerirdische, vom Mars kommend, die Erde an, um sie sich untertan zu machen. Die geballte Streitkraft der britischen Armee und der Royal Navy hat ihnen und ihrer überlegenen Technologie nichts entgegenzusetzen. Die sogenannte Zivilisation scheint vor ihrem Untergang zu stehen, doch die Natur, die Evolution, greift rettend ein. Die Invasoren werden, wie Wells es nennt, besiegt, »nachdem alle menschlichen Mittel versagt hatten, durch das Demütigste, das Gott in seiner Weisheit auf diese Erde gesandt hat«. Sie haben keine Immunität gegen Mikroorganismen, gegen jene Bakterien, die zu Wells' Zeit gerade unter den Mikroskopen der Forscher identifiziert werden. Und Wells fährt fort: »Diese Krankheitskeime haben seit dem Anbeginn der Menschheit ihre Opfer gefordert – haben von unseren vormenschlichen Vorfahren Opfer gefordert, seit das Leben hier begonnen hat. Doch aufgrund der natürlichen Selektion unserer Art haben wir Widerstandskräfte entwickelt; wir erliegen keinem Keim ohne einen Kampf und gegenüber vielen – jenen, die in toter Materie die Zersetzung auslösen – sind unsere lebendigen Körper völlig immun. Es gibt aber keine Bakterien auf dem Mars und sofort, nachdem diese Invasoren ankamen, als sie sofort tranken und aßen, machten sich unsre mikroskopisch kleinen Verbündeten daran, sie niederzuwerfen ... Es war unvermeidbar. Durch den Tribut einer Milliarde Toter hat sich der Mensch sein Geburtsrecht auf der Erde erkauft und es ist seines gegenüber allen Besuchern.«[4]

Das Geburtsrecht, auf dieser Erde zu leben (und die Verpflichtung, sie und ihre lebendige Vielfalt zu bewahren), dabei Widerstandskraft gegen Krankheiten, ihre Erreger und ihre Ursachen zu entwickeln, ist ein Privileg, das immer wieder neu errungen und wertgeschätzt werden muss.

ANMERKUNGEN

Mit der Geschichte der Medizin beschäftigt sich der Autor seit den nun doch schon einige Zeit zurückliegenden Tagen seines Studiums – ich studierte beides, Humanmedizin und Geschichte, an der Universität Düsseldorf. In den seither vergangenen mehr als drei Jahrzehnten hatte ich die Freude, zu einigen der in diesem Buch geschilderten Ereignisse und porträtierten Personen zu publizieren; oft in medizinischen Fachzeitschriften wie der im Dr. Reinhard Kaden Verlag in Heidelberg erscheinenden *Chirurgischen Allgemeinen*, vereinzelt auch in Medien wie der *ZEIT* (zur Einführung der Narkose). In einigen wenigen Fällen, in denen mir die Originalmanuskripte noch zur Verfügung standen, habe ich sie nach Überarbeitung und ggf. Angleichung an den heutigen Forschungsstand beim Verfassen einiger Kapitel mitbenutzt. Angesichts der Zeitumstände, die bei Abfassung dieses Buches herrschten – mit aufgrund der Coronavirus-Pandemie über lange Zeit geschlossenen Forschungseinrichtungen wie vor allem der National Library of Medicine –, war es nicht in allen Fällen möglich, aus der Sekundärliteratur entnommene Zitate anhand der Originalquellen zu verifizieren.

Alle im Text angeführten deutschsprachigen Zitate wurden den Regeln der Neuen Rechtschreibung angepasst. Bei Literatur aus der Zeit vor 1900 sind, sofern nicht neuere wissenschaftliche Editionen vorliegen, die Originaltexte zitiert, von welchen der interessierte Leser häufig elektronische Exemplare auf www.archive.org finden kann.

PROLOG: HÄNDE WASCHEN, LEBEN RETTEN

Eine exzellente Übersicht über die politischen, sozialen und (in Ansätzen) auch technologischen wie wissenschaftlichen Entwicklungen im 19. Jahrhundert bieten diese beiden Standardwerke:
Richard J. Evans: Das europäische Jahrhundert. Ein Kontinent im Umbruch. Übers. v. Richard Barth. München 2018.
Jürgen Osterhammel: Die Verwandlung der Welt. Eine Geschichte des 19. Jahrhunderts. München 2020.
 1 Ferdinand Sauerbruch: Das war mein Leben. München 1978, S. 11.

1. MENSCHENBILDER

1. Carol Johnson: Cornelius, Robert (1809–1893). Pioneer daguerreotypist and businessman. In: John Hannavy (Hrsg.): Encyclopedia of Nineteenth-Century Photography. Bd. 1. New York 2008, S. 338–340.
2. Steffen Siegel (Hrsg.): Neues Licht. Daguerre, Talbot und die Veröffentlichung der Fotografie im Jahr 1839, München 2014.
3. Aristides Diamantis, Emmanouil Magiorkinis und George Androutsos: Alfred François Donné (1801–78): a pioneer of microscopy, microbiology and haematology. Journal of Medical Biography 2009; 17: S. 81–87.
4. Die Bilder finden sich auf der Website der National Galleries Scotland (https://www.nationalgalleries.org/art-and-artists/features/hill-adamson [2020-09-23]).

2. STILLE IN BOSTON

Weiterführende Literatur:
Stephanie J. Snow: Blessed Days of Anaesthesia. Oxford 2013.
1. Julie M. Fenster: Ether Day. New York 2001, S. 80.
2. Dieses und alle anderen Zitate bei Ronald D. Gerste: »Gentlemen, dies ist kein Humbug!« Die Zeit, 18. Oktober 1996. Die damals herangezogenen Quellen, die hier erneut und indirekt zitiert werden, sind dem Autor im Zusammenhang mit einem im Jahr 2001 erfolgten transatlantischen Umzug leider verloren gegangen.
3. Archiv für Klinische Chirurgie 1871; 13: S. 744.

3. TODBRINGENDE HÄNDE

1. Erna Lesky: The Vienna Medical School of the 19th Century. Baltimore 1976, S. 108.
2. Theodore G. Obenchain: Genius Belabored. Childbed fever and the tragic life of Ignaz Semmelweis. Tuscaloosa, Alabama 2016, S. 63.
3. Ebd.
4. Ignaz Semmelweis: Die Aetiologie, der Begriff und die Prophylaxis des Kindbettfiebers. Pest, Wien und Leipzig 1861, S. 33–34.
5. Robert Collins: A Practical Treatise on Midwifery. Boston 1841, S. 232. Vgl. Peter M. Dunn: Dr. Robert Collins (1801–1868) and his Rotunda obstetric report. Archives of Disease in Childhood 1994; 71: F 68.
6. Zitiert nach dem immer noch sehr lesenswerten *Das Jahrhundert der Chirurgen* von Jürgen Thorwald, Stuttgart 1974, S. 106, das indes von Thorwald mit einiger dichterischer Freiheit verfasst wurde.
7. Evans: Das europäische Jahrhundert, S. 271.

8 Golo Mann: Deutsche Geschichte des 19. und 20. Jahrhunderts. Frankfurt am Main 1980, S. 193–194.
9 Ralf Zerback: Robert Blum. Leipzig 2007, S. 266–267.
10 Ebd., S. 282.

4. DIE GREAT EXHIBITION

Weiterführende Literatur:
Michael Leapman: The World for a Shilling. How the Great Exhibition of 1851 shaped a nation. London 2001.
1 Zit. n. Trevor Royle: Crimea. The Great Crimean War. New York 2000, S. 1.
2 Zit. n. David Cannadine: Victorious Century. The United Kingdom 1800–1906. New York 2017, S. 277.
3 Queen Victoria, Tagebucheintragung, 1. Mai 1851. Zit. n. Ronald D. Gerste: Queen Victoria. Regensburg 2000, S. 103–104.
4 Zit. n. Cannadine, S. 277.

5. CHLOROFORM

Einen übersichtlichen Zugang zu Arbeiten von und über John Snow bietet das *John Snow Archive and Research Companion* (https://johnsnow.matrix.msu.edu [2020-09-23]).
1 Zit. n. Snow: Blessed Days, S. 45.
2 Ebd., S. 46.
3 Neue Medicinisch-Chirurgische Zeitung, 1848; 6: S. 29–30 (leicht gekürzt).
4 Carl Christian Schmids Jahrbücher der In- und Ausländischen Gesammten Medicin 1849; 63: S. 72.
5 Julia Barker: The Brontës. London 1994, S. 519.
6 Sandra Hempel: The Medical Detective. John Snow and the Mystery of Cholera. London 2006, S. 85.
7 Peter Vinten-Johansen und David Zuck: 1847 – John Snow's annus mirabilis, year of consilience. Keynote lecture at the 12th annual spring meeting of the Anesthesia History Association, Birmingham, Alabama. 6.–7. April 2005 (http://kora.matrix.msu.edu/files/21/120/15-78-A4-22-johnsnow-a0a0y7-a_11479.pdf [2020-09-23]).
8 Steven Johnson: The Ghost Map. The Story of London's most terrifying epidemic – and how it changed science, cities, and the modern world. New York 2006, S. 65.
9 John Snow: On the Inhalation of the Vapour of Ether. London 1847.
10 Michael A. E. Ramsay: John Snow, MD: anaesthetist to the Queen of England and pioneer epidemiologist. Proceedings (Baylor University Medical Center) 2006; 19: S. 26.
11 Snow: Blessed Days, S. 109.

12 Ebd.
13 The Lancet 1848, S. 97–98.
14 Neue Zeitschrift für Geburtskunde, Berlin 1847; 22: S. 278–279.
15 Edward Wagenknecht: Mrs Longfellow. Selected Letters and Journals. London 1959, S. 129–130.
16 Richard H. Ellis (ed.): The Case Books of Dr. John Snow. London 1994, S. 271. https://www.ph.ucla.edu/epi/snow/leopold.html [2020-09-23].
17 A. N. Wilson: Victoria. New York 2014, S. 172.

6. DIE FRAU MIT DER LAMPE

Weiterführende Literatur:
Trevor Royle: Crimea. The Great Crimean War 1854–1856. New York 2000.
Orlando Figes: Krimkrieg: Der letzte Kreuzzug. Übers. v. Bernd Rullkötter. Berlin 2011.
Nicolette Bohn: Florence Nightingale: Nur Taten verändern die Welt. Düsseldorf 2020.

1 Zit. n. Royle: Crimea, S. 96.
2 Zit. n. Ronald D. Gerste: Der erste »moderne« Krieg für die Chirurgie und die Lady mit der Lampe. Chirurgische Allgemeine 2020; 7/8: S. 341–343.
3 Zit. n. Royle: Crimea, S. 140.
4 Zit. n. Royle: Crimea, S. 247.
5 Zit. n. Royle: Crimea, S. 179.
6 The Times, 2. August 1854.
7 Zit. n. Philipp Knightley: The First Casualty. The war correspondent as hero and myth-maker from the Crimea to Kosovo. Baltimore 2002, S. 6.
8 Ebd., S. 13.

7. RÄDER AUS STAHL

Weiterführende Literatur:
Wolfgang Schivelbusch: Geschichte der Eisenbahnreise. Zur Industrialisierung von Raum und Zeit im 19. Jahrhundert. München und Wien 1973.
Ronald D. Gerste: Railway Spine – John Eric Erichsen und der Preis der Mobilität. Chirurgische Allgemeine 2004, 5: S. 130–135.

1 Zit. n. Cannadine, S. 175.
2 Railways. Their Uses and Management. London 1842, S. 63.
3 Zit. n. Gerste, Railway Spine, S. 133.
4 Schivelbusch: Eisenbahnreise, S. 33.
5 Heinrich Heine: Lutetia LVII. 5. Mai 1843 (Sämtliche Werke, hrsg. v. Hans Kaufmann. Bd. 12. München 1964, S. 65). http://www.heinrich-heine-denkmal.de/heine-texte/lutetia57.shtml [2020-09-23].
6 Zit. n. Schivelbusch: Eisenbahnreise, S. 117.

ANMERKUNGEN

7 Zit. n. Schivelbusch: Eisenbahnreise, S. 119.
8 Die Abteile hatten jeweils einen eigenen Einstieg, den heute üblichen Gang an den Abteilen vorbei gab es noch nicht.
9 Zit. n. Gerste: Railway Spine, S. 134.
10 Ein heute Enzephalomalazie genannter Untergang von Gehirngewebe. Typische Ursachen sind eine Minderversorgung mit Blut als Folge eines Schlaganfalls, eine Manifestation der Syphilis im Zentralnervensystem (Neurolues) und ein Trauma – des Gehirns, nicht des Fingers.
11 John Eric Erichsen: On the Concussion of the Spine. Nervous shock and other obscure injuries of the nervous system in their clinical and medico-legal aspects. Zweite Auflage. London 1882, S. 230. Vgl. Gerste, Railway Spine, S. 131.
12 John Eric Erichsen: On Railway and Other Injuries of the Nervous System. London 1866, S. 78. Vgl. Gerste: Railway Spine, S. 131.
13 Erichsen: Concussion, S. 85–89 (gekürzt).

SCHICKSALE: PHINEAS GAGE

Weiterführende Literatur:
Sam Kean: Phineas Gage, Neuroscience's Most Famous Patient (https://slate.com/technology/2014/05/phineas-gage-neuroscience-case-true-story-of-famous-frontal-lobe-patient-is-better-than-textbook-accounts.html [2020-09-30]).
Malcolm Macmillan: The Phineas Gage Information Page (https://www.uakron.edu/gage/ [2020-09-30]).

1 Henry Jacob Bigelow: Dr. Harlow's Case of Recovery from the Passage of an Iron Bar through the Head. American Journal of the Medical Sciences 1850; 39: S. 16.

8. KARTE DES TODES

Weiterführende Literatur:
Hans Wilderotter (Hrsg.): Das große Sterben. Seuchen machen Geschichte. Berlin 1995.
Manfred Vasold: Grippe, Pest und Cholera. Stuttgart 2015.

1 Ronald D. Gerste: Wie das Wetter Geschichte macht. Katastrophen und Klimawandel von der Antike bis heute. Dritte Auflage. Stuttgart 2016, S. 30–32.
2 Michael Dorrmann: Das asiatische Ungeheuer. Die Cholera im 19. Jahrhundert. In: Wilderotter: Das große Sterben, S. 214.
3 Johnson: Ghost Map, S. 126.
4 Henry Mayhew: A Visit to the Cholera Districts of Bermondsey. Morning Chronicle, 24. September 1849.

5 The Times, 13. September 1849.
6 Florence Nightingale: Notes on Nursing: what it is and what it is not. London 1860, S. 8.
7 Jerry White: Life in 19th-century Slums: Victorian London's homes from hell. BBC History (https://www.historyextra.com/period/victorian/life-in-19th-century-slums-victorian-londons-homes-from-hell/ [2020-09-23]).
8 Ebd.
9 John Snow: On the Mode of Communication of Cholera. London 1849, S. 30.
10 London Medical Gazette 1849, No. 9, S. 466.
11 John Snow: On the Mode of Communication of Cholera. 2. Auflage. London 1855, S. 39–40.
12 Gnananandan Janakan und Harold Ellis: Dr Thomas Aitchison Latta (c 1796–1833): Pioneer of intravenous fluid replacement in the treatment of cholera. Journal of Medical Biography 2013; 21, S. 70–74.
13 The Times, 18. Juni 1858.
14 Johnson: Ghost Map, S. 234–235 (leicht gekürzt).

9. BÜCHER

Weiterführende Literatur:
Charles Darwin: Der Ursprung der Arten durch natürliche Selektion oder Die Erhaltung begünstigter Rassen im Existenzkampf. Übers. v. Eike Schönfeld. Stuttgart 2018.

1 Zit. n. Ronald D. Gerste: Charles Darwin. Schweizerische Ärztezeitung 2009; 90, S. 599.
2 Hanne Strager: A Modest Genius. The story of Darwin's life and how his ideas changed everything. Middletown, Delaware 2016, S. 11.
3 Süddeutsche Zeitung, 24.6.2006.
4 Zit. n. Johannes Hemleben: Charles Darwin. Mit Selbstzeugnissen und Bilddokumenten. Reinbek bei Hamburg 1968, S. 54.
5 Zit. n. Strager: Modest Genius, S. 33.
6 Zit. n. Strager: Modest Genius, S. 58–59.
7 Zit. n. Hemleben: Charles Darwin, S. 69.
8 Zit. n. Hemleben: Charles Darwin, S. 73.
9 Zit. n. Hemleben: Charles Darwin, S. 101.
10 Zit. n. Hemleben: Charles Darwin, S. 118.
11 Zit. n. Strager: Modest Genius, S. 169.
12 Semmelweis: Aetiologie, S. 471.
13 Semmelweis: Aetiologie, S. 481–482.
14 Zit. n. Theodor Wyder: Die Ursachen des Kindbettfiebers und ihre Entdeckung durch I. Ph. Semmelweis. Berlin und Heidelberg 1906, S. 35.

ANMERKUNGEN

10. ROTES KREUZ

Weiterführende Literatur:
Elke Endraß: Der Wohltäter. Warum Henry Dunant das Rote Kreuz gründete. Berlin 2010.
1 Zit. n. Endraß: Der Wohltäter, S. 36.
2 Osterhammel: Verwandlung, S. 194.
3 Hans Schadewaldt: Die Schlacht von Solferino. Ausgangspunkt des Rot-Kreuz-Gedankens. In: G. W. Parade (Hrsg.): Abususprobleme, Perinatale Erkrankungen, Ernährungsstörungen. München 1972, S. 110.
4 Zit. n. Endraß: Der Wohltäter, S. 15.
5 Zit. n. Endraß: Der Wohltäter, S. 23.
6 Zit. n. Endraß: Der Wohltäter, S. 24
7 Zit. n. Endraß: Der Wohltäter, S. 26.
8 Zit. n. Endraß: Der Wohltäter, S. 34–35.
9 Zit. n. Endraß: Der Wohltäter, S. 37.
10 Zit. n. Endraß: Der Wohltäter, S. 37.
11 Zit. n. Endraß: Der Wohltäter, S. 45
12 Zit. n. Endraß: Der Wohltäter, S. 41.
13 Die Hauptheeresfahne im spätantiken Rom.
14 Zit. n. Endraß: Der Wohltäter, S. 43.
15 Zit. n. Endraß: Der Wohltäter, S. 48.
16 Henri Dunant: Eine Erinnerung an Solferino. Basel 1863 (nach der 3. französischen Auflage) oder Die Barmherzigkeit auf dem Schlachtfelde. Eine Erinnerung an Solferino. Übers. v. E. R. Wagner, Stuttgart 1864 (nach der 4. französischen Auflage).
17 Zit. n. Endraß: Der Wohltäter, S. 54.
18 Zit. n. Endraß: Der Wohltäter, S. 62.
19 Zit. n. Endraß: Der Wohltäter, S. 67.
20 Zit. n. Endraß: Der Wohltäter, S. 77.

11. WUNDEN DER NATION

Weiterführende Literatur:
John Keegan: Der Amerikanische Bürgerkrieg. Übers. v. Hainer Kober. Reinbek bei Hamburg 2012.
Ronald D. Gerste: Abraham Lincoln. Begründer des modernen Amerika. Regensburg 2008.
1 Zit. n. Fergus M. Bordewich: Bound for Canaan. The Underground Railroad and the war for the soul of America. New York 2005, S. 216.
2 Der Status eines Territoriums wurde einer Region zugeteilt, bevor es die Bedingungen zur Aufnahme in die Union als *state*, als Bundesstaat, erfüllte.

3   Osterhammel: Verwandlung, S. 768.
4   Zit. n. Gerste: Lincoln, S. 78.
5   Zit. n. Gerste: Lincoln, S. 96.
6   Zit. n. Ronald D. Gerste: Der Amerikanische Bürgerkrieg – Chirurgen zwischen Heroismus und Verzweiflung. Chirurgische Allgemeine 2011; 12: S. 401.
7   Jenny Goellnitz: Civil War Medicine: An Overview of Medicine (https://ehistory.osu.edu/exhibitions/cwsurgeon/cwsurgeon/introduction [2020-09-23]).
8   Zit. n. Gerste: Bürgerkrieg, S. 397–403.
9   Stadt in Virginia, etwa auf halber Strecke zwischen Washington und Richmond gelegen.
10 Irving H. Watson (Hrsg.): Physicians and Surgeons of America. A collection of biographical sketches for the regular medical profession. Concord, New Hampshire 1896, S. 805.
11 Watson: Physicians and Surgeons, S. 805.
12 Watson: Physicians and Surgeons, S. 806.
13 Zit. n. Gerste: »Gentlemen«.

SCHICKSALE: JAMES MADISON DEWOLF

Weiterführende Literatur:
Todd E. Harburn (Hrsg.): A Surgeon with Custer at the Little Big Horn. James DeWolf's diary and letters, 1876. Norman, Oklahoma 2017.
1   Tagebucheintragung, 10. März 1876, Harburn: Surgeon, S. 40.
2   Brief, 14. März 1876, Harburn: Surgeon, S. 42.
3   Brief, 16. April 1876, Harburn: Surgeon, S. 71–72.
4   Tagebucheintragung, 17. Mai 1876, Harburn: Surgeon, S. 95.
5   Tagebucheintragung, 2. Juni 1876, Harburn: Surgeon, S. 111.
6   Brief, 21. Juni 1876, Harburn: Surgeon, S. 121.
7   Abkürzung für *hubby/husband* (Ehemann).
8   Tagebucheintragung, 24. Juni 1876, Harburn: Surgeon, S. 124.

12. ANTISEPSIS

1   Florence Nightingale: Notes on Hospitals. London 1863, S. iii.
2   John Eric Erichsen: On the Study of Surgery. London 1850, S. 8.
3   John Rudd Leeson: Lister as I Knew Him. New York 1927, S. 53.
4   Joseph Lister: The Antiseptic System. On compound fracture. In: The Collected Papers of Joseph Baron Lister. Oxford 1909, Bd. II, S. 1.
5   Lister: Collected Papers, Bd. II, S. 2.
6   Lister: Collected Papers, Bd. II, S. 3.
7   Lister: Collected Papers, Bd. II, S. 45.

ANMERKUNGEN

8 Lokalanästhesie durch Kälteanwendung.
9 George Earl Buckle (Hrsg.): The Letters of Queen Victoria. Bd. II 2: 1870–1878. London 1926, S. 432.
10 Zit. n. Thomas Dormandy: Moments of Truth. Chichester, UK 2003, S. 329.

SCHICKSALE: JOSEPH MERRICK

1 Frederick Treves: The Elephant Man and Other Reminiscences. London u. a. 1923, S. 3–4.
2 Treves: Elephant Man, S. 24.

13. AUGENLICHT

Weiterführende Literatur:
Ronald D. Gerste: Augenheilkunde in Dresden. Heidelberg 2018.
Jens Martin Rohrbach: Albrecht von Graefe (1828–1870). Das Gewissen der Augenheilkunde in Deutschland. Berlin 2020.

1 Julius Hirschberg: Enthüllung des A. v. Gräfe-Denkmals 22. Mai 1882. Centralblatt für Praktische Augenheilkunde 1882; 6: S. 185–186.
2 Rohrbach: Albrecht von Graefe, S. 11.
3 Zit. n. Rohrbach, S. 4.
4 Zit. n. Gerste: Augenheilkunde, S. 44.
5 Die seit 1822 jährlich tagende und fachübergreifende, damit aber wenig Spielraum für Subspezialitäten bietende Zusammenkunft der Gesellschaft Deutscher Naturforscher und Ärzte.
6 Zit. n. Rohrbach: Albrecht von Graefe, S. 36.
7 Zit. n. Rohrbach: Albrecht von Graefe, S. 5
8 Karl Friedrich Vitzthum von Eckstädt: Berlin und Wien in den Jahren 1845–1852. Stuttgart 1886, S. 247.
9 Zit. n. Otto Pflanze: Bismarck. Der Reichsgründer. München 1997, S. 187.
10 Ebd., S. 191–192.
11 Josef Becker (Hrsg.): Bismarcks spanische »Diversion« 1870 und der preußisch-deutsche Reichsgründungskrieg: Quellen zur Vor- und Nachgeschichte der Hohenzollern-Kandidatur für den Thron in Madrid 1866–1932. Bd. 3. Paderborn u. a. 2007, S. 58–60.

14. ERBFEINDE

Weiterführende Literatur:
Johannes W. Grüntzig und Heinz Mehlhorn: Robert Koch. Seuchenjäger und Nobelpreisträger. Heidelberg 2010.
Maxime Schwartz und Annick Perrot: Robert Koch und Louis Pasteur: Duell zweier Giganten. Darmstadt 2015.

1. Brief Robert Kochs vom 27.8.1870. Zit. n. Grüntzig und Mehlhorn: Robert Koch, S. 128–129.
2. Brief vom 24.6.1866. Zit. n. Grüntzig und Mehlhorn: Robert Koch, S. 123.
3. Gemeint ist Napoleon I. , der 1805 die Pockenimpfung für seine Soldaten vorschrieb, nicht sein 1870 regierender Neffe.
4. Osterhammel: Verwandlung, S. 273.
5. Hass auf Preussen. Rache. Rache.
6. Louis Pasteur Vallery-Radot (Hrsg.): Correspondance de Pasteur. Bd. 2: La seconde étape. Fermentations, générations spontanées, maladies des vins, des vers à soie, de la bière 1857–1877. Paris 1951, S. 492. Der Herausgeber des Briefwechsels Pasteur war sein Enkelsohn, ein Arzt.
7. Zit. n. Thomas Goetz: The Remedy. Robert Koch, Arthur Conan Doyle, and the quest to cure tuberculosis. New York 2014, S. 54–55.
8. Ebd., S. 57.
9. B. Lee Pignon: Louis Pasteur. A Controversial Figure in a Debate on Scientific Ethics. Seminars in Pediatric Infectious Diseases 2002; 13: S. 134–141.
10. Grüntzig und Mehlhorn: Robert Koch, S. 137–138.
11. Zit. n. Goetz: The Remedy, S. 40.
12. Grüntzig und Mehlhorn: Robert Koch, S. 145.
13. Zit. n. Goetz: The Remedy, S. 70.
14. Zit. n. Goetz: The Remedy, S. 87.

15. WISSENSCHAFTSNATION

Weiterführende Literatur:
Volker Ullrich: Die nervöse Großmacht 1871–1918. Aufstieg und Untergang des deutschen Kaiserreichs. Frankfurt am Main 1997.
1. Rudolf Virchow: Vorlesungen über Pathologie. Berlin 1871. S. 1.
2. Ebd.
3. Ebd., S. 4.
4. Petra Lennig: Ein parlamentarisches Duell. Bürgerinitiative für Rudolf Virchow. In: Beate Kunst, Thomas Schnalke und Gottfried Bogusch (Hrsg.): Der zweite Blick. Besondere Objekte aus den historischen Sammlungen der Charité. Berlin und New York 2010, S. 169–171.
5. Zit. nach Kay Lutze: Ein Kanzler auf Diät. ZM (Zahnärztliche Mitteilungen) online 31.3.2015 (https://www.zm-online.de/news/gesellschaft/ein-kanzler-auf-diaet/ [2020–09–23]).
6. Ronald D. Gerste: Wie Krankheiten Geschichte machen. Stuttgart 2020.
7. Zit. n. Gerste: Krankheiten, S. 31.
8. Osterhammel: Verwandlung, S. 292–293.

ANMERKUNGEN

16. KOKAIN

1 Jürgen Thorwald: Das Weltreich der Chirurgen. Stuttgart 1974, S. 185.
2 Sigmund Freud und Martha Bernays: Die Brautbriefe. Bd. 3: Warten in Ruhe und Ergebung, Warten in Kampf und Erregung. Januar 1884 – September 1884. Hrsg. v. Gerhard Fichtner, Ilse Grubrich-Simitis und Albrecht Hirschmüller. Frankfurt am Main 2015 (Brief Nr. 664 F vom 9. Mai 1884). Vgl. Michael Goerig, Douglas Bacon und André van Zundert: Carl Koller, Cocaine, and Local Anesthesia. Regional Anesthesia and Pain Medicine 2012; 37: S. 318.
3 Die Hornhaut des Auges, der sensibelste Teil des menschlichen Körpers, die bei der kleinsten Berührung oder auch nur der Erwartung einer solchen durch den Lidschlussreflex geschützt wird.
4 Zit. n. Goerig et al.: Carl Koller, S. 320. (Zurück-)übersetzt aus dem Englischen.

17. SCHWESTER CAROLINES HANDSCHUHE

Weiterführende Literatur:
Gerald Imber: Genius on the Edge: The bizarre double life of Dr. William Stewart Halsted. New York 2011.
1 John L. Cameron. William Stewart Halsted. Our surgical heritage. Annals of Surgery 1997; 225: S. 446.

SCHICKSALE: JAMES GARFIELD

Weiterführende Literatur:
Candice Millard: Destiny of the Republic: A tale of madness, medicine and the murder of a President. New York 2011.

18. TOLLWUT UND CHOLERA

1 Zit. n. Grüntzig und Mehlhorn: Robert Koch, S. 186.
2 Zit. n. Grüntzig und Mehlhorn: Robert Koch, S. 179.
3 Zit. n. Grüntzig und Mehlhorn: Robert Koch, S. 179.
4 Zit. n. Goetz: The Remedy, S. 164.
5 Zit. n. Grüntzig und Mehlhorn: Robert Koch, S. 187.
6 Deutsche Medicinische Wochenschrift 1890; 16: S. 1029 (13. November 1890).
7 Zit. n. Grüntzig und Mehlhorn: Robert Koch, S. 241.
8 Zit. n. Richard J. Evans: Tod in Hamburg. Stadt, Gesellschaft und Politik in den Cholera-Jahren 1830–1910. Übers. v. Karl A. Klever. Reinbek bei Hamburg 1996, S. 398.

SCHICKSALE: ELIZABETH STRIDE

Weiterführende Literatur:
Hallie Rubenhold: The Five. Das Leben der Frauen, die von Jack the Ripper ermordet wurden. Übers. v. Susanne Höbel. Zürich 2020.

19. STRAHLENBILDER

Weiterführende Literatur:
Gerd Rosenbusch und Annemarie de Knecht-van Eekelen: Wilhelm Conrad Röntgen. The Birth of Radiology. Cham 2019.
James W. Blatchford: Ludwig Rehn: the first successful cardiorrhaphy. The Annals of Thoracic Surgery 1895; 39: S. 492–495.

1 Peter Rathert, Wolfgang Lutzeyer und Willard E. Goddwin: Philipp Bozzini (1773–1809) and the Lichtleiter. Urology 1974; 3: S. 113–118.
2 Wilhelm Konrad [sic!] Röntgen: Über eine neue Art von Strahlen. Würzburg 1896, S. 1.
3 Eine spezielle Form von Kompass.
4 Ebd., S. 11.
5 Otto Glasser und Margret Boveri: Wilhelm Conrad Röntgen und die Geschichte der Röntgenstrahlen. Heidelberg 1931, S. 64.
6 William Thomson, 1. Baron Kelvin, hatte für über 50 Jahre den Lehrstuhl für Theoretische Physik an der Universität Glasgow inne.
7 Rosenbusch und de Knecht-van Eekelen: Röntgen, S. 93
8 Zit. n. Rosenbusch und de Knecht-van Eekelen: Röntgen, S. 94. (Zurück-)übersetzt aus dem Englischen.
9 Zit. n. Rosenbusch und de Knecht-van Eekelen: Röntgen, S. 99.
10 Ludwig Rehn: Ueber penetrierende Herzwunden und Herznaht. Archiv für Klinische Chirurgie 1897; 55: S. 315.
11 Zit. n. Ulrich Mueller: Herznaht wider ethische Bedenken. Deutsches Ärzteblatt 2007; 104 (1–2): A 26.
12 Rehn: Herzwunden, S. 328.

SCHICKSALE: KAISERIN ELISABETH

Weiterführende Literatur:
Martina Winkelhofer: Sisis Welt. Der Alltag von Kaiserin Elisabeth zwischen Hof und Leidenschaften. Veröffentlichung für Oktober 2022 geplant.
Brigitte Hamann: Elisabeth. Kaiserin wider Willen. München 2012.

20. JAHRHUNDERTWENDE

1 Alfred Russell Wallace: The World of Life. A Manifestation of Creative Power, Directive Mind and Ultimate Purpose. London 1910, S. 247 (übers. n. https://de.wikipedia.org/wiki/Alfred_Russel_Wallace#cite_note-57 [2020-09-23]).
2 Calcutta Review 1899; 109 (217): S. 33. https://people.wku.edu/charles.smith/wallace/writingson_reviews.htm [2020-09-23].
3 Stefan Zweig: Die Welt von gestern. Erinnerungen eines Europäers. Stockholm 1942, S. 18.
4 https://de.wikipedia.org/wiki/Die_Traumdeutung [2020-09-23].
5 Zit. n. Octave Mannoni: Freud. Reinbek bei Hamburg 1971, S. 25-26.
6 Sigmund Freud: Studienausgabe. Bd. 2: Die Traumdeutung. Frankfurt am Main 1982, S. 577 und 580.
7 Evans: Das europäische Jahrhundert, S. 882.
8 Zit. n. Ronald D. Gerste: Sir Frederick Treves. Chirurgische Allgemeine 2004; 5: S. 241.
9 Emil Behring: Die Geschichte der Diphtherie. Leipzig 1893. S. IV-V.
10 Zit. n. Ulrike Enke: Das Behringsche Gold. Deutsches Ärzteblatt 2015; 112: A 2088-2090.
11 Zit. n. Martin Winkelheide: Ein Meilenstein im Kampf gegen die Diphterie. Deutschlandfunk Kalenderblatt 4. Dezember 2015 (https://www.deutschlandfunk.de/medizingeschichte-ein-meilenstein-im-kampf-gegen-diphterie.871.de.html?dram:article_id=338673 [2020-09-23]).
12 Zit. n. Evans: Das europäische Jahrhundert, S. 844.

SCHICKSALE: ADELE BLOCH-BAUER

1 Licia Maria H da Mota et al.: Adele Bloch-Bauer (1881-1925): Possible diagnoses for Gustav Klimt's *Lady in Gold*. Journal of Medical Biography 2016; 24: S. 389-396.
2 Deutscher Titel: *Paul Ehrlich – Ein Leben für die Forschung*.

21. JÜDISCHE PIONIERE

Weiterführende Literatur:
Ronald D. Gerste: Jacques Joseph. Das Schicksal des großen plastischen Chirurgen und die Geschichte der Rhinoplastik. Heidelberg 2015.

1 Ueber die operative Verkleinerung einer Nase (Rhinomiosis). Berliner Klinische Wochenschrift 1898; 35: S. 882 (3. Oktober 1898).
2 Ebd.
3 Ebd., S. 884.

4 Ueber einige weitere operative Nasenverkleinerungen. Berliner Klinische Wochenschrift 1902: 39, S. 851–852 (8. September 1902).
5 Ebd., S. 853.

22. MENETEKEL

1 Zit. n. http://medicalhistory.blogspot.com/2012/04/ship-of-fools.html [2020-09-23].

23. UNHEILBAR

Weiterführende Literatur:
Christopher Clark: Die Schlafwandler: Wie Europa in den ersten Weltkrieg zog. München 2015.
1 Zit. n. Ullrich: Die nervöse Großmacht, S. 216.
2 Ebd., S. 374.
3 Alle Zitate n. Evans: Das europäische Jahrhundert, S. 948.
4 Zit. n. Evans: Das europäische Jahrhundert, S. 947.
5 Wilhelm Lamszus: Das Menschenschlachthaus. Visionen vom Krieg. Hrsg. v. Andreas Pehnke. Bremen 2014.
6 Die Fackel, 10. Juli 1914, S. 2.
7 Franz Herre: Jahrhundertwende 1900. Stuttgart 1998, S. 197.
8 Christian Cajavilca und Joseph Varon: Willem Einthoven. The development of the human electrocardiogramm. Resuscitation 2008; 76: S. 325–328.
9 Archiv für die gesamte Physiologie des Menschen und der Thiere 1895; 60: S. 101–123.
10 Golo Mann: Deutsche Geschichte des 19. und 20. Jahrhunderts. Frankfurt am Main 1980, S. 570.
11 Edward Grey: Fünfundzwanzig Jahre Politik, 1892–1916. Übers. v. Else Werkmann. München 1926, Bd. 2, S. 18.

EPILOG: PANDEMIE

Weiterführende Literatur:
John M. Barry: The Great Influenza. New York 2018.
1 https://de.wikipedia.org/wiki/Spanische_Grippe [2020-09-23].
2 Unter anderem in: Gerste: Krankheiten, S. 215–218.
3 Barry: Great Influenza, S. 94–95.
4 H. G. Wells: Krieg der Welten. Übers. v. Jan Enseling. Frankfurt am Main 2017, S. 277–279.

BILDNACHWEIS

S. 13: Heritage Images / Heritage Art / akg-images
S. 25: akg-images
S. 39: akg-images
S. 63: akg-images
S. 71: Heritage Images / Historica Graphica Collection / akg-images
S. 89: akg-images / Fototeca Gilardi
S. 111: akg-images
S. 129: akg-images / © SCIENCE SOURCE/SCIENCE SOURCE
S. 151: akg-images
S. 167: akg-images / DRK
S. 179: Heritage Images / Heritage Art / akg-images
S. 207: akg-images / Science Source
S. 225: privat
S. 239: akg-images
S. 253: akg-images
S. 265: akg-images
S. 273: akg-images / Science Source
S. 283: akg-images / Erich Lessing
S. 295: akg-images / Science Source
S. 309: akg-images
S. 331: akg-images / Science Source
S. 345: akg-images
S. 353: akg-images

NAMEN- UND SACHREGISTER

Abbott, Gilbert 30–32
Abszess 33, 43, 52, 217, 220, 282, 321
Adamson, Robert 19–21
Aderlass 78, 145
Adler, Alfred 361
Agnew, Thomas 107
Albert von Sachsen-Coburg-Gotha (Ehemann von Königin Victoria) 18, 65 f., 68, 71 f., 86–88, 107, 109, 320
Alexandra von Dänemark (Ehefrau Edwards VII. von England) 223
Allgemeines Krankenhaus, Wien 8, 39, 41–43, 48, 214, 265, 267
Amputation 28, 31, 95, 109, 174, 190
Amyand, Claudius 321
Anästhesie 32–37, 74, 76–79, 84–87, 94 f., 154, 174, 195 f., 212, 219, 266, 270, 305, 311, 323, 338
Anatomie 18, 43, 74, 81, 227, 296
Antisepsis 207, 213, 216, 219, 245, 250, 274 f., 311, 321 f., 338
Appendektomie 321
Appendizitis 320 f.
Appia, Louis 176
Arlt, Ferdinand von 266
Arsen 336
Arteriosklerose 364
Augenheilkunde 227–232, 266, 270, 296
Augusta, Königin von Preußen 175, 234

Bach, Johann Sebastian 229
Bakteriologie 248, 251, 362
Baltimore College of Dental Surgery 29
Barnard, Christiaan 306
Bauchchirurgie 367
Bauchfellentzündung 51, 320
Bayly, Mary 139
Bayrische Obermedizinalkommission 117
Becquerel, Henri 303

Beecher Stowe, Harriet 172, 180 f.
Behring, Else (von) 327
Behring, Emil (von) 324–327, 332
Bell, Alexander Graham 281
Bergmann, Ernst von 261
Bier, August 271
Bigelow, Henry J. 27 f., 32
Billroth, Theodor 42, 241, 276, 304, 338
Bismarck, Otto von 234 f., 237, 257–261, 263
Bloch-Bauer, Adele 328 f.
Bloodgood, Joseph 280
Blum, Robert 61
Blundell, James 367
Blutdruck 363
Blutdruckmessgerät 364
Blutgruppen 337, 368
Bluthochdruck 232, 363 f., 368
Blutkonservierung 368
Bluttransfusion 338, 367–369
Böer, Lucas Johann 40, 45
Boott, Francis 32
Boston Society of Medical Improvement 32
Bozzini, Philipp 296 f.
Breit, Gustav 50
Brettauer, Joseph 270
British Association for the Advancement of Science 160
Brontë, Patrick 79
Brouillet, Amputation 316
Brown, John 183
Buchanan, James 184, 208
Burke, William 74, 154

Cameron, John G. 349
Cavell, Edith 367
Cellularpathologie 227, 254
Charcot, Jean-Martin 315 f.

NAMEN- UND SACHREGISTER

Charité 225, 233, 249, 254–256, 261, 334
Chemotherapie 332, 334
Chenery, Thomas 100 f.
Chirurgische Universitätsklinik, Berlin 254, 327
Chlor 53
Chlorkalklösung 8, 53, 55
Chlorkalkpaste 53
Chloroform 36, 69, 71, 75–78, 84 f., 87, 94, 174, 210, 220, 266
Cholera 67, 81, 99, 105, 107 f., 134–137, 140–147, 209, 251, 286–288, 290
Churchill, Frederick 33
Churchill, John 84
Clark, Christopher 370
Clark, James 87
Clark, Maurice Harvey 346 f.
Clausewitz, Carl von 135
Cohen, Eduard 259
Cohn, Ferdinand Julius 248
Cohnheim, Julius 248
Cohnheim, Paul 326
Cole, Henry 65
Collins, Robert 53
Cornelius, Robert 13–16, 79
Corynebacterium diphtheriae 324 f.
Custer, George Armstrong 201, 203–205

Daguerre, Louis-Jacques-Mandé 15 f., 18 f.
Darwin, Charles 85, 152–161, 256
Darwin, Emma 85, 158 f.
Darwin, Erasmus 153
Darwin, Robert Waring 153 f.
de Goya, Francisco 89
Delane, John 104 f.
Delaroche, Paul 70
Denis, Jean-Baptiste 367
Depage, Antoine 367
Depage, Marie 367
Deutsche Ophthalmologische Gesellschaft 233, 270
DeWolf, Fannie 203 f.
DeWolf, James Madison 201–205
Diarrhoe 194
Dickens, Charles 139, 151 f.
Diphtherie 324–327
Diphtherieimpfung 327
Donné, Alfred François 17–19

Douglas, Stephen 185
Driscoll, Bridgett 313
Duberly, Fanny 100
Dufour, Guillaume-Henri 176
Dunant, Henry 167–177, 181
Duncan, James 75 f.
Dunford, William 349

École Normale, Paris 244
École polytechnique, Paris 303
Edinburgh Medical College 74
Edward VII., König von England 250, 320 f.
Ehrlich, Hedwig 333
Ehrlich, Paul 248, 251, 326 f., 331–333, 335 f.
Eidgenössische Technische Hochschule, Zürich 300
Einthoven, Willem 365 f.
Elektrokardiogramm (EKG) 365 f.
Eley, Susannah 144 f.
Elisabeth, Kaiserin von Österreich 306 f.
Elkington, Arthur 99
Endoskop 296
Enzephalitis (Gehirnentzündung) 328
Epidemie 81, 135, 141 f.
Epidemien 130–132, 291
Erichsen, John Eric 123–125, 212
Erste Geburtshilfliche Klinik, Wien 8, 41, 43, 48 f., 53
Esmarch, Friedrich 241, 276
Evans, Richard J. 56 f., 319

Fenton, Roger 69 f., 106–109
Ferdinand I., Kaiser von Österreich 62
Finley Hospital, Washington 202
FitzRoy, Robert 155 f.
Fleischl von Marxow, Ernst 268
Fließ, Wilhelm 317
Fontane, Theodor 98
Foucault, Léon 18 f.
Franz Ferdinand, österreichischer Erzherzog 361, 369
Franz Josef, Kaiser von Österreich 45, 62, 306, 361
Französische Akademie der Wissenschaften 35
Frauenthal, William Henry 350
Frémont, John C. 184

Freud, Anna 315
Freud, Martha 267–269, 271, 315
Freud, Sigmund 265–269, 271, 273, 315–318, 339, 361
Friedrich der Große, König von Preußen 177
Friedrich III., deutscher Kaiser 177, 230, 234, 260 f., 288
Friedrich Wilhelm III., König von Preußen 229
Friedrich Wilhelm IV., König von Preußen 59, 234
Friedrich-Wilhelm-Universität, Berlin 339
Frost, Eben H. 29

Gaedcke, Friedrich 267
Gage, Phineas 126–128
Gallensteine 276
Gall, Franz Joseph 311
Garfield, James 280–282
Gärtner, Gustav 269
Gauguin, Paul 335
Gauß, Carl Friedrich 21
Geburtshilfe 40–43, 45, 47, 50, 73, 86–88, 162, 209, 228, 367
Gegner, Michael 33
Georg-Speyer-Haus, Frankfurt am Main 332
German Hospital, London 101
Gesichtsmaske 7, 280, 371 f., 375
Glasgow Royal Infirmary 208, 214, 218
Glaukom (›Grüner Star‹) 231 f., 266, 354
Glover, Robert Mortimer 75, 78
Gonorrhoe 17, 195
Goodyear, Charles 72, 279
Graef, Gustav 289
Graefe, Albrecht von 227, 229–233, 237, 270, 296, 342, 354
Graefe, Carl Ferdinand von 229 f., 342
Greener, Hannah 77, 80
Greenlees, James 207–209, 215 f., 218
Grey, Edward 353, 356, 370
Grüntzig, Johannes 247, 249
Gummihandschuhe 279 f.

Halsted, Caroline Hampton 278–280
Halsted, William Steward 273–277, 279 f.
Hämophilie (Bluterkrankheit) 88

Hampton, Wade 278
Handhygiene 7–9, 53–55, 62, 162, 245, 278, 322
Hardcastle, William 80–82
Hare, William 74, 154
Harlow, John 127 f.
Harris, Irene Wallach 350
Harvard Medical School 203
Harvard University 26, 86
Hebra, Ferdinand von 217
Hegel, Friedrich Wilhelm 135
Heine, Heinrich 15, 56, 119, 230
Helmholtz, Hermann 231, 296
Hempel, Sandra 82
Henle, Friedrich 241
Hennings, George 67
Henslow, John 157
Henson, Josiah 181
Herbert, Sidney 102
Herzinfarkt 364
Herzverletzungen 304 f., 307
Heyfelder, Johann Ferdinand 33
Hill, David Octavius 19 f.
Hodgkin-Lymphom (Form des Blutkrebses) 211
Hodgkin, Thomas 211
Hoffmann, Erich 334
Holmes, Oliver Wendell 33
Hôpital de la Salpêtrière, Paris 315
Humoralpathologie 254
Hunterian School of Medicine, London 82
Hunter, John 82
Huskisson, William 111 f.
Hustin, Albert 366–368
Huxley, Thomas Henry 160 f.
Hysterie 133, 316

Infantizid 46
Infektion 37, 46, 209, 216 f., 247, 335
Infiltrationsanästhesie 271
Institut für Hygiene, Berlin 286
Institut für Infektionskrankheiten, Berlin 326
Institut für Physiologie, Berlin 251
Internationaler Hygiene-Kongress, Budapest 1894 327
Internationaler Medizinkongress, London 1880 250

NAMEN- UND SACHREGISTER

Internationales Rotes Kreuz 177
Iridektomie 232
Ismay, Joseph Bruce 347

Jackson, Charles 35 f.
Jack the Ripper 293
James, John 135
Jenner, Edward 243
Johns Hopkins Hospital, Baltimore 278 f.
Johns Hopkins University, Baltimore 274, 277
Johnson, John 17
Johnson, Steven 136, 148
Josef II., Kaiser von Österreich 39, 45
Joseph, Jacques 339, 341–343
Joseph, Leonore 339
Jung, Carl Gustav 361
Justus, Wilhelm 304–306

Kaiserliches Gesundheitsamt, Berlin 251
Kalklösung 53
Karbolsäure (Phenol) 210, 215 f., 218–220
Katarakt (›Grauer Star‹) 229, 232, 266
Kehlkopf 271
Kehlkopfkrebs 260
Keith, Thomas 75
Kelly, Howard 277
Kemble, Fanny 120
Kindbettfieber 40 f., 43, 46 f., 49, 53–55, 162–165
Kinderlähmung 337
Kitasato, Shibasaburō 326
Klein, Johann 45–50, 53, 55, 60, 62
Klimt, Gustav 328 f., 362
Knox, Robert 74
Knuth, Anna von (Ehefrau von Albrecht von Graefe) 233
Koch, Emmy 242, 247, 287, 290
Koch, Gertrud 247, 289
Koch, Hedwig 289 f.
Koch, Robert 143, 240–242, 244 f., 247–252, 256, 262, 284, 286–290, 324, 326, 333, 362
Kocher, Emil Theodor 338
Kokain 267 f., 270 f., 273, 276
Koller, Carl 265–267, 269–271, 276
Kolletschka, Jakob 50–52
Kölliker, Albert von 276, 302

Komitee der Hilfsgesellschaften für Verwundetenpflege 176
Kornea (Hornhaut des Auges) 269 f.
Korotkow, Nikolai 364
Kossuth, Lajos 211
Krankenpflege 95, 100–103, 173, 192 f., 242, 278
Krankenversicherung 263
Kraus, Karl 361
Kropf 20
Kugler, Franz Theodor 15
Kundt, August 300

Lachgas (Stickoxydul) 29, 36
Lamprecht, Karl 358
Lamszus, Wilhelm 360
Landesirrenanstalt Döbling 217
Landsteiner, Karl 337, 368
Landwirtschaftliche Akademie Hohenheim 300
Langenbeck, Bernhard (von) 78
Larrey, Jean-Dominique 28
Latta, Thomas 147
Lenin 364
Lewis, Sarah 130, 139, 146
Liebig, Justus von 75
Lincoln, Abraham 153, 184–187, 198 f.
Lister, Agnes 213
Lister, Joseph 194, 209–215, 218–220, 250, 320 f., 362
Lister, Joseph Jackson 210–212
Liston, Robert 28, 32, 212
Locock, Charles 87
Loeffler, Friedrich 324
Lokalanästhesie 266, 270 f., 276, 387
London Hospital 222
Long, William Crawford 36
Longfellow, Fanny 86
Longfellow, Henry Wadsworth 86
Lord, George Edwin 201
Louis Philippe, König von Frankreich 23, 56, 65
Lucy, Charles 70
Ludwig I., König von Bayern 59
Lumière, Auguste und Louis 314

Magenkrebs 338
Malaria 136, 194
Malmström, Tage 73

Mann, Golo 58, 369
Markusovsky, Lajos 47, 50
Marsden, Evelyn 349
Marx, Karl 65, 140
Massachusetts General Hospital 26 f., 29, 35
Maunoir, Théodore 176
Mayhew, Henry 136 f.
McKinley, William 322 f.
Medical and Surgical Society of Edinburgh 76
Mehlhorn, Heinz 247, 249
Meister, Joseph 283, 285 f., 342
Mendel, Gregor 227
Merrick, Joseph 220–223, 321
Mesmer, Franz Anton 27
Methylenblau 251, 333
Miasmen 42, 135, 137 f., 140, 145 f.
Middlesex Hospital 142
Mikrofotografie 19
Mikroorganismen 52, 144, 194, 209, 244 f., 334, 378
Mikroskop, Mikroskopie 17–19, 52, 143, 209, 211, 214, 247, 252
Militärhospital, Scutari 100–103
Milzbrand 246–249
Milzbrandimpfung 250
Miner, Loring 373
Minié, Claude Étienne 98, 190
Mitralstenose (Herzklappenfehler) 328 f.
Moffat, James 85
Montegazza, Paolo 267
Morphin 268 f.
Morphium 259, 273
Morse, Samuel 21, 35
Morton, Elizabeth 29, 32, 200
Morton, William Thomas Green 28–32, 34–37, 195–197, 200
Mount Sinai Hospital, New York 278
Moynier, Gustave 176 f.
Napoleon I. 388
Napoleon III., Kaiser von Frankreich 57, 91, 109, 169, 172, 236 f., 243
Nekrose 77
Neosalvarsan 336
Neurasthenie 317, 358
Neurofibromatose 222
Newcastle School of Medicine 81

New York Hospital 275, 278
Niemann, Albert 267
Niépce, Joseph Nicéphore 15
Nightingale, Florence 101–103, 137, 142, 173, 210
Nobel, Alfred 323

Obduktion 51, 53, 78, 307, 364
O'Loughlin, William Francis Norman 347–351
Ophthalmoskop 231, 296
Opium 27
Orthopädie 339
Orthopädische Universitätsklinik, Berlin 339
Osler, William 277
Osterhammel, Jürgen 168, 183
Ottenberg, Reuben 368

Pacini, Filippo 142 f., 288
Palmer, Edward 212
Pasteur, Louis 194, 209, 214, 244–247, 249–251, 283–286, 325
Pathologisch-Anatomische Anstalt, Universität Wien 43
Pathologisch-Anatomisches Museum, Universität Wien 43
Paton, Joseph Noel 109
Paxton, Joseph 66
Perikarditis 51
Pest 131–134, 139, 251, 325, 372
Pettenkofer, Max von 248, 262
Pharmakologisches Institut, Bonn 326
Phrenologie 311
Physikalisch-Medizinische Gesellschaft, Würzburg 298, 300, 302
Physiologie 34, 81, 227, 255, 366
Plastische Chirurgie 229, 338, 340, 342
Pleuritis 51
Pocken 131, 243
Pockenimpfung 243, 311
Polk, James 135
Popper, Erwin 337
Porter, Henry Rinaldo 201
Posttraumatisches Stress-Syndrom (PTSD) 125 f.
Proteus-Syndrom 222
Psychiatrie 44, 315 f.
Psychoanalyse 317, 361

NAMEN- UND SACHREGISTER

Queen's College, Belfast 349

Railway Spine 123, 126, 212
Rankin, John 180 f.
Rankin, Lowry 180
Rehn, Ludwig 303–306, 338
Reid, James 320
Reuss, Leopold von 270
Rhinoplastik (Plastische Chirurgie der Nase) 229, 342
Riva-Rocci, Scipione 364 f.
Robinson, Henry Peach 18
Robinson, James 83
Rockefeller Institute, New York 337
Rohrbach, Jens Martin 227
Rokitansky, Carl von 43, 46, 50, 60, 214, 230
Röntgen, Bertha 297, 300
Röntgen, Wilhelm Conrad 297–303, 324
Roosevelt, Franklin D. 337
Roosevelt, Theodore 322
Rotunda Hospital, Dublin 53
Roux, Émile 325
Royal Army Medical Corps 349
Royal College of Physicians 83
Royal College of Surgeons 83, 214, 348
Royal Medical and Surgical Society 123
Rudolf, österreichischer Erzherzog 361
Ruhr 99, 242
Russell, William Howard 104–107

Sahachirō, Hata 335
Salvarsan 336
Sanitätswesen (Militär) 100, 102 f., 190 f., 193, 195 f., 241 f.
Sargent, John Singer 277
Sauerbruch, Ferdinand 12, 337, 362
Saugglocke 73
Scanzoni, Friedrich Wilhelm 165
Schadewaldt, Hans 169
Schaudinn, Fritz 334
Schiffslazarett, Titanis 349
Schilddrüse 338
Schivelbusch, Wolfgang 118
Schlafapnoe 363
Schlaganfall 148, 364
Schleich, Carl Ludwig 271
Schleudertrauma 124
Schnitzler, Arthur 362

Schubert, Franz 335
Schwann, Theodor 227
Schwefeläther 30, 32–36, 75–77, 83 f., 195, 197, 210, 212, 266
Schweninger, Ernst 259
Seacole, Mary 102
Seguin, Marc 116
Semmelweis, Ignaz Philipp 8 f., 43–55, 60, 62, 102, 161–165, 214, 216 f., 228, 256
Semmelweis, Maria 162, 217
Sepsis 33, 51 f., 209 f., 214 f., 217 f., 229
Seward, William 186
Sichel, Julius 230
Simons, Friedrich Alexander 134
Simpson Forceps 73
Simpson, James Young 21, 73–78, 85
Simpson, Jessie 75
Simpson, John Edward 349
Skoda, Josef 46, 54, 60
Sloan, Mary 350
Smith, Edward John 347 f., 350
Snow, John 79–85, 87 f., 129 f., 140–147, 209
Soemmering, Samuel Thomas von 21
Sophie Gräfin Chotek (Ehefrau von Erzherzog Franz Ferdinand) 361, 369
Sorbonne 245
Spanische Grippe 371–376
Speyer, Franziska 331
Spinalanästhesie 271
Spitzemberg, Hildegard von 259
Sprout, William 135
Städtisches Krankenhaus, Frankfurt am Main 303
Stephenson, George 115
Stethoskop 305, 364
St. Jean Hospital, Brüssel 366
St. Luke's Hospital, New York 200
St. Mary's Hospital, Paddington 365
Stride, Elizabeth 291–293
St. Rochus-Hospital, Pest 162
Strumektomie (Entfernung der Schilddrüse) 338
St. Thomas Hospital, London 102
Syme, James 213, 218
Syphilis 17, 44, 195, 332, 334–336, 361
Syracuse Medical College 192

Taft, William Howard 363
Talbot, Henry Fox 16

Tennyson, Alfred 69, 98
Tetanus 326
Thorwald, Jürgen 268, 380
Thuillier, Louis 286 f.
Toilettenhäuschen 67
Tollwut 284 f.
Tollwutimpfung 284 f.
Tracheotomie (Luftröhrenschnitt) 261, 327
Trachom 347
Treponema pallidum 334 f.
Treves, Frederick 221–223, 321
Trevithick, Richard 114
Trichomoniasis 17
Trinity College, Dublin 348
Trump, Frederick 374
Tuberkulin 288 f., 333, 362
Tuberkulose 18, 21, 40, 147, 226, 233, 237, 251 f., 256, 284, 286, 288 f., 292, 333, 376
Tuchman, Barbara 370
Tumor 30 f.
Typhus 194, 230, 242

Übergewicht 362 f.
Ullrich, Volker 358
Universität Bonn 244
Universität Breslau 248
Universität Edinburgh 154
Universität Florenz 142
Universität Gießen 300
Universität Leiden 366
Universität Pest 162
Universität Straßburg 300
Universität Würzburg 297, 300
University College, London 123, 212
University of Edinburgh 73
University of London 83
U. S. Sanitary Commission 191
Uteruskarzinom 54

Van Swieten, Gerard 42
Verhütung 72, 279
Vesal, Andreas 296
Victoria, Königin von England 18, 63, 65, 68, 70–73, 76, 86–88, 91, 101, 109, 123, 181, 211, 219 f., 260, 311, 319 f.
Victoria (Tochter von Queen Victoria, Ehefrau Friedrichs III.) 234, 260

Virchow, Rudolf 164, 227, 249, 253–261
Volkmann, Richard von 276

Waldeyer, Heinrich Wilhelm Gottfried 341
Walker, Mary Edwards 192 f.
Wallace, Alfred Russell 160, 309–311
Waller, August 365
Wallis, Katherine 349
Warren, John Collins 26–28, 30 f.
Watt, James 115
Weber, Max 358
Weber, Wilhelm Eduard 21
Weil, Richard 368
Welch, William 277
Wellesley, Arthur, Erster Duke of Wellington 92, 112 f.
Wells, Herbert George 377
Wells, Horace 28 f., 35 f.
Westminster Hospital, London 82
Westminster Medical Society 84
Whitehead, Henry 146
Wiener Medizinische Schule 42
Wilberforce, Samuel 160
Wilde, Oscar 335
Wilhelm I., deutscher Kaiser 234, 236 f., 258, 260
Wilhelm II., deutscher Kaiser 261, 301, 319, 358
Wilhelminenhospital, Wien 337
Wilson, William 117
Wilson, Woodrow 373 f.
Wittmann, Blanche 316
Wolcott, Alexander 17
Wolff, Julius 339 f., 346

Yersin, Alexandre 325
Yersinia pestis 133, 325

Zahnheilkunde 29 f., 83, 271
Zehnter Internationaler Medizinerkongress, Berlin 1890 288
Zivilisationskrankheiten 362
Zuckerkandl, Emil 276
Zweig, Stefan 312, 319
Zweite Geburtshilfliche Klinik, Wien 41, 48 f., 54
Zweite Universitätsaugenklinik, Wien 270
Zweite Wiener Medizinische Schule 42

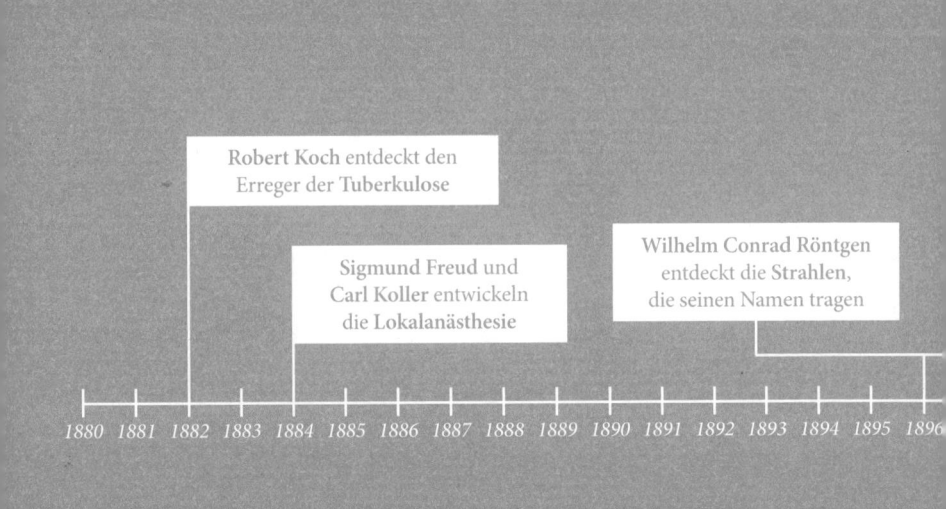

Robert Koch entdeckt den
Erreger der Tuberkulose

Sigmund Freud und
Carl Koller entwickeln
die Lokalanästhesie

Wilhelm Conrad Röntgen
entdeckt die Strahlen,
die seinen Namen tragen

1880 1881 1882 1883 1884 1885 1886 1887 1888 1889 1890 1891 1892 1893 1894 1895 1896